国家出版基金项目
NATIONAL PUBLICATION FOUNDATION

纳米科学与技术

纳米磷灰石的生物医学应用

（第二版）

李世普　王友法　著

科学出版社

北　京

内 容 简 介

羟基磷灰石纳米粒子因其纳米效应而在生物医学领域表现出新的潜在应用。本书论述了羟基磷灰石纳米粒子与八种癌细胞系和一种正常细胞系相互作用时的生物学效应,介绍了羟基磷灰石纳米粒子对亚细胞器和肝癌细胞染色体端粒酶基因表达的影响,建立了裸鼠肝癌移植瘤模型,考察了羟基磷灰石纳米粒子的抑瘤效果,探讨了其抑瘤机理,全面评价了羟基磷灰石纳米粒子的生物安全性,介绍了羟基磷灰石作为复合修复材料的应用。本书是作者及其研究组成员多年研究成果的总结。

本书可供大专院校和科研机构相关研究领域的科研人员、教师、学生及从事钙磷生物材料行业生产的工作人员等参考使用。

图书在版编目(CIP)数据

纳米磷灰石的生物医学应用 / 李世普,王友法著. —2 版. —北京:科学出版社,2014.6
(纳米科学与技术 / 白春礼主编)
ISBN 978-7-03-041124-2

Ⅰ.①纳⋯　Ⅱ.①李⋯②王⋯　Ⅲ.①纳米材料-磷灰石-应用-生物医学工程　Ⅳ.①R318

中国版本图书馆 CIP 数据核字(2014)第 125047 号

丛书策划:杨　震 / 责任编辑:张淑晓　杨新改 / 责任校对:韩　杨
责任印制:钱玉芬 / 封面设计:陈　敬

科 学 出 版 社 出版
北京东黄城根北街 16 号
邮政编码:100717
http://www.sciencep.com

中国科学院印刷厂 印刷
科学出版社发行　各地新华书店经销

*

2010 年 3 月第 一 版　　开本:720×1000 1/16
2014 年 6 月第 二 版　　印张:18 1/2　插页:4
2014 年 6 月第二次印刷　　字数:350 000
定价:98.00 元

《纳米科学与技术》丛书序

在新兴前沿领域的快速发展过程中,及时整理、归纳、出版前沿科学的系统性专著,一直是发达国家在国家层面上推动科学与技术发展的重要手段,是一个国家保持科学技术的领先权和引领作用的重要策略之一。

科学技术的发展和应用,离不开知识的传播:我们从事科学研究,得到了"数据"(论文),这只是"信息"。将相关的大量信息进行整理、分析,使之形成体系并付诸实践,才变成"知识"。信息和知识如果不能交流,就没有用处,所以需要"传播"(出版),这样才能被更多的人"应用",被更有效地应用,被更准确地应用,知识才能产生更大的社会效益,国家才能在越来越高的水平上发展。所以,数据→信息→知识→传播→应用→效益→发展,这是科学技术推动社会发展的基本流程。其中,知识的传播,无疑具有桥梁的作用。

整个 20 世纪,我国在及时地编辑、归纳、出版各个领域的科学技术前沿的系列专著方面,已经大大地落后于科技发达国家,其中的原因有许多,我认为更主要的是缘于科学文化的习惯不同:中国科学家不习惯去花时间整理和梳理自己所从事的研究领域的知识,将其变成具有系统性的知识结构。所以,很多学科领域的第一本原创性"教科书",大都来自欧美国家。当然,真正优秀的著作不仅需要花费时间和精力,更重要的是要有自己的学术思想以及对这个学科领域充分把握和高度概括的学术能力。

纳米科技已经成为 21 世纪前沿科学技术的代表领域之一,其对经济和社会发展所产生的潜在影响,已经成为全球关注的焦点。国际纯粹与应用化学联合会(IUPAC)会刊在 2006 年 12 月评论:"现在的发达国家如果不发展纳米科技,今后必将沦为第三世界发展中国家。"因此,世界各国,尤其是科技强国,都将发展纳米科技作为国家战略。

兴起于 20 世纪后期的纳米科技,给我国提供了与科技发达国家同步发展的良好机遇。目前,各国政府都在加大力度出版纳米科技领域的教材、专著以及科普读物。在我国,纳米科技领域尚没有一套能够系统、科学地展现纳米科学技术各个方面前沿进展的系统性专著。因此,国家纳米科学中心与科学出版社共同发起并组织出版《纳米科学与技术》,力求体现本领域出版读物的科学性、准确性和系统性,全面科学地阐述纳米科学技术前沿、基础和应用。本套丛书的出版以高质量、科学性、准确性、系统性、实用性为目标,将涵盖纳米科学技术的所有领域,全面介绍国内外纳米科学技术发展的前沿知识;并长期组织专家撰写、编辑出版下去,为我国纳米科技各个相关基础学科和技术领域的科技工作者和研究生、本科生等,提供一套重要的参考资料。

这是我们努力实践"科学发展观"思想的一次创新,也是一件利国利民、对国家科学技术发展具有重要意义的大事。感谢科学出版社给我们提供的这个平台,这不仅有助于我国在科研一线工作的高水平科学家逐渐增强归纳、整理和传播知识的主动性(这也是科学研究回馈和服务社会的重要内涵之一),而且有助于培养我国各个领域的人士对前沿科学技术发展的敏感性和兴趣爱好,从而为提高全民科学素养作出贡献。

我谨代表《纳米科学与技术》编委会,感谢为此付出辛勤劳动的作者、编委会委员和出版社的同仁们。

同时希望您,尊贵的读者,如获此书,开卷有益!

中国科学院院长
国家纳米科技指导协调委员会首席科学家
2011 年 3 月于北京

前　言

随着材料科学、生命科学、生物技术、纳米科学与技术的发展,人类开始在分子水平上去认识生物材料和生物机体间的相互作用,构建生物结构和功能,使传统的无生命的材料通过参与生命组织的活动,成为生命组织的一部分;同时,也需要全面深入地考量材料的生理功能及其生物安全性问题。纳米材料由于其诸多纳米效应而表现出许多特异性能,这些特异性能使得纳米粒子具有许多新的生物学性能。

在生物医学材料领域,纳米材料及其结构的研究引起了各国学者的极大兴趣。这是因为生物体内存在大量的具有特殊功能的纳米结构,例如,骨骼、牙齿、肌腱等中均不同程度地存在规则分级的纳米组装结构,贝壳、甲虫壳、珊瑚等天然生物材料由一些有机质(如蛋白质、甲壳素)及碳酸钙纳米粒子等无机盐构成,从而显示出优异的力学性能和生理功能。20 世纪 90 年代后期,利用纳米材料进行细胞分离、细胞内部染色及利用纳米粒子制成特殊药物或新型抗体进行局部定向治疗等方面的应用研究迅速开展起来。纳米生物材料、DNA 纳米技术、纳米粒子靶向药物与基因治疗、分析检测技术的优化等方面的研究得到了广泛的关注。

磷灰石是钙的磷酸盐中的一类化合物,它是人体硬组织(骨骼和牙齿)的主要成分,牙釉质的 97%、骨骼的 65% 是由磷灰石构成的,骨中的磷灰石是人体钙库。羟基磷灰石纳米材料以其良好的生物相容性和骨传导能力而在硬组织的替代和填充方面得到了广泛的应用。在药物载体和蛋白质分离方面亦有羟基磷灰石的应用研究报道。纳米羟基磷灰石的应用研究在近年来得到了广泛的关注,使得纳米羟基磷灰石的生物安全性方面的研究特别是对纳米羟基磷灰石颗粒与细胞直接作用的相关研究显得尤为重要。

《磷灰石纳米粒子的制备改性及其生物安全性》于 2010 年出版,由于研究的进一步深入和拓展,需要补充一部分研究内容;同时,考虑到材料研究学者和细胞生物学、分子生物学研究学者的不同需要,研究内容分别侧重于材料研究和生物学效应研究。本书从羟基磷灰石纳米粒子的基本特性出发,全面研究了羟基磷灰石纳米粒子与多种细胞系直接作用的生物学效应,深入评价了羟基磷灰石纳米材料的生物安全性。

十余年来,作者的研究工作得到了国家"973"计划、"863"计划,国家自然科学基金,科学技术部、湖北省科技厅和武汉市科技局有关项目的持续支持,得到了材料学界、医学界和生物学界众多专家学者的指教和帮助。本书的出版得到了国家出版基金的资助。参与本书研究工作的还有韩颖超、闫玉华、曹献英、袁琳、任卫、戴红莲、王欣宇、陈晓明以及他们指导的部分博士研究生和硕士研究生。在此一并表示感谢!

　　由于本书涉及多学科交叉,内容广泛,加之生物技术和纳米科技的飞速发展,新成果不断涌现,书中难免出现遗漏、偏颇甚至错误之处,希望广大读者不吝指正。

作　者

2014 年 3 月

目　　录

《纳米科学与技术》丛书序

前言

第1章　羟基磷灰石纳米粒子与细胞相互作用研究 ⋯⋯⋯⋯⋯⋯⋯⋯ 1

　1.1　本章内容简介 ⋯⋯⋯⋯⋯⋯⋯ 1

　1.2　n-HAP 与 Bel-7402 人肝癌细胞系和 L-02 人肝细胞系作用研究 ⋯⋯ 2

　　1.2.1　对肝癌细胞敏感的纳米粒子筛选 ⋯⋯⋯⋯⋯⋯ 2

　　1.2.2　HAP 纳米粒子对 Bel-7402 肝癌细胞增殖抑制的研究 13

　　1.2.3　HAP 纳米粒子对 Bel-7402 肝癌细胞内质网的影响 18

　　1.2.4　HAP 纳米粒子进入人肝癌细胞 Bel-7402 的电镜观察 ⋯⋯⋯⋯ 24

　1.3　n-HAP 与人慢性髓性白血病 K562 细胞相互作用 ⋯⋯⋯⋯ 68

　　1.3.1　HAP 纳米粒子对 K562 细胞的增殖抑制作用 ⋯⋯⋯⋯⋯ 68

　　1.3.2　HAP 纳米粒子对 K562 细胞增殖抑制机理探讨 ⋯⋯⋯⋯⋯ 75

　1.4　n-HAP 对人喉癌细胞 Help-2 的作用 ⋯⋯⋯⋯⋯⋯⋯⋯⋯ 84

　1.5　n-HAP 对人食管癌细胞 Ec-109 的作用 ⋯⋯⋯⋯⋯⋯⋯⋯ 84

　1.6　n-HAP 对人骨癌细胞 Os-732 的作用 ⋯⋯⋯⋯⋯⋯⋯⋯⋯ 85

　1.7　n-HAP 对胃癌细胞 MGc、鼻咽癌细胞 KB、结肠癌细胞 HCT 的作用

　　　　⋯⋯⋯⋯⋯⋯⋯⋯⋯⋯⋯⋯⋯⋯⋯⋯⋯⋯⋯⋯⋯⋯⋯⋯ 93

　参考文献 ⋯⋯⋯⋯⋯⋯⋯⋯⋯ 105

第2章　羟基磷灰石纳米粒子对亚细胞器的影响研究 ⋯⋯⋯⋯⋯⋯⋯ 108

　2.1　本章内容简介 ⋯⋯⋯⋯⋯⋯⋯ 108

　2.2　n-HAP 的细胞内定性、定位及亚细胞器的定量研究 ⋯⋯⋯⋯⋯ 108

　　2.2.1　HAP 纳米粒子的定性及亚细胞器定位分析 ⋯⋯⋯⋯⋯ 111

　　2.2.2　细胞内钙元素的定量分析 ⋯⋯⋯⋯⋯⋯⋯ 113

　　2.2.3　细胞死亡作用靶点——内质网的定量分析 ⋯⋯⋯⋯⋯ 114

　　2.2.4　讨论 ⋯⋯⋯⋯⋯⋯⋯⋯⋯ 121

　2.3　n-HAP 对肝癌细胞染色体端粒酶基因表达的影响 ⋯⋯⋯⋯⋯ 123

　参考文献 ⋯⋯⋯⋯⋯⋯⋯⋯⋯ 131

第3章　羟基磷灰石纳米粒子抑癌动物实验研究 ⋯⋯⋯⋯⋯⋯⋯⋯⋯ 133

　3.1　本章内容简介 ⋯⋯⋯⋯⋯⋯⋯ 133

　3.2　肝癌模型的建立及羟基磷灰石纳米粒子的抑癌疗效观察 ⋯⋯ 134

3.2.1 建立人肝癌裸鼠移植瘤模型 ·············· 135

3.2.2 HAP 纳米粒子对肝癌模型的局部注射治疗 ·············· 135

3.2.3 实验结果 ·············· 136

3.2.4 讨论 ·············· 139

3.3 n-HAP 对体内肝癌细胞的抑制机理 ·············· 141

3.3.1 实验方法 ·············· 141

3.3.2 DNA 含量测定 ·············· 141

3.3.3 核仁组成区嗜银蛋白测定 ·············· 142

3.3.4 增殖细胞核抗原测定 ·············· 142

3.3.5 研究结果 ·············· 143

3.4 本章小结 ·············· 153

参考文献 ·············· 154

第4章 羟基磷灰石纳米材料的其他生物医学应用 ·············· 155

4.1 本章内容简介 ·············· 155

4.2 n-HAP 作为植入材料的应用:与 PDLLA 复合植入材料复合骨钉

·············· 156

4.2.1 材料的制备 ·············· 157

4.2.2 材料性能及体外降解 ·············· 158

4.2.3 HAP/PDLLA 复合材料的体内成骨过程 ·············· 161

4.2.4 四环素双标观察成骨过程 ·············· 171

4.2.5 植入后界面及结构的变化 ·············· 175

4.2.6 本节小结 ·············· 181

4.3 n-HAP 作为组织工程材料的应用:与 PDLLA 复合细胞支架材料

·············· 182

4.3.1 n-HAP/PDLLA 复合细胞支架材料的制备与表征 ·············· 182

4.3.2 n-HAP/PDLLA 复合多孔支架降解性及细胞相容性研究 ·············· 194

4.4 钙磷材料作为植入材料的应用:与 PRGD/PDLLA 复合神经修复

材料 ·············· 201

4.4.1 用于周围神经组织修复的生物材料研究进展 ·············· 201

4.4.2 用于周围神经组织修复的 PRGD/PDLLA/β-TCP\NGF 复合材料研究

·············· 214

参考文献 ·············· 220

第5章 羟基磷灰石纳米粒子的生物安全性评价 ·············· 228

5.1 本章内容简介 ·············· 228

5.2 羟基磷灰石纳米粒子的血液相容性 ·············· 229

　　　5.2.1　溶血试验、红细胞渗透脆性试验、悬浮稳定性 ································ 229

　　　5.2.2　血细胞毒性试验 ·· 241

　5.3　羟基磷灰石纳米粒子与血液中生物大分子间的吸附研究 ················· 243

　　　5.3.1　生物大分子在羟基磷灰石纳米粒子上的吸附量研究 ················ 243

　　　5.3.2　生物大分子与羟基磷灰石纳米粒子吸附后的红外光谱分析 ·········· 253

　5.4　羟基磷灰石纳米粒子的遗传毒性试验 ································· 259

　5.5　钙磷材料的体内降解与代谢 ··· 261

　　　5.5.1　钙磷材料在体内的降解途径 ································ 261

　　　5.5.2　钙磷材料在体内的代谢过程 ································ 263

　　　5.5.3　钙磷材料在体内变化及参与生命过程 ························ 264

参考文献 ·· 269

附录　缩略语(英汉对照) ·· 273

索引 ··· 278

彩图

第 1 章　羟基磷灰石纳米粒子与细胞相互作用研究

1.1　本章内容简介

纳米粒子对肿瘤细胞增殖的抑制作用是其本身的一种纳米生物学效应,本章利用羟基磷灰石(HAP)纳米粒子处理了七种癌细胞和一种正常细胞,研究了其对细胞增殖的影响,并初步探讨了作用机制。

运用生长曲线法和集落形成率法检测 HAP 纳米粒子对 Bel-7402 肝癌细胞增殖的抑制作用和对细胞克隆原的抑制作用;借助倒置显微镜观察 HAP 纳米粒子作用后 Bel-7402 肝癌细胞发生的形态变化;利用激光共聚焦扫描显微镜,通过荧光标记的手段,定性、定量地研究了 HAP 纳米粒子作用前后 Bel-7402 肝癌细胞中内质网的变化。确认了癌细胞质内的颗粒物质为羟基磷灰石纳米粒子,并探讨羟基磷灰石纳米粒子进入癌细胞的途径、过程,以及羟基磷灰石纳米粒子和癌细胞相互作用的变化规律。研究将 Bel-7402 肝癌细胞与 HAP 纳米粒子共同孵育后,电镜观察到癌细胞内有 HAP 纳米粒子;能谱和电子衍射图检测表明:细胞质内外的颗粒物质均为含钙磷成分的物质,且具有典型的 HAP 晶体结构特征。证实了 HAP 纳米粒子进入癌细胞内。进入癌细胞后,HAP 纳米粒子的尺寸变小,颗粒边缘变模糊圆钝,晶体的结晶度逐渐不完全,说明它已被细胞不断降解。

与羟基磷灰石纳米粒子共同孵育后,发现在纳米粒子周围肝癌细胞发生细胞质的溶解,内质网过度肿胀、线粒体肿胀崩解、嵴结构紊乱、核膜周间隙扩大、核固缩等现象,以及细胞核凝聚成团,并有凋亡小体。用 TUNEL 法证实存在凋亡阳性信号。与 HAP 纳米粒子作用的肝癌细胞的 DNA 电泳呈明显梯带状分布,具有细胞凋亡的特征。

应用琼脂糖凝胶电泳、流式细胞仪检测、吖啶橙荧光染色等证实肝癌细胞的死亡方式存在有非凋亡性程序性死亡特征,而且与 caspase-9 的活性升高有关;进一步研究显示羟基磷灰石纳米粒子抑制 *c-myc* 的表达、上调 *p53* 的表达,使肝癌细胞阻滞于 G_1 期。

通过形态学观察、超微结构观察、细胞周期分析和细胞凋亡率检测,以及核仁组成区嗜银蛋白染色和 Feulgen 染色等实验,研究了羟基磷灰石纳米粒子对 K562 细胞形态、超微结构、细胞周期、细胞凋亡率、核仁组成区嗜银蛋白含量和 DNA 含量的影响。

1.2　n-HAP 与 Bel-7402 人肝癌细胞系和 L-02 人肝细胞系作用研究

1.2.1　对肝癌细胞敏感的纳米粒子筛选

1. 实验原理

四唑盐比色实验是一种检测细胞存活和生长的方法[1]。实验所用的显色剂四唑盐是一种能接受氢原子的染料,化学名 3-(4,5-二甲基噻唑-2)-2,5-二苯基四氮唑溴盐,商品名噻唑蓝(thiazolyl blue,MTT)。活细胞线粒体中的琥珀酸脱氢酶能使外源性的 MTT 还原为难溶性蓝紫色结晶物甲瓒(formazan)并沉积在细胞中,而死细胞无此功能。二甲基亚砜(dimethyl sulfoxide,DMSO)能溶解细胞中的紫色结晶物,用酶标仪在 570nm 波长处测定其光吸收值,可间接得到活细胞数量。在一定细胞数范围内,MTT 结晶物形成的量与细胞数成正比。该方法已经广泛地用于一些生物活性因子的活性检测、大规模的抗肿瘤药物筛选、细胞毒性实验以及肿瘤放射敏感性测定等。

2. 实验用细胞

1) Bel-7402 人肝癌细胞系

Bel-7402 细胞是经外科手术切除,从一例肝癌患者的标本中连续传代培养获得的肝癌细胞系。该细胞系的群体倍增时间为 20h;染色体主流数为不足三倍体,具有异常长的近端着丝点染色体,其出现频率为 98%,被认为是 Bel-7402 细胞的标志染色体,AFP 阳性,TAT、G-6-PD 和 LPH 等酶的免疫组织化学反应与临床肝癌组织相近。培养条件:含 10% 新生牛血清的 RPMI-1640 培养液培养。

2) L-02 人肝细胞系

该细胞系构建于 1980 年,是一株人肝细胞系,具有典型的肝细胞形态学特征,可用于多种实验研究。培养条件:含 10% 新生牛血清和 0.25IU/mL 胰岛素的 RPMI-1640 培养液培养。

3. 方法

1) 细胞培养

L-02 人肝细胞系和 Bel-7402 人肝癌细胞系在含有 10% 新生牛血清、青霉素 100IU/mL、链霉素 100IU/mL 的 RPMI-1640 培养基中,置于 37℃、5% CO_2 的培养箱中培养,L-02 人肝细胞系还需添加 0.25IU/mL 胰岛素。每 3d 传代一次。

2）细胞接种

Bel-7402 肝癌细胞和 L-02 肝细胞均取对数生长期的细胞进行实验。用 0.25% 的胰蛋白酶消化贴壁细胞,待细胞变圆,脱离培养瓶壁时终止消化,用血球计数板计数,配制成 1×10^4 个/mL 的细胞悬液接种于 96 孔板中,每孔 90μL 细胞悬液。

3）无机纳米粒子处理细胞

待细胞贴壁后,每孔再加入含有各种纳米粒子的培养液 90μL。实验使用四种 HAP 粒子,HAP_1 平均粒径为 59.9nm,集中分布于 33.3～75.3nm;HAP_2 平均粒径为 170.7nm,集中于 99.6～270.9nm;HAP_3 平均粒径为 268.7nm,以 183.1～460.2nm 为主;HAP_4 平均粒径为 421.1nm,分布于 226.3～531.8nm。$Sr-HAP_1$、$Sr-HAP_2$ 两种粒子平均粒径分别为 107.9nm 和 202.6nm。$Sr-HAP_1$ 分布于 75.4～128.3nm;$Sr-HAP_2$ 集中分布于 186.6～206.2nm。纳米粒子分别为 HAP_1、HAP_2、HAP_3、HAP_4、$Sr-HAP_1$、$Sr-HAP_2$,每种粒子均设三个实验组,即 HAP_{1-1}、HAP_{1-2}、HAP_{1-3},其终浓度分别为 0.14mg/mL、0.35mg/mL 和 0.56mg/mL。同时还设立空白对照组(只加培养液不加细胞)、阴性对照组(只加细胞不加药物)和阳性对照组(SCA,终浓度为 2μg/mL)。每组各设 8 个平行孔。

4）检测

分别于复合培养的第 1 天、第 2 天、第 3 天、第 4 天、第 5 天、第 6 天、第 7 天检测,每天取一 96 孔培养板,每孔加入 20μL MTT(5mg/mL,pH7.4),继续孵育 4h后,小心吸去孔内上清液,每孔加入 150μL DMSO,均匀振荡,待结晶完全溶解后,上机检测各孔在 570nm 处的光吸收值(A_{570nm})。

5）细胞增殖抑制率的计算

抑制率 =(对照组 A_{570nm} - 实验组 A_{570nm})/ 对照组 A_{570nm} × 100%

6）统计学分析

实验重复 3 次。应用 Origin 7.0 软件统计分析实验数据,实验结果用 $\overline{X} \pm SD$ 表示,各组的 A_{570nm} 与对照组进行 t 检验,抑制率与阳性对照 SCA 组进行 t 检验。

4. 结果

1）不同粒径的 HAP 纳米粒子对 Bel-7402 肝癌细胞的作用

表 1.1 中结果显示的是不同粒径的 HAP 粒子,即 HAP_1、HAP_2、HAP_3、HAP_4 与 Bel-7402 肝癌细胞作用的 A_{570nm}。阴性对照组细胞随着培养时间的延长,细胞增殖旺盛,A_{570nm} 逐渐增高,在第 5 天时为 0.8267±0.030,SCA 组和 HAP_{1-3} 组在作用后第 5 天时,A_{570nm} 分别是 0.2815±0.080、0.1681±0.036,与阴性对照组相比有显著差别($p<0.05$)。而 HAP_2、HAP_3、HAP_4 各组的 A_{570nm} 与对照组的 A_{570nm} 相比变化不明显。

表 1.1　不同成分、不同粒径纳米粒子对 Bel-7402 肝癌细胞的作用（A_{570nm}）（$\bar{X}\pm SD, n=24$）

试样	第 1 天	第 2 天	第 3 天	第 4 天	第 5 天	第 6 天	第 7 天
Control 1	0.1210±0.018	0.1945±0.031	0.3889±0.064	0.7527±0.157	0.8267±0.030	0.7967±0.089	0.7854±0.218
SCA₁	0.0655±0.047	0.1181±0.045*	0.1558±0.003	0.2040±0.041**	0.2815±0.080*	0.3405±0.064	0.4557±0.144
HAP₁₋₁	0.0673±0.009△	0.1413±0.026	0.2606±0.055	0.4294±0.074	0.8372±0.1551	0.6271±0.120	0.5232±0.06△
HAP₁₋₂	0.0654±0.018△	0.1144±0.042	0.1957±0.073	0.4874±0.069△	0.7557±0.097	0.5391±0.1045△	0.4810±0.158
HAP₁₋₃	0.0529±0.015△	0.1079±0.021	0.1487±0.037△	0.1831±0.023	0.1681±0.036△△	0.2090±0.05188	0.2909±0.021
HAP₂₋₁	0.1199±0.084	0.1824±0.059	0.3422±0.074	0.6361±0.057	0.5395±0.188	0.6823±0.002	0.5142±0.091
HAP₂₋₂	0.1171±0.098	0.1818±0.066	0.3006±0.126	0.6058±0.179	0.5756±0.283	0.6739±0.307	0.7362±0.044
HAP₂₋₃	0.1167±0.074	0.1691±0.058	0.2704±0.082	0.5328±0.145	0.5171±0.025	0.6539±0.066	0.6148±0.048
HAP₃₋₁	0.1133±0.014*	0.1586±0.059	0.3171±0.076	0.6179±0.079	0.7904±0.063	0.6084±0.075	0.6678±0.094
HAP₃₋₂	0.1165±0.012	0.1658±0.053	0.25260±0.071	0.6299±0.069	0.7158±0.119	0.67703±0.123	0.6938±0.112
HAP₃₋₃	0.1158±0.010*	0.1699±0.056	0.3204±0.056	0.5355±0.068	0.49100±0.066	0.4646±0.102	0.5664±0.143
HAP₄₋₁	0.1145±0.017	0.1700±0.019	0.2894±0.132	0.6488±0.046	0.6234±0.033	0.6564±0.073	0.7311±0.170
HAP₄₋₂	0.1122±0.107	0.1648±0.026	0.3116±0.122	0.5970±0.026	0.5706±0.032	0.6717±0.087	0.6478±0.063
HAP₄₋₃	0.1096±0.103	0.1712±0.109	0.2719±0.045	0.5570±0.073	0.3416±0.035	0.4586±0.105	0.5638±0.015
Control 2	0.0688±0.050	0.1573±0.032	0.3151±0.046	0.6650±0.235	0.9868±0.040	0.7055±0.134	0.5550±0.084
SCA₂	0.1004±0.010	0.1678±0.031△	0.1800±0.077△	0.3031±0.088△	0.3488±0.152	0.3825±0.087△	0.4747±0.163
Sr-HAP₁₋₁	0.0649±0.060	0.1431±0.040	0.2525±0.049	0.4788±0.047	0.7921±0.069	0.6088±0.171	0.4395±0.022
Sr-HAP₁₋₂	0.0548±0.052	0.1071±0.038	0.2138±0.061△	0.3700±0.041	0.7401±0.106	0.5813±0.202	0.4880±0.019
Sr-HAP₁₋₃	0.0454±0.031△△	0.0571±0.026	0.1115±0.019	0.1675±0.030	0.2536±0.024	0.1923±0.064	0.1766±0.064
Sr-HAP₂₋₁	0.0618±0.085	0.1120±0.038	0.2555±0.057	0.5079±0.102	0.8122±0.142	0.63547±0.122	0.5022±0.100
Sr-HAP₂₋₂	0.0548±0.077	0.1110±0.019△	0.1846±0.039	0.4190±0.065	0.6862±0.162	0.5563±0.188	0.4789±0.023
Sr-HAP₂₋₃	0.05958±0.073	0.1114±0.011	0.1891±0.019△	0.4382±0.140	0.5501±0.109	0.46152±0.084△	0.4571±0.016

注：与对照组 1(Control 1)比较，* $p<0.05$，** $p<0.01$；与对照组 2(Control 2)比较，△ $p<0.05$，△△ $p<0.01$。

图 1.1～图 1.4 显示的是不同粒径 HAP 粒子对 Bel-7402 肝癌细胞增殖的抑制情况。从图中可以看出，HAP_{1-3} 对 Bel-7402 肝癌细胞增殖的最大抑制率出现在第 5 天，可达到 $79.09\% \pm 4.36\%$，而 HAP_2、HAP_3、HAP_4 对 Bel-7402 肝癌细胞增殖的抑制率都不高，最高抑制率分别只有 $37.445\% \pm 9.17\%$、$40.605\% \pm 15.18\%$、$50.68\% \pm 2.19\%$，与 SCA 相比有显著差别（$p < 0.05$）。

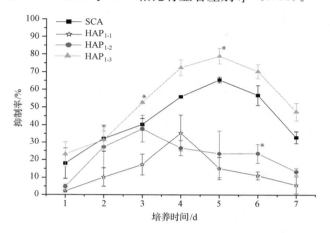

图 1.1　HAP_1 对 Bel-7402 肝癌细胞增殖的抑制

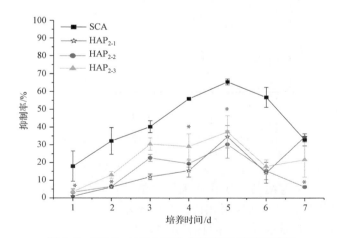

图 1.2　HAP_2 对 Bel-7402 肝癌细胞增殖的抑制

2）不同粒径的 HAP 粒子对 L-02 肝细胞的作用

表 1.2 中的结果显示的是不同粒径的 HAP 粒子，即 HAP_1、HAP_2、HAP_3、HAP_4 对 L-02 肝细胞作用的 A_{570nm}。SCA 组 A_{570nm} 较对照组的 A_{570nm} 明显减少，而 HAP_1 粒子组的 A_{570nm} 与对照组比较变化不明显。在作用的第 5 天时，对照组的 A_{570nm} 为 0.5082 ± 0.027，SCA 组的 A_{570nm} 是 0.1369 ± 0.056，HAP_{1-3}、HAP_{2-3}、

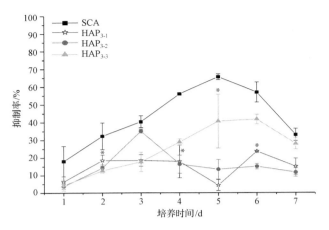

图 1.3　HAP$_3$ 对 Bel-7402 肝癌细胞增殖的抑制

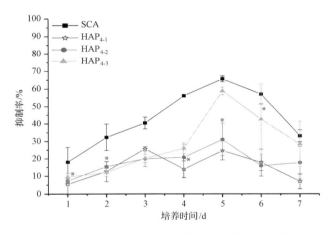

图 1.4　HAP$_4$ 对 Bel-7402 肝癌细胞增殖的抑制

HAP$_{3-3}$、HAP$_{4-3}$ 的 A_{570nm} 分别是 0.3185±0.198、0.4142±0.036、0.4374±0.309、0.4134±0.059。SCA 组与对照相比差别有显著性（$p<0.01$），而 HAP$_1$、HAP$_2$、HAP$_3$、HAP$_4$ 各浓度组与对照组相比没有明显差别。

　　图 1.5～图 1.8 显示的是不同粒径的 HAP$_1$ 粒子对 L-02 肝细胞增殖的抑制情况。SCA 对 L-02 肝细胞增殖的最高抑制率同样出现在第 5 天，可达到 68.21%±1.47%，HAP$_{1-3}$ 的最高抑制率只有 39.02%±8.64%，HAP$_2$、HAP$_3$、HAP$_4$ 三组各浓度的最高抑制率均在 30% 以下，HAP 粒子各组与对照组相比，差异有显著区别（$p<0.05$）。

表 1.2 不同成分、不同粒径纳米粒子对 L-02 肝细胞作用的 A_{570nm} ($\bar{X}\pm SD$, $n=24$)

试样	第 1 天	第 2 天	第 3 天	第 4 天	第 5 天	第 6 天	第 7 天
Control 1	0.1883±0.008	0.3038±0.067	0.3328±0.087	0.4527±0.084	0.5082±0.027	0.4999±0.043	0.4405±0.197
SCA$_1$	0.1847±0.053	0.1996±0.076	0.1896±0.096*	0.1900±0.055	0.1369±0.056**	0.2191±0.022**	0.2041±0.012*
HAP$_{1-1}$	0.1854±0.004	0.2676±0.056	0.29065±0.073	0.3656±0.165	0.4563±0.353	0.4271±0.393	0.3446±0.392
HAP$_{1-2}$	0.1730±0.016	0.2526±0.036	0.2837±0.074	0.3316±0.114	0.4521±0.275	0.3947±0.370	0.2365±0.304
HAP$_{1-3}$	0.1640±0.017	0.2467±0.034	0.2296±0.056	0.3089±0.128	0.3185±0.198	0.2653±0.260	0.2792±0.329
HAP$_{2-1}$	0.1893±0.044	0.2968±0.058	0.2959±0.132	0.3680±0.139	0.3902±0.275	0.4302±0.016	0.4063±0.025
HAP$_{2-2}$	0.1898±0.033	0.3026±0.062	0.3157±0.094	0.3707±0.106	0.4163±0.011	0.4497±0.037	0.3678±0.048
HAP$_{2-3}$	0.1867±0.042	0.2956±0.039	0.3213±0.052	0.3028±0.038	0.4142±0.036	0.3565±0.083	0.3326±0.022
HAP$_{3-1}$	0.1844±0.013	0.2817±0.034	0.3173±0.083	0.3876±0.149	0.4496±0.304	0.4270±0.313	0.3917±0.382
HAP$_{3-2}$	0.1828±0.025	0.2907±0.046	0.3209±0.086	0.3851±0.165	0.4333±0.320	0.4329±0.314	0.3922±0.350
HAP$_{3-3}$	0.1764±0.019	0.2589±0.029	0.3093±0.062	0.3924±0.132	0.4374±0.309	0.4119±0.267	0.3589±0.358
HAP$_{4-1}$	0.1842±0.127	0.2764±0.035	0.2820±0.159	0.3373±0.111	0.3902±0.092	0.4595±0.129	0.3623±0.041
HAP$_{4-2}$	0.1782±0.065	0.26411±0.022	0.2937±0.099	0.3371±0.082	0.3766±0.071	0.4238±0.094	0.3698±0.142
HAP$_{4-3}$	0.1732±0.066	0.2629±0.045	0.2819±0.089	0.3206±0.108	0.4134±0.059	0.4024±0.047	0.3573±0.064
Control 2	0.1930±0.018	0.2897±0.036	0.3176±0.067	0.4314±0.027	0.5323±0.046	0.4867±0.086	0.3995±0.095
SCA$_2$	0.1471±0.096	0.1795±0.060	0.2104±0.092△	0.1973±0.003△	0.2315±0.084△	0.243±0.086	0.2179±0.008
Sr-HAP$_{1-1}$	0.1758±0.0166	0.2382±0.0642	0.2684±0.078	0.3509±0.082	0.4295±0.075	0.3970±0.005△△	0.3252±0.007△
Sr-HAP$_{1-2}$	0.1608±0.023	0.2151±0.0418	0.2512±0.091	0.3002±0.085	0.3812±0.085	0.3289±0.014△	0.2874±0.004
Sr-HAP$_{1-3}$	0.1457±0.023	0.2188±0.027	0.2190±0.055	0.2120±0.067	0.2244±0.106	0.1945±0.119	0.2565±0.052
Sr-HAP$_{2-1}$	0.1650±0.019	0.20283±0.050	0.2587±0.098	0.3285±0.080	0.3356±0.096	0.3343±0.140	0.2889±0.034
Sr-HAP$_{2-2}$	0.1574±0.025△	0.2169±0.028	0.2597±0.108	0.2982±0.063	0.2916±0.086	0.3111±0.137	0.2808±0.037
Sr-HAP$_{2-3}$	0.1596±0.010△	0.20536±0.029	0.2469±0.095	0.2579±0.079	0.2605±0.071△△	0.2946±0.096	0.2797±0.017

注：与对照组 1(Control 1)比较，* $p<0.05$，** $p<0.01$；与对照组 2(Control 2)比较，△ $p<0.05$，△△ $p<0.01$。

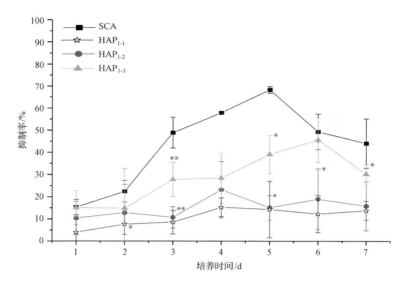

图 1.5　HAP$_1$ 对 L-02 肝细胞增殖的抑制

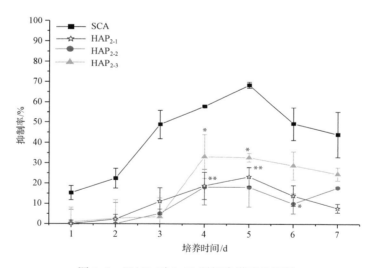

图 1.6　HAP$_2$ 对 L-02 肝细胞增殖的抑制

3) 不同成分的纳米粒子对 Bel-7402 肝癌细胞的作用

表 1.1 中显示的结果有不同组成的无机纳米粒子,即 HAP$_1$、Sr-HAP$_1$、Sr-HAP$_2$ 对 Bel-7402 肝癌细胞作用的 A_{570nm}。各实验组细胞的数都相应地较对照组少,A_{570nm} 都较对照组小,在作用的第 5 天,SCA 组和各种纳米粒子的高浓度组——HAP$_{1-3}$、Sr-HAP$_{1-3}$、Sr-HAP$_{2-3}$ 的 A_{570nm} 分别是 0.2815 ± 0.080、0.1681 ± 0.036、0.2536 ± 0.024、0.5501 ± 0.109,而对照组的 A_{570nm} 是 0.8267 ± 0.030。Sr-

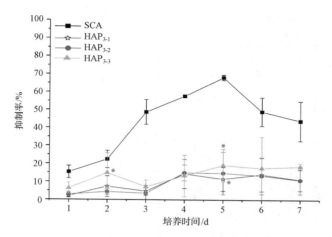

图 1.7　HAP_3 对 L-02 肝细胞增殖的抑制

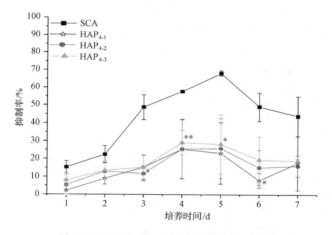

图 1.8　HAP_4 对 L-02 肝细胞增殖的抑制

HAP_2 在作用 6d 时,A_{570nm} 与对照组相比较有显著的差异($p < 0.05$)。

不同成分的纳米粒子对 Bel-7402 肝癌细胞增殖的抑制作用见图 1.1、图 1.9、图 1.10,每种纳米粒子对 Bel-7402 细胞增殖的抑制率都与纳米粒子的浓度有关,在一定范围内,浓度越大,对细胞增殖的抑制作用越强。HAP_{1-3} 对 Bel-7402 肝癌细胞增殖的最大抑制率出现在作用后第 5 天,可达到 $79.09\% \pm 4.36\%$;$Sr-HAP_{1-3}$ 在第 2 天就出现较高的抑制率,以后的几天一直维持在较高水平;$Sr-HAP_{2-3}$ 最高的抑制率在第 5 天达到 $44.25\% \pm 14.45\%$。

4) 不同成分的纳米粒子对 L-02 肝细胞的作用

表 1.2 中显示的结果为不同组成的无机纳米粒子,即 HAP_1、$Sr-HAP_1$、$Sr-HAP_2$ 对 L-02 肝细胞作用的 A_{570nm}。SCA 组的 A_{570nm} 较对照组有明显减少,作

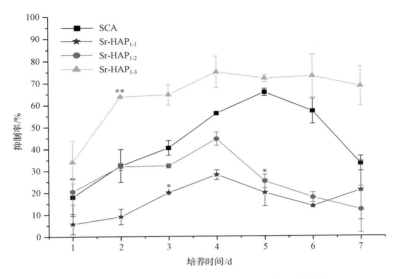

图 1.9 Sr-HAP$_1$ 对 Bel-7402 肝癌细胞增殖的抑制

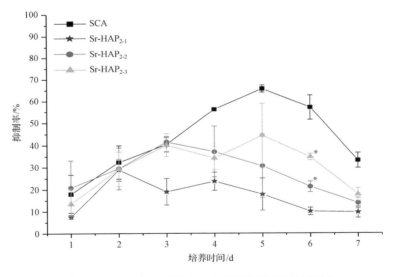

图 1.10 Sr-HAP$_2$ 对 Bel-7402 肝癌细胞增殖的抑制

用 5d 时为 0.1369 ± 0.056，而对照组在第 5 天时为 0.532 ± 0.046，两者比较有显著的差别。不同组成的纳米粒子组的 A_{570nm} 较对照组也有所减少，但没有 SCA 组明显，只有 Sr-HAP$_{2-3}$ 在第 5 天时的 A_{570nm} 与对照组相比有区别（$p < 0.05$）。

不同成分的纳米粒子对 L-02 肝细胞增殖的抑制作用见图 1.5、图 1.11～图 1.13，SCA 的最高抑制率为 $68.21\% \pm 1.47\%$，Sr-HAP$_{1-3}$ 的抑制率在第 6 天时比 SCA 高($p<0.05$);Sr-HAP$_{2-3}$三个浓度的抑制率变化不大。

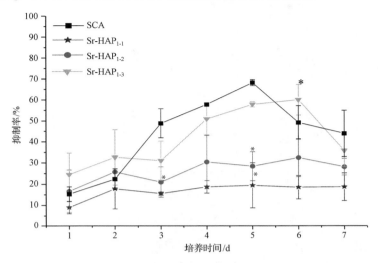

图 1.11　Sr-HAP$_1$ 对 L-02 肝细胞增殖的抑制

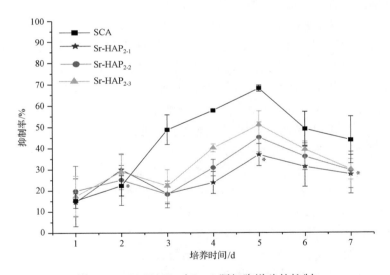

图 1.12　Sr-HAP$_2$ 对 L-02 肝细胞增殖的抑制

　　实验中应用的 MTT 法是根据细胞能量代谢水平与 DNA 合成水平相平行的原理。由于黄色的 MTT 能被活细胞线粒体中的琥珀酸脱氢酶还原成蓝紫色的结晶,死细胞则无这种能力,因此可用 MTT 比色法间接判断细胞的存活率和增殖程度[2]。MTT 方法具有灵敏度高、重复性好、操作简便、经济、快速、易自动化、无放射性污染等特点,实验结果比较可靠,便于进行大量的药物敏感性的筛选实验。

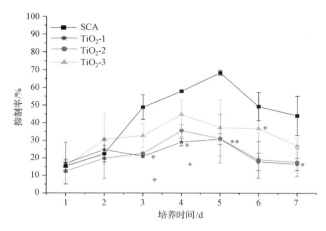

图 1.13　TiO$_2$ 对 L-02 肝细胞增殖的抑制

　　研究选取了四种成分相同而粒径范围不同的 HAP 粒子和三种不同成分的无机纳米粒子来处理 Bel-7402 人肝癌细胞系和 L-02 人肝细胞系,比较各种纳米粒子对两种细胞的选择性抑制作用。

　　在不同粒径的 HAP 粒子作用的实验中发现,除 HAP$_1$ 外,其他几种粒径的 HAP 纳米粒子对 Bel-7402 肝癌细胞和 L-02 肝细胞增殖的抑制率都不高,一般都在 30% 左右。比较几种不同粒径的 HAP 粒子发现,HAP$_1$ 的粒径绝大多数都在 100nm 以内,提示纳米粒子的粒径不同导致其对细胞增殖抑制率的差异。HAP$_1$ 因为其粒径在 100nm 以内,产生了不同于非纳米级 HAP 材料的性质,出现了纳米效应,即对肿瘤细胞增殖的抑制作用明显高于对正常细胞的。

　　不同成分的纳米粒子作用后结果显示,平均粒径在 100nm 以内的 HAP$_1$ 纳米粒子粒径小且分布均匀,对 Bel-7402 肝癌细胞的增殖有明显的抑制作用,与阳性对照药物 SCA 的抑制作用相似;而对 L-02 肝细胞增殖的抑制率与阳性对照 SCA 组有明显的差别($p<0.05$),在第 5 天时仅为 39.02%±8.64%。掺锶磷灰石(Sr-HAP$_1$)纳米粒子是在制备过程中掺入了 10% 的锶,对 Bel-7402 肝癌细胞增殖的抑制率于作用的第 2 天达一个高值,以后几天维持在此水平;对 L-02 肝细胞也有很高的抑制率,并且与阳性对照药物 SCA 没有明显区别,推测可能与锶元素本身的某种性质有关。锶磷灰石(Sr-HAP$_2$)对两种细胞增殖的抑制与 Sr-HAP$_1$ 不同,可能是由两者的粒径和粒径分布的差异造成的。Sr-HAP$_1$ 的粒径在 75.4 ～ 128.3nm 处较集中,Sr-HAP$_2$ 的粒径差别较大,有 75% 的粒子粒径都在 186.6nm 以上。

　　根据以上实验结果,考虑到材料的纳米效应,选取粒径在 100nm 以内的粒子作为研究其生物学特性的材料;此项研究的最终目的是期望能够选取某些纳米粒子作为一种抗肿瘤药物应用于临床。基于上述原因,应考虑到纳米粒子在体内的代谢及最终降解等问题。最终选择了粒径为 59.9nm,分散均匀,生物相容性好,可以在体内代谢、降解的 HAP_1 纳米粒子作为后期研究的基本材料。

1.2.2　HAP 纳米粒子对 Bel-7402 肝癌细胞增殖抑制的研究

HAP_1 纳米粒子有可能作为一种未来的抗肿瘤药物,对 Bel-7402 肝癌细胞的增殖具有一定抑制作用,其可能是通过影响 Bel-7402 肝癌细胞的活力和生物活性而起作用的。检测经 HAP_1 纳米粒子作用的 Bel-7402 肝癌细胞活力和生物活性的变化,可反映 HAP_1 纳米粒子对 Bel-7402 肝癌细胞的作用机制。

1. 材料

(1) 细胞:实验采用 Bel-7402 肝癌细胞,培养条件同 1.2.1 节。

(2) HAP 纳米粒子:采用 HAP_1 纳米粒子,制备与悬浮的条件不变,使用前经高温消毒灭菌,备用。

(3) 0.4％台盼蓝溶液:称取 0.4g 台盼蓝粉末,溶解于 100mL PBS(0.01mol/L,pH7.4)缓冲液中。

(4) 吉姆萨染液:称取吉姆萨粉(Sigma,USA)0.5g,将其置于研钵内,加入少量甘油与之充分混合,研磨至无颗粒,然后再加入甘油(共 22mL),置 56℃水浴箱中保温 2h,最后再加入 33mL 纯甲醇配成储备液,置于棕色瓶内保存。使用时,取 1 份吉姆萨储备液,加 9 份 pH6.98 的 Sorensen 缓冲液,混合为工作液。工作液现用现配。

2. 实验方法

1) 生长曲线测定

(1) 取对数生长期的 Bel-7402 肝癌细胞,用 0.25％的胰蛋白酶消化,待细胞变圆,从瓶壁上脱落下来时,加入含有血清的培养液终止消化。

(2) 用血细胞计数仪计数,配成密度为 $1×10^4$ 个/mL 的细胞悬液,接种于 24 孔板中,每孔 2mL。置于含 5％CO_2、37℃培养箱中培养。

(3) 待细胞贴壁后,对照组更换新的培养基,实验组则换成含有 HAP_1 纳米粒子的培养基,使其终浓度分别为 0.14mg/mL、0.35mg/mL 和 0.56mg/mL,即 HAP_{1-1}组、HAP_{1-2}组和 HAP_{1-3}组。每组分别设有 8 个孔。

(4) 在复合培养的第 1 天、第 2 天、第 3 天、第 4 天、第 5 天分别用 0.25％胰蛋白酶消化细胞,待细胞完全消化后,制备成均匀的细胞悬液,每组各取细胞悬液 $40μL$,加 0.4％台盼蓝 $10μL$,在血细胞计数仪上计数。其中透明的不着色的为活细胞,被染成蓝色的为死细胞。

（5）以培养时间对每天活细胞数作图，绘制细胞生长曲线。

（6）统计学分析。实验重复三次，实验结果用 $\overline{X}\pm SD$ 表示，实验组与对照组比较采用 t 检验。

2）集落形成率测定

（1）取对数生长期的 Bel-7402 肝癌细胞配成密度为 100 个/mL 的单细胞悬液，接种于 6 孔板，每孔 3mL。

（2）同细胞"生长曲线测定"步骤（3）。

（3）置于含 5%CO_2、37℃培养箱中连续静止培养 7d。

（4）染色。弃去培养液，用 PBS（0.01mol/L，pH7.4）小心浸洗三次，每次 2min。加入纯甲醇固定 15min。倒掉固定液，再用 PBS（0.01mol/L，pH7.4）小心浸洗三次，每次 2min。加入适量的吉姆萨染色液的工作液染色 20min，室温，然后用流水缓慢洗去染色液，空气干燥。

（5）计数。在显微镜下计数大于 50 个细胞的集落数，根据公式计算集落形成率。

$$集落形成率＝集落数/接种细胞数\times100\%$$

（6）细胞克隆的测量。每组随机选择 50 个细胞集落，拍照，应用彩色病理图文分析系统对其直径和面积进行测量。

（7）统计学分析。实验重复三次，实验结果用 $\overline{X}\pm SD$ 表示，实验组与对照组比较采用 t 检验。

3）HAP_1 纳米粒子对 Bel-7402 肝癌细胞形态的影响观察

（1）取对数生长期的 Bel-7402 肝癌细胞配成密度为 1×10^4 个/mL 的细胞悬液，接种于 6 孔板中，每孔 3mL。

（2）同细胞"生长曲线测定"步骤（3）。

（3）分别于复合培养的第 1 天、第 2 天、第 3 天在显微镜下观察细胞形态的变化。

4）HAP_1 纳米粒子对 Bel-7402 肝癌细胞生长曲线的影响

HAP_1 纳米粒子处理 Bel-7402 肝癌细胞第 1 天就开始出现生长抑制，随作用时间的延长，细胞数减少得越明显，HAP_{1-1} 组在作用的第 3 天和第 4 天较对照组明显减少（$p<0.05$），HAP_{1-2} 组和 HAP_{1-3} 组的细胞数则分别在作用的第 1 天、第 2 天和第 2 天、第 3 天、第 4 天、第 5 天较对照组明显减少（$p<0.05$）；用不同浓度的 HAP_1 纳米粒子作用后，细胞数的变化也不同，HAP_1 纳米粒子的浓度越大，细胞的数量越少，作用第 3 天时，HAP_{1-1} 组、HAP_{1-2} 组和 HAP_{1-3} 的细胞数（$\times10^4$ 个/mL）分别为 88.08±15.31、81.25±19.08 和 56.17±1.53（表 1.3、图 1.14）。

表 1.3 HAP₁ 纳米粒子对 Bel-7402 细胞数的影响（×10⁴ 个/mL）（$\overline{X}\pm SD, n=9$）

组别	第1天	第2天	第3天	第4天	第5天
对照	15.92±1.53	31.75±8.32	67.75±5.56	95.75±22.11	110.50±19.67
HAP₁₋₁	12.17±4.51	22.50±7.94	53.25±10.14*	77.25±13.52*	88.08±15.31
HAP₁₋₂	12.08±0.58**	20.25±13.65*	48.29±9.16	61.33±14.05	81.25±19.08
HAP₁₋₃	9.25±5.29	19.75±10.82*	31.92±9.61*	41.42±3.51**	56.17±1.53**

注：与对照相比，$* p < 0.05$，$** p < 0.01$。

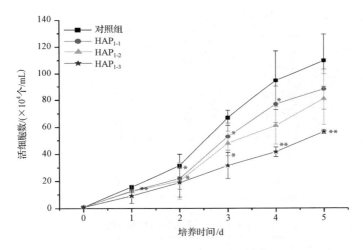

图 1.14 HAP₁ 纳米粒子对 Bel-7402 肝癌细胞生长曲线的影响

5）HAP₁ 纳米粒子对 Bel-7402 肝癌细胞集落形成的影响

图 1.15 显示的是不同浓度的 HAP₁ 纳米粒子作用后，Bel-7402 肝癌细胞的集落形成。对照组细胞生长分布均匀，有的集落细胞呈叠层生长，还有少量集落已经相互连接成片，绝大多数细胞都形成集落，集落形成率为 97.78%±1.50%。HAP₁ 纳米粒子作用组形成的细胞集落在数量和形态上与对照组有明显区别。HAP₁₋₁ 组形成的集落数与对照组相比变化不明显，但形成的集落直径和面积明显小于对照组（$p < 0.01$）；HAP₁₋₂ 组的集落形成率为 40.89%±2.16%，较对照组明显减少（$p < 0.05$），形成的集落间距离较大，集落内细胞排列松散，集落周边细胞部分肿胀；HAP₁₋₃ 组绝大多数细胞难以形成集落，部分只形成细胞团，还有少量分散的细胞，集落形成率仅为 15.44%±2.50%。HAP₁₋₂ 组和 HAP₁₋₃ 组形成集落的直径和面积均明显的低于对照组（$p < 0.01$）（表 1.4）。

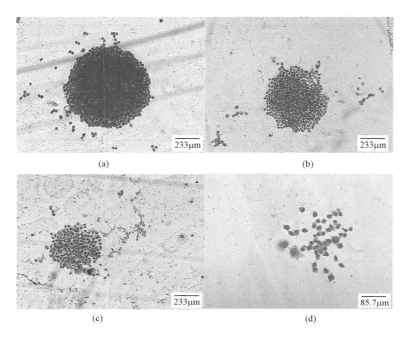

图 1.15　HAP$_1$ 纳米粒子对 Bel-7402 细胞集落形成的影响

(a)对照组；(b) HAP$_{1-1}$组；(c) HAP$_{1-2}$组；(d) HAP$_{1-3}$组

表 1.4　HAP$_1$ 纳米粒子对 Bel-7402 肝癌细胞集落形成的影响($\overline{X}\pm$SD,$n=9$)

项目	对照组	HAP$_{1-1}$	HAP$_{1-2}$	HAP$_{1-3}$
集落数	292.33±4.51	219.33±5.03	122.67±6.51*	46.33±7.51**
形成率/%	97.78±1.50	73.11±1.67	40.89±2.16*	15.44±2.50**
直径/μm	539.55±27.02	450.15±3.84**	342.14±20.83**	250.23±16.60**
面积/μm^2	234 380.5±15 095.2	183 734.1±1 919.6**	107 811.7±14 722.9**	68 349.8±7 913.2**

注：与对照组相比，* $p<0.05$，** $p<0.01$。

6）HAP$_1$ 纳米粒子对 Bel-7402 肝癌细胞形态的影响

图 1.16、图 1.17 显示的是经不同浓度 HAP$_1$ 纳米粒子作用 3d 后 Bel-7402 肝癌细胞形态的变化。显微镜下观察对照组 Bel-7402 肝癌细胞排列均匀密集，呈圆形、椭圆形或多角形，核大，可见多核巨细胞，核仁较大，多为 3 个或 4 个不等。HAP$_{1-1}$组作用 1d，细胞在数量和形态与对照组没有明显的差别，细胞生长良好，铺展正常。作用 2d，胞浆内颗粒增多，开始出现少量的空泡；HAP$_{1-2}$组和 HAP$_{1-3}$组作用 1d，胞浆中就开始出现空泡，随作用时间的延长，空泡会逐渐增多，作用 3d 时，培养板中有悬浮的细胞，HAP$_{1-3}$组更为明显。

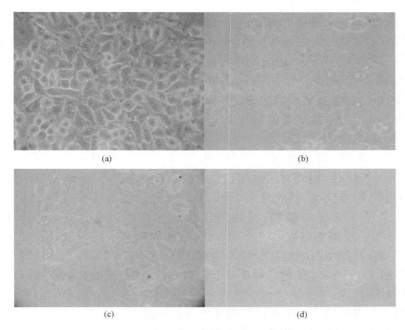

图 1.16　HAP$_1$ 纳米粒子作用 3d 后的 Bel-7402 细胞(×40)

(a) 对照组；(b) HAP$_{1-1}$组；(c) HAP$_{1-2}$组；(d) HAP$_{1-3}$组

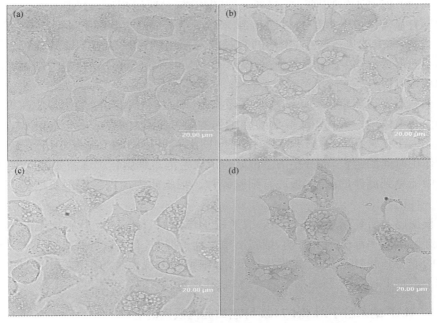

图 1.17　HAP$_1$ 纳米粒子作用 3d 后的 Bel-7402 细胞(×100)

(a) 对照组；(b) HAP$_{1-1}$组；(c) HAP$_{1-2}$组；(d) HAP$_{1-3}$组

　　肿瘤细胞的一个重要生物学特征就是细胞的持续分裂和不断增殖,因此对肿瘤细胞增殖的抑制是鉴定药物疗效的一个重要指标[3]。细胞生长曲线是细胞生长状态的最直接反映,加入一定的处理因素,细胞增殖情况的变化就会通过生长曲线的变化反映出来。随着作用时间的延长,HAP_1 纳米粒子作用组的细胞数($\times 10^4$ 个/mL)明显较对照组的细胞数少,从第 1 天到第 5 天,HAP_{1-3} 组的细胞数($\times 10^4$ 个/mL)依次是 9.25 ± 5.29、19.75 ± 10.82、31.92 ± 9.61、41.42 ± 3.51 和 56.17 ± 1.53,对照组的细胞数($\times 10^4$ 个/mL)则依次是 15.92 ± 1.53、31.75 ± 8.32、67.75 ± 5.56、95.72 ± 22.11 和 110.50 ± 19.67,作用第 2 天、第 3 天、第 4 天、第 5 天时,HAP_{1-3} 组和对照组细胞数的差别有显著的不同($p < 0.05$)。加入不同浓度的 HAP_1 纳米粒子处理后,Bel-7402 肝癌细胞的生长曲线变得平滑,随 HAP_1 纳米粒子浓度的增加,细胞的增长速率减慢。在作用 4d 时,HAP_{1-1}、HAP_{1-2}、HAP_{1-3} 组的细胞数($\times 10^4$ 个/mL)分别为 77.25 ± 13.52、61.33 ± 14.05、41.21 ± 3.51,对照组的细胞数($\times 10^4$ 个/mL)是 95.75 ± 22.11。这说明 HAP_1 纳米粒子抑制了 Bel-7402 细胞的增殖,同时这种对细胞增殖的抑制作用呈现出剂量依赖性和时间性。

　　细胞集落形成反映了单个细胞的增殖潜力和群体细胞的增殖能力。正常条件下培养的 Bel-7402 肝癌细胞集落形成率在 90% 以上,经 HAP_1 纳米粒子作用后,形成的集落数明显减少,HAP_{1-1}、HAP_{1-2}、HAP_{1-3} 组的集落形成率仅为 $73.11\% \pm 1.67\%$、$40.89\% \pm 2.16\%$、$15.44\% \pm 2.50\%$,与对照组相比,HAP_{1-2} 和 HAP_{1-3} 组的差异有显著性($p < 0.05$)。HAP_1 纳米粒子组形成的集落细胞排列松散,细胞数明显减少,形成的集落较小,集落的直径较对照组的明显减小。HAP_{1-3} 组多数细胞已不能形成集落,细胞散在分布,提示 HAP_1 纳米粒子作用后,单个细胞的增殖能力被抑制。

　　细胞形态最能直接反映细胞的生存状态,细胞的任何功能变化都能在细胞结构的变化上体现。Bel-7402 肝癌细胞排列均匀密集,呈圆形或多角形,核大,核质比明显大于正常肝细胞,HAP_1 纳米粒子作用后,肝癌细胞的胞浆中出现了空泡,随着作用时间的延长,部分小的空泡融合成大空泡。细胞轮廓逐渐变得模糊,在培养板中能见到漂浮的细胞,板底有细胞碎片。细胞质内出现的空泡可能为细胞死亡的一种前兆。

　　根据以上研究结果,经 HAP_1 纳米粒子作用后,Bel-7402 肝癌细胞的生长曲线和细胞集落率都受到了影响,细胞增殖受到了抑制,有多数细胞已经失去了形成克隆的能力,同时细胞形态也发生了变化,细胞内出现大量的空泡,提示 HAP_1 纳米粒子影响 Bel-7402 肝癌细胞活力,抑制其增殖。

1.2.3　HAP 纳米粒子对 Bel-7402 肝癌细胞内质网的影响

　　激光扫描共聚焦显微镜(laser scanning confocal microscopy,LSCM)结合先

进的生物学技术后,成为药理学[4]、形态学[5]、细胞生物学[6,7]等研究中强有力的新一代研究工具。本节利用 LSCM 研究 HAP 纳米粒子对 Bel-7402 肝癌细胞内质网的影响。

1. 实验材料

(1) 细胞。实验采用 Bel-7402 肝癌细胞,培养条件同前。

(2) HAP 纳米粒子。采用第二部分筛选出的 HAP_1 纳米粒子,制备与分散条件不变,使用前高温消毒灭菌,备用。

(3) $DiOC_6(3)$(Biotium Inc. USA)染色液的配制。称取 $DiOC_6(3)$1.0mg,用 1mL 无水乙醇配制成浓度为 1mg/mL 的储备液,每支 $50\mu L$ 分装,$-20℃$ 保存,避光。使用时用无血清的 RPMI-1640 培养液将其稀释成终浓度为 $0.5\mu g/mL$ 的工作液,现用现配。

2. 实验方法

(1) 取对数生长期的 Bel-7402 肝癌细胞配成密度为 1×10^4 个/mL 的细胞悬液,接种在含有盖玻片(用多聚赖氨酸包被)的 6 孔板中,每孔 2mL。置于含 5% CO_2、37℃培养箱中培养。

(2) 同细胞"生长曲线测定"步骤(3)。

(3) 分别在复合培养的第 1 天、第 2 天、第 3 天,取出长有细胞的盖玻片,用 HBSS 缓冲液(pH7.4)浸洗 3 次,每次 2min。

(4) 染色[8]。在盖玻片上滴加 $DiOC_6(3)$工作液至布满整个盖玻片,室温下孵育 1min。用 HBSS 清洗 3 次,每次 1min。

(5) 激光共聚焦扫描显微镜检测。检测条件如下:氩离子激光器在 488nm 激发;物镜(objective)为 63×1.4 Oil;针孔(pinhole)大小为 0.8;扫描方式(scan type)为 xyz;扫描速率(scan speed)为 400Hz;扫描激光强度(scan laser stress)为 25%;激光功率(laser power)为 487W;放大倍数(zoom)为 1.87。

(6) 图像采集。每个标本随机选取 25 个视野的细胞进行扫描,由计算机测量和计算出每个细胞内质网含量的荧光强度值和细胞的面积。每张图片选取 10 个细胞进行定量分析。内质网相对荧光含量检测结果以两种形式表示:①平均荧光值,即荧光强度值与细胞面积的比值;②荧光强度地形分布图。

(7) 统计学处理。内质网的荧光强度值和平均荧光值均以 $\overline{X}\pm SD$ 表示,各实验组与对照组比较采用 t 检验。

3. 实验结果

表 1.5 和表 1.6 显示的是 HAP_1 纳米粒子作用 1d、2d、3d Bel-7402 肝癌细胞

内质网的荧光强度值和平均荧光值的变化,两者具有相同的变化趋势。随着 HAP_1 纳米粒子作用时间的延长,Bel-7402 肝癌细胞中内质网的荧光强度值和平均荧光值都逐渐减少,对照组内质网的荧光强度值和平均荧光值一直维持在较高的水平,HAP_{1-3} 组的荧光强度值在作用的第 1 天、第 2 天、第 3 天分别减少到了 76.1883 ± 3.551、48.8574 ± 8.356、38.1066 ± 2.132,平均荧光值则分别减少到了 0.1689 ± 0.001、0.1252 ± 0.005、0.0638 ± 0.013,与对照组相比有显著差异($p<0.05$)。当作用时间相同时,不同浓度的 HAP_1 纳米粒子作用组荧光强度值和平均荧光值也不相同,随着 HAP_1 纳米粒子浓度的增加,内质网的荧光强度值和平均荧光值减少得越明显,作用 3d 时,HAP_{1-1}、HAP_{1-2}、HAP_{1-3} 组的荧光强度值分别由对照组的 129.6589 ± 4.599 减少到 47.5613 ± 1.746、44.8273 ± 6.715、38.1066 ± 2.132,平均荧光值由对照组的 0.4342 ± 0.087 减少到 0.1612 ± 0.038、0.1225 ± 0.027、0.0638 ± 0.013,三组荧光强度值和平均荧光值与对照组相比都有显著性差异($p<0.05$)。

表 1.5　HAP_1 纳米粒子对 Bel-7402 肝癌细胞内质网的荧光强度值的影响($\bar{X}\pm SD,n=75$)

培养天数	对照	HAP_{1-1}	HAP_{1-2}	HAP_{1-3}
1 天	128.0702 ± 8.334	115.3777 ± 7.007	108.7846 ± 16.924*	76.1883 ± 3.551**
2 天	122.7352 ± 17.87	91.7519 ± 6.785**	66.3051 ± 10.776*	48.8574 ± 8.356*
3 天	129.6589 ± 4.599	47.5613 ± 1.746*	44.8273 ± 6.715**	38.1066 ± 2.132*

注:与对照组比较, * $p<0.05$, ** $p<0.01$。

表 1.6　HAP_1 纳米粒子对 Bel-7402 肝癌细胞内质网的平均荧光值的影响($\bar{X}\pm SD,n=75$)

培养天数	对照	HAP_{1-1}	HAP_{1-2}	HAP_{1-3}
1 天	0.4005 ± 0.094	0.3945 ± 0.036	0.3266 ± 0.004*	0.1698 ± 0.001**
2 天	0.4299 ± 0.118	0.2807 ± 0.021**	0.1783 ± 0.024**	0.1252 ± 0.005**
3 天	0.4342 ± 0.087	0.1612 ± 0.038**	0.1225 ± 0.027**	0.0638 ± 0.013*

注:与对照组比较, * $p<0.05$, ** $p<0.01$。

图 1.18~图 1.23 显示的是 HAP_1 纳米粒子作用 1d、2d、3d Bel-7402 肝癌细胞内质网荧光断层扫描图和内质网荧光强度地形分布图。从内质网荧光断层扫描图中可以看出,Bel-7402 肝癌细胞呈现圆形或椭圆形,细胞中内质网含量多,主要分布在靠近细胞核的部分。HAP_1 纳米粒子作用后,随着 HAP_1 纳米粒子浓度的增加和作用时间的延长,不规则形细胞的数量逐渐增多,胞质中出现了越来越多的空泡,内质网的荧光强度逐渐降低,其中以 HAP_{1-3} 组作用 3d 时的变化最为明显(图 1.18、图 1.20、图 1.22)。内质网荧光强度地形分布图中峰值的高低和颜色的差别均代表了荧光强度的变化。HAP_1 纳米粒子作用后,峰值逐渐降低,提示 Bel-

7402 肝癌细胞内质网的荧光强度值和平均荧光值随 HAP_1 纳米粒子的浓度和作用时间的延长而逐渐减少。

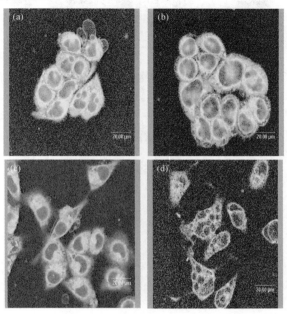

图 1.18 HAP_1 纳米粒子作用 1d 后 Bel-7402 肝癌细胞内质网荧光断层扫描图

（a）对照组；（b）HAP_{1-1}组；（c）HAP_{1-2}组；（d）HAP_{1-3}组

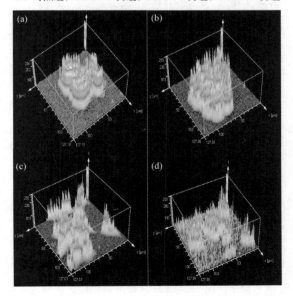

图 1.19 HAP_1 纳米粒子作用 1d 后 Bel-7402 肝癌细胞内质网荧光强度地形分布图（参见彩图）

（a）对照组；（b）HAP_{1-1}组；（c）HAP_{1-2}组；（d）HAP_{1-3}组

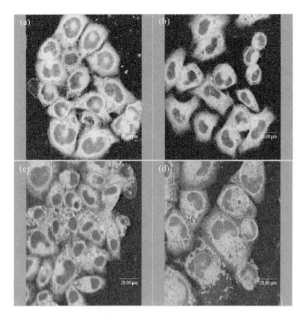

图 1.20　HAP$_1$ 纳米粒子作用 2d 后 Bel-7402 肝癌细胞内质网荧光断层扫描图

（a）对照组；（b）HAP$_{1-1}$组；（c）HAP$_{1-2}$组；（d）HAP$_{1-3}$组

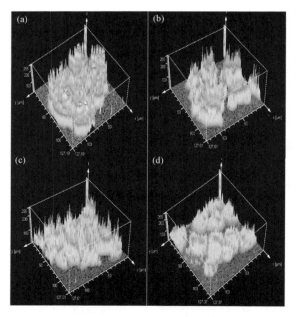

图 1.21　HAP$_1$ 纳米粒子作用 2d 后 Bel-7402 肝癌细胞内质网荧光强度地形分布图

（a）对照组；（b）HAP$_{1-1}$组；（c）HAP$_{1-2}$组；（d）HAP$_{1-3}$组

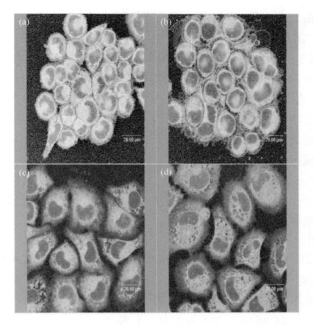

图 1.22　HAP$_1$ 纳米粒子作用 3d 和 Bel-7402 肝癌细胞内质网荧光断层扫描图

(a) 对照组；(b) HAP$_{1-1}$组；(c) HAP$_{1-2}$组；(d) HAP$_{1-3}$组

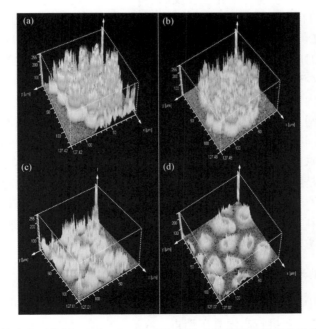

图 1.23　HAP$_1$ 纳米粒子作用 3d 后 Bel-7402 肝癌细胞内质网荧光强度地形分布图(参见彩图)

(a) 对照组；(b) HAP$_{1-1}$组；(c) HAP$_{1-2}$组；(d) HAP$_{1-3}$组

内质网是由膜性小管、小泡及扁平囊连接而成的连续性网状结构,遍布于细胞质中,在蛋白质合成、脂类合成、糖类代谢、细胞解毒和物质运输等方面有重要作用,是细胞内高尔基体、溶酶体等膜性细胞器的来源,因而在细胞内膜系统中占中心地位[9]。内质网系统在细胞周期各时相中呈连续性变化:在 G_1 期,内质网系统逐渐重组,在核周逐渐构筑成连续的、复杂的立体网状结构,并向周围伸展;在有丝分裂期细胞呈不规则、不连续的片段状;在 M 期呈稀疏的分散的网状结构,主要聚集在核周且直径较粗;此后随着细胞周期由 M→G_1→S→G_2 期的推进,内质网膜系统逐渐组建成直径比较细、连续、致密的细网状结构[10]。癌细胞中内质网一般发育较差,形状和结构不典型,分布异常,游离核糖体增多,多散状分布[11]。内质网的发达程度可作为判断细胞分化程度和功能状况的形态指标,这一点在不同分化程度的肿瘤细胞中表现显著[12]。

研究过程中内质网探针采用 $DiOC_6(3)$,其分子式为 $C_{29}H_{37}IN_2O_2$,相对分子质量为 572.53,属于短链羰花青苷染料,激发波长为 484nm,发射波长为 500nm,不被细胞代谢,能通过带正电荷的质膜分子,聚集于内质网中,呈现绿色荧光。内质网在病理情况下,会出现肿胀、增生、破坏,通过荧光探针标记后对内质网的观察,能从细胞的生物合成等许多方面对其进行研究[8]。

培养的 Bel-7402 细胞经 HAP_1 纳米粒子作用后,内质网的形态结构和分布状态发生了明显的改变,这些变化主要反映在内质网荧光强度的变化和细胞质中出现了空泡。在 HAP_1 纳米粒子作用的第 1 天,内质网的荧光强度已经开始下降,HAP_{1-2} 和 HAP_{1-3} 组与对照组有显著的差异($p<0.05$);随着 HAP_1 纳米粒子浓度的增加和作用时间的延长,HAP_{1-3} 组 Bel-7402 肝癌细胞内质网的平均荧光值在作用的第 3 天减少到最低,为 0.0638 ± 0.013($p<0.05$)。同样的趋势在内质网荧光断层扫描图和内质网荧光强度地形分布图中也能看到。

粗面内质网上附着的核糖体是合成蛋白质的场所,粗面内质网和滑面内质网又互相连续,并与细胞内的其他膜性结构共同组成细胞内动态膜系统,将细胞内部分隔成各个特殊区域,使细胞的不同代谢过程得以在特定的环境内高效率进行。同时内质网又是细胞内输送物质的重要渠道,并且参与生物膜的更新。因此推测 HAP_1 纳米粒子通过影响 Bel-7402 肝癌细胞内质网结构和功能对细胞的转录产生影响,抑制蛋白质的合成,致使肿瘤细胞的代谢受阻,从而改变细胞的分化过程,影响肿瘤细胞增殖或存活。

1.2.4　HAP 纳米粒子进入人肝癌细胞 Bel-7402 的电镜观察

研究过程中 HAP 纳米粒子的浓度为 1.40mg/mL。在 0.1~0.15MPa 的压力和 121~126℃下,进行高温高压消毒。在透射电镜(TEM)下观察 HAP 纳米粒子溶胶的粒子形貌。

为了减少纳米溶胶的加入对培养液的稀释作用,消除纳米溶胶稀释后引起的培养液浓度降低和渗透压下降的干扰,另配制高浓度培养液:每袋 RPMI-1640 仅配制 500mL 培养液,使其浓度是标准培养液的两倍,具体配制过程如下:

在量杯中,先用 100mL 三次蒸馏水溶解 0.11g 丙酮酸,溶解后移至 1000mL 容量瓶中,再溶解 RPMI-1640(GIBCO 公司,无 HEPES) 1 袋后加入容量瓶,随后溶解 5.95g HEPES 加入容量瓶,最后溶解 2.0g 的 $NaHCO_3$ 加入容量瓶,并加三次蒸馏水至 1000mL,盖紧瓶口。在用磁力搅拌器将配制的溶液搅拌 3h 后,用 1mol/L HCl 和 1mol/L NaOH 将 pH 调节至 7.0~7.2,再加入青霉素和链霉素各 100 000IU。用 $0.45\mu m$ 和 $0.22\mu m$ 的过滤膜进行真空抽滤,将抽滤好的培养液装入 250mL 灭菌瓶中,加橡胶封口,低温(−20℃)保存。使用前加入 10%新生牛血清。

研究过程中 Bel-7402 肝癌细胞在 37℃、5%CO_2 条件下培养,在对数生长期换液。对照组加入高浓度 RPMI-1640 培养液 5mL 和纯水(电阻率为 $18.2M\Omega \cdot cm$) 5mL,实验组加入高浓度 RPMI-1640 培养液 5mL,纯水 3mL 和 HAP 纳米粒子 2mL,分别共同孵育 8h 后终止孵育。

用移液管吸出培养液与 HAP 的混合液。向 25mL 培养瓶中加入 2.5%戊二醛固定液 1mL,5min 后将细胞刮下,1500r/min 离心成团后固定、包埋、切片、染色。具体方法:将培养瓶中的培养液吸出,加入 2.5%戊二醛固定液 1mL;用细胞刮子将细胞刮下,移入 Ep 管中;1500r/min 离心 10min,管底有细胞块状聚沉物;用浓度为 0.1mol/L 的 PBS 液洗,10min×3 次;用 OsO_4 固定 1~12h,用浓度为 0.1mol/L 的 PBS 液洗 10min×3 次;上行乙醇脱水;将样品挑出一点放在胶囊中,加入 5 滴包埋剂,1h×3 次;包埋:加入包埋剂后,放入 80℃水浴中 30 min;在超薄切片机的显微镜下削块、切片,65nm;乙酸双氧铀染色 20 min 后,用双蒸水漂洗 3 次;柠檬酸铅染色 15min,用双蒸水漂洗 3 次;过夜阴凉干燥,最后用透射电镜观察其结果。

电镜观察发现,HAP 纳米粒子呈针状,均匀分布,分散性好[图 1.24(a)]。在对照组样品中,未见到任何纳米粒子[图 1.24(b)]。在实验组样品中发现:两细胞之间尚未被吞噬进入细胞的 HAP 纳米粒子,呈针状结构,形状和大小与加入的 HAP 纳米粒子很相似,且大多已团聚在一起[图 1.24(c)]。这可能是癌细胞将它浓缩集中在一起后,便于吞噬。有的细胞伸出伪足,将 HAP 纳米粒子分割、包围,形成内吞泡,进行吞噬。从图 1.24(d)中可见:HAP 纳米粒子已进入癌细胞内,并滞留在细胞质内,在细胞核内未见 HAP 纳米粒子。HAP 纳米粒子团聚在一起,有的部分团聚明显,密度明显增高,这可能是细胞吞噬异物后的浓缩现象。这与 Aoki 的报道相似[3]。

1. 癌细胞内外粒子物质的能谱检测

对以上实验组样品的 Bel-7402 细胞内外粒子进行透射电镜能谱测试。分别

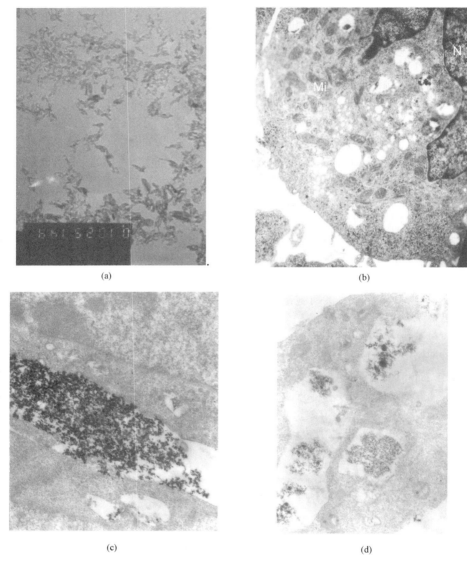

图 1.24　对照组及实验组 TEM 观察

(a) HAP 纳米粒子的电镜照片(×50 000)；(b) 对照组(×10 000)；

(c) 实验组癌细胞之间的粒子(×17 000)；(d) 实验组癌细胞质内的粒子(×17 000)

在细胞膜外粒子处、细胞质内粒子处、细胞质内非粒子处做能谱测试。

　　细胞膜外粒子处的结果显示：Ca、P 的含量较高，说明细胞膜外的粒子为 Ca、P 粒子[图 1.25(a)]。细胞质内粒子处的结果显示：Ca、P 含量也较高，其波峰高度与细胞膜外粒子的相似，证明了细胞质内的粒子为 Ca、P 粒子，且与细胞外的材料为同一材料[图 1.25(b)]。而细胞质内非粒子处的能谱 P、Ca 波峰不明显,说明细胞质内的蛋白质和糖类物质中也含 Ca、P,但含量较低[图 1.25(c)]。因此可确定 Ca、P 波峰是来源于细胞质内外的粒子,而不是肝癌细胞内源性的 Ca、P 物质。因此,可断定细胞内的粒子与细胞外的粒子是同一物质,均含大量的 Ca、P,且含量相似。

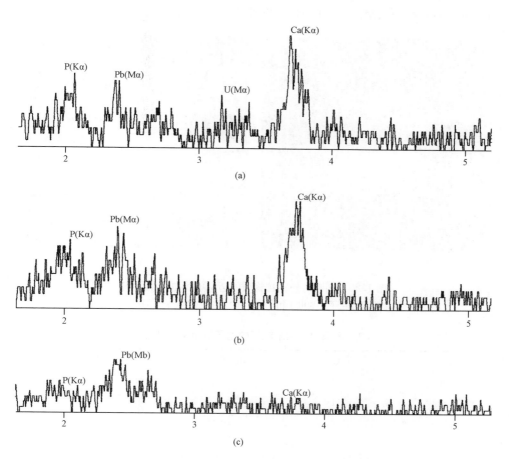

图 1.25　细胞内外的纳米粒子透射电镜能谱测试

(a) 癌细胞膜外纳米粒子处的能谱;(b) 癌细胞内纳米粒子处的能谱;(c) 癌细胞质非纳米粒子处的能谱

2. 癌细胞内外粒子的电子衍射图

在以上的实验组样品的癌细胞外的纳米粒子和细胞内纳米粒子处,做透射电镜电子衍射图检测,结果如下。

在癌细胞膜外的纳米粒子电子衍射图中,可见 6 个衍射环,计算其 d 值为

3.43、2.81、2.77、2.261、1.94、1.84[图 1.26(a)]。癌细胞质内纳米粒子的电子衍射图谱可见 4 个衍射环,计算其 d 值为 2.81、2.77、2.261、1.94[图 1.26(b)]。而且两个图中的 d 值为 2.81、2.77 的两个环最为明显,符合 HAP 多晶体特征(表 1.7),与制备的 HAP 纳米粒子的电子衍射图极为相似(图 1.26、表 1.7)。证明细胞外、细胞质内的纳米粒子均为 HAP 多晶体。细胞内粒子较细胞外粒子的衍射环少,可能是由细胞内的 HAP 晶体被细胞消化分解、结晶度不完全造成的。

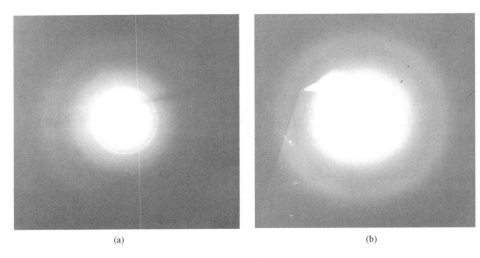

(a)　　　　　　　　　　　　　　　　　　(b)

图 1.26　细胞内外颗粒物质的透射电镜电子衍射图

(a) 癌细胞膜外粒子处的电子衍射图;(b) 癌细胞内粒子处的电子衍射图

表 1.7　细胞内外纳米粒子的电子衍射图谱环的比较

d	hkl	细胞外粒子	细胞内粒子
3.44	002	+	
2.814	211	+	+
2.778	112	+	+
2.720	300		
2.631	202		
2.262	310	+	+
1.943	222	+	+
1.841	213	+	

注:＋ 表示具有此衍射环。

综上所述,TEM 结果说明:进入到癌细胞的细胞质中的粒子具有 HAP 纳米粒子形态,且与加入到细胞培养液中的合成 HAP 纳米粒子有关。电镜能谱检测结果证明:细胞外的粒子和已进入癌细胞的细胞质的粒子均为含钙、磷粒子,细胞质其他部分含钙、磷量极少。透射电镜电子衍射图证实:这些含钙、磷粒子具有 HAP 晶体结构。根据这些结果,可确认这些细胞质内和细胞外的粒子均为加入的 HAP 纳米粒子。

另外还有一种假设:HAP 纳米粒子在放入培养液中,逐步分解成离子(Ca^{2+}、PO_4^{3-}),以离子形式被癌细胞吸收后,在细胞内重新组合成为纳米粒子晶体。目前尚无实验依据可以证明该假设,但有诸多否定的依据:①HAP 纳米粒子在培养液中的溶解度较小,离解的速率极慢,在几小时内难以完成;②细胞不可能无诱因而摄入大量的 Ca^{2+}、PO_4^{3-},而且需要较大能量;③假如这些离子摄入细胞质内重新组合成为纳米粒子晶体,那么只要摄入大量的 Ca^{2+}、PO_4^{3-},肝癌细胞质就应出现 HAP 晶体合成,目前在研究工作中尚未发现这种情况。因此,可以否定这个假设。

上述研究证实了无机纳米粒子以纳米晶体的形式进入肝癌细胞,但其进入癌细胞的途径和具体过程等情况仍然未知。而这关系到无机纳米粒子抑制肝癌细胞生长的作用机理和安全性评价,或是作为载体携带药物和基因的评价等。下面主要探讨无机纳米粒子进入肝癌细胞的途径及其进入肝癌细胞的过程,这对解释 HAP 纳米粒子抑制癌细胞的生长、进一步开发应用 HAP 纳米粒子具有理论指导意义。

3. 无机纳米粒子进入癌细胞的方式探讨

研究证实:与无机纳米粒子共同孵育后,肝癌细胞的细胞质内可见粒子,通过透射电镜能谱和电子衍射图检测表明:这些粒子即为无机纳米粒子。这说明无机纳米粒子能以纳米晶体粒子的形式进入肝癌细胞。一般认为,细胞外物质进入细胞主要有三大类途径:自由扩散(free diffusion)、内吞作用(endocytosis)、主动运输(active transport)。据此可先假设纳米晶体粒子进入肝癌细胞的途径是这 3 种途径之一,或者同时有其中 2 种或 3 种途径。为了验证这些假设的正确性和可能性,设计了一系列实验,对每一种可能的途径逐一进行分析讨论,以期确定无机纳米粒子进入癌细胞的途径。

4. 自由扩散的假设

自由扩散是小分子的热运动,沿浓度梯度从一侧自由扩散通过生物膜进入另一侧。其通透性取决于分子的大小、脂溶性和极性:脂溶性越高通透性越大,水溶性越高通透性越小;非极性分子比极性分子容易透过,小分子比大分子容易透过;非极性的小分子如 O_2、CO_2、N_2 可以很快透过脂双层,不带电荷的极性小分子如水、尿素、甘油等也可以慢慢透过人工脂双层,而生物膜对带电荷的物质如 H^+、Na^+、K^+、Cl^-、HCO_3^- 等是高度不通透的(模式图见图 1.27)。

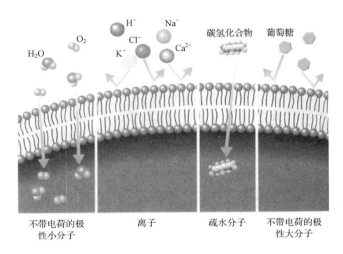

图 1.27　物质自由扩散通过生物膜的模式图

这个过程的特点是：①沿浓度梯度（或电化学梯度）扩散；②不需要提供能量；③没有膜蛋白的协助。

HAP 纳米晶体粒子尺寸很小，假设它与水分子等小分子一样，可以自由通过细胞膜等生物膜。前面已观察到无机纳米粒子通过细胞膜进入到细胞质内，但未通过核膜进入细胞核内。同样是生物膜的细胞膜和核膜，对无机纳米粒子的阻挡存在显著差异。同样，HAP 纳米粒子带有负电荷，从理论分析也是不能自由扩散通过核膜的。

二甲基亚砜（DMSO）可增加生物膜和血管的通透性，可使原本不能自由扩散通过生物膜的物质通过生物膜。如果 HAP 纳米粒子可大量通过经 DMSO 处理的癌细胞核膜，则说明了 HAP 纳米粒子不能自由扩散通过生理状态下的生物膜，而可通过通透性增大的生物膜。因此，将 DMSO 处理后的 Bel-7402 细胞与 HAP 纳米粒子共同孵育，观察 HAP 纳米粒子是否能通过核膜，以判断 HAP 纳米粒子是否可自由扩散通过生物膜。

研究选取的 HAP 纳米粒子浓度为 1.40mg/mL，平均粒径为 65.9nm。实验用 DMSO 为无菌包装，5mL/支。将 5mL DMSO 加入到 45mL RPMI-1640 培养液中，配制成 10% 的 DMSO 培养液。实验细胞为 Bel-7402 肝癌细胞，DMSO 处理肝癌细胞的方法：在 8mL 培养液中加入 10%DMSO 培养液 0.4mL，使 DMSO 的终浓度为 0.5%，在 37℃、5%CO$_2$ 条件下，将肝癌细胞培养 24h，备用。

分为两组进行研究：DMSO 对照组加入高浓度 RPMI-1640 培养液 5mL 和纯水 5mL；DMSO 组加入高浓度 RPMI-1640 培养液 5mL、纯水 3mL 和 HAP 纳米粒子 2mL，共同孵育 4h 后终止孵育。立即用 2.5% 戊二醛固定后，收集细胞，固定、包埋、切片、染色,并用透射电镜观察 HAP 纳米粒子通过核膜进入肝癌细胞质和细胞核的情况。

　　研究结果显示:DMSO 对照组未发现任何纳米粒子[图 1.28(a)]。DMSO 实验组中发现仅有少量纳米粒子存在于细胞质中[图 1.28(b)],而大部分纳米粒子积聚在细胞核内[图 1.28(b)、(c)]。这些纳米粒子被无明显膜结构的空泡包裹,积聚在一起,周围细胞结构之间无明显间隙。粒子聚集体的形状呈圆形,边缘模糊,密度不均匀[图 1.28(d)]。而 HAP 纳米粒子进入未经 DMSO 处理的肝癌细胞后,由有明显膜结构的空泡包裹。

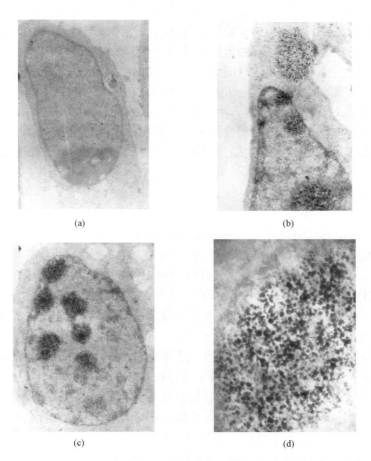

(a)　　　　　　　　　　　　　　　(b)

(c)　　　　　　　　　　　　　　　(d)

图 1.28　DMSO 处理后,HAP 纳米粒子与肝癌细胞共同孵育的照片

(a) DMSO 对照组,无纳米粒子(×8000);(b) DMSO 实验组,大量粒子聚集体进入细胞核,少量存在于细胞质中(×15 000);(c) DMSO 实验组,大量粒子聚集体进入细胞核(×8000);(d) DMSO 实验组,细胞核内粒子聚集体(×60 000)

对照组无任何颗粒物质,说明这些颗粒物质不是 DMSO 作用的结果,而是 HAP 纳米粒子。如果无机纳米粒子是自由扩散方式进入细胞,那么也应该可以进入核膜。前述研究发现:HAP 纳米粒子与肝癌细胞共同孵育后,仅在癌细胞质内发现大量 HAP 纳米粒子,被包裹在大小不等的空泡中,而细胞核内未发现任何纳米粒子。HAP 粒子可以通过细胞膜,但不能通过核膜,说明核膜对 HAP 纳米粒子有较强的阻挡作用,HAP 纳米粒子以自由扩散方式通过核膜的可能性很小。

细胞具有内吞作用,可使 HAP 纳米粒子通过细胞膜;而核膜无此作用,所以无法进入细胞核。经 DMSO 处理过的肝癌细胞与 HAP 纳米粒子共同孵育后,发现大部分 HAP 晶体粒子进入细胞核。表明经 DMSO 处理后,在肝癌细胞核膜的通透性增加的条件下,HAP 纳米粒子才可能扩散进入细胞核。因而出现了DMSO处理前后,HAP 纳米粒子进入细胞核的结果完全不同的现象。

此外,从粒子尺寸上分析,HAP 纳米粒子平均粒径虽然很小,但仍远大于水分子等可自由扩散的分子的直径;而且 HAP 纳米粒子带负电荷。从理论上进行分析,其也是无法通过自由扩散进入生物膜的。由此可以推断,HAP 纳米粒子通过自由扩散的方式进入细胞的可能性很小。只有在细胞内的生物膜通透性增加的情况下,才可以自由扩散通过生物膜。但如要否定自由扩散的途径,尚需要进一步实验研究。

5. 内吞作用的假设

内吞作用是通过细胞质膜内陷形成囊泡(endosome),将外界的颗粒物质包裹并输入细胞内的过程。在转运过程中,质膜内陷,形成包围细胞外物质的囊泡,因此转运又称作膜泡运输,可分为胞饮作用(pinocytosis)和吞噬作用(phagocytosis)。胞饮作用需要笼形蛋白形成包被及接合素蛋白连接,吞入的物质为液体或极小的颗粒物质;吞噬作用则需要微丝及其结合蛋白的参与,细胞内吞的固体颗粒物质较大。

细胞松弛素 B(cytochalasin B,CB)可降解微丝蛋白,阻断吞噬泡的形成,但胞饮作用仍可继续进行。要证实无机纳米晶体粒子作为细胞外的颗粒异物,被细胞包裹、内吞而进入细胞,可用细胞松弛素 B 处理细胞后,降解微丝,观察纳米粒子是否进入细胞,同时还可判断进入方式是胞饮还是吞噬。

假设 HAP 纳米粒子是以内吞作用进入肝癌细胞的。将细胞松弛素 B 处理的肝癌细胞与 HAP 纳米粒子共同孵育,观察肝癌细胞摄入 HAP 纳米粒子状况。如果细胞松弛素 B 处理后,HAP 纳米粒子不能进入肝癌细胞,那么就可以断定吞噬作用是主要方式之一,并排除胞饮作用的假设。如果 HAP 纳米粒子仍能进入肝癌细胞,则排除吞噬作用的假设,但要证实胞饮作用的假设,尚需要进一步实验研究。

实验研究使用的 HAP 纳米粒子合成后的浓度为 1.40mg/mL，平均粒径为 65.9nm。细胞松弛素 B 为 1mg，溶解于 10mL 的 RPMI-1640 细胞培养液中，其浓度为 100μg/mL。实验细胞为 Bel-7402 肝癌细胞，在 8mL 细胞培养液中加入 0.16mL，使其终浓度为 2μg/mL，在 37℃、5％CO$_2$ 条件下，分别培养 1h 和 12h。

分为三组进行研究：CB 对照组（CB 处理 12h 的 Bel-7402 细胞）加入高浓度 RPMI-1640 培养液 5mL 和纯水 5mL；CB1 组（CB 处理 1h 的 Bel-7402 细胞）和 CB12 组（CB 处理 12h 的 Bel-7402 细胞）都加入高浓度 RPMI-1640 培养液 5mL、纯水 3mL 和 HAP 纳米粒子 2mL，共同孵育 1h 终止孵育。立即用 2.5％戊二醛固定后，收集细胞，常规包埋、切片、染色，并用透射电镜观察纳米粒子进入细胞的情况。

在 CB 对照组的样品中，未见任何颗粒状物质［图 1.29(a)、(b)］，说明细胞松弛素 B 处理后，肝癌细胞不产生任何颗粒状物质。在 CB1 组中［图 1.29(c)、(d)］，只有少数癌细胞的细胞质内发现包含 HAP 纳米粒子的空泡，而大多数的癌细胞内未发现任何颗粒物质。而在 CB12 组中［图 1.29(e)、(f)］，可见大量纳米粒子位于癌细胞外，未发现任何颗粒状物质进入肝癌细胞中。

细胞松弛素 B 可使细胞骨架中的微丝降解，破坏细胞的胞吞功能，但不影响胞饮作用。HAP 纳米粒子无法进入经细胞松弛素 B 处理后的细胞，说明进入过程需要微丝的参与。经过细胞松弛素 B 处理 1h 后，大部分 Bel-7402 肝癌细胞丧失吞噬功能，仅有少量肝癌细胞因细胞松弛素 B 处理不完全，微丝降解不充分，可吞噬 HAP 纳米晶体粒子。而细胞松弛素 B 处理 12h 后，全部细胞均丧失了吞噬功能，HAP 纳米粒子就无法进入细胞质内。

此外，将 HAP 纳米粒子与未经任何处理的 Bel-7402 肝癌细胞，在 37℃、5％CO$_2$ 条件下培养，在对数生长期换液。加入高浓度 RPMI-1640 培养液 5mL、纯水 3mL 和 HAP 纳米粒子 2mL，分别共同孵育 1h 后，终止孵育。用移液管吸出培养液与 HAP 的混合液。向 25mL 培养瓶中加入 2.5％戊二醛固定液 1mL，5min 后用细胞刮子将细胞刮下来，1500r/min 离心成团后，染色、包埋、切片，用透射电镜观察肝癌细胞吞噬纳米粒子的过程。

透射电镜观察发现：HAP 纳米粒子［图 1.30(a)］被肝癌细胞伸出的伪足分成若干小团块，然后被其伪足包围、包埋。吞噬泡形成、内陷，进入肝癌细胞质后脱离细胞膜，HAP 纳米粒子被包裹在有膜结构的空泡内。Aoki 也报道了相似的电镜观察结果［图 1.30(b)］[18]。这是一个完整的吞噬过程，也就进一步证实了 HAP 纳米粒子是被癌细胞吞噬进入细胞质的。

综上所述，吞噬作用是 HAP 纳米粒子进入癌细胞的主要方式之一，细胞骨架中的微丝及其接连蛋白参与 HAP 纳米粒子的摄入过程，而胞饮作用不是 HAP 纳米粒子的进入方式。吞噬作用可以保证 HAP 纳米粒子在进入细胞过程中，保持

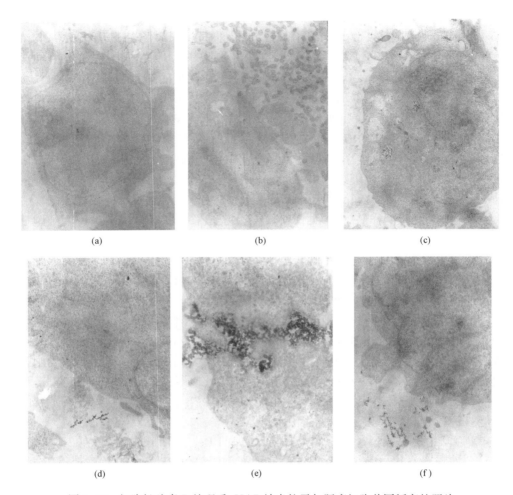

图 1.29　细胞松弛素 B 处理后,HAP 纳米粒子与肝癌细胞共同孵育的照片

(a) CB 对照组,无颗粒物质(×6000);(b) CB 对照组,无颗粒物质(×9000);(c) CB1 组,

少量粒子进入细胞,多数位于细胞外(×6000);(d) CB1 组,少量粒子进入细胞,

多数位于细胞外(×12 000);(e) CB12 组,粒子均位于细胞外,未进入细胞质内(×50 000);

(f) CB12 组,粒子均位于细胞外,未进入细胞质内(×10 000)

纳米粒子状态。但肝癌细胞吞噬 HAP 纳米粒子的过程是否有受体介导完成,是否特异性吸附,还需要进一步研究探讨。

6. 主动运输的假设

主动运输是在消耗能量的前提下,通过特殊的通道,细胞将物质从浓度低的一侧向浓度高的一侧跨膜运输的方式。特点是:①逆浓度梯度(逆化学梯度)运输;

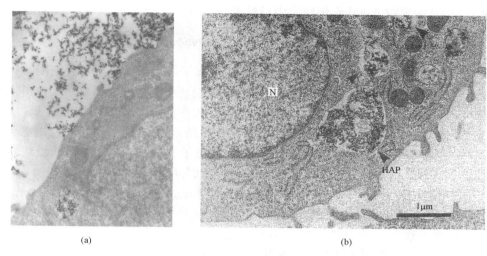

(a)　　　　　　　　　　　　　(b)

图 1.30　癌细胞吞噬无机纳米粒子的透射电镜照片

（a）肝癌细胞吞噬 HAP 纳米粒子（×20 000）；（b）HAP 纳米粒子进入癌细胞

②需要能量（由三磷酸腺苷 ATP 直接供能）或与释放能量的过程偶联（协同运输）；③都有载体蛋白。最主要的有钠钾泵和钙离子泵等。钙离子泵通常与信号转导有关，钙离子浓度的变化会引起细胞内信号途径的反应，导致一系列的生理变化，如肌细胞膜去极化后，引起肌质网上的钙离子通道打开，大量钙离子进入细胞质，引起肌肉收缩之后由钙离子泵将钙离子泵回肌质网。通常细胞内钙离子浓度（10^{-7} mol/L）显著低于细胞外钙离子浓度（10^{-3} mol/L），主要是因为质膜和内质网膜上存在钙离子转运体系，每分解 1 个 ATP 分子，泵出 2 个钙离子（图 1.31）。

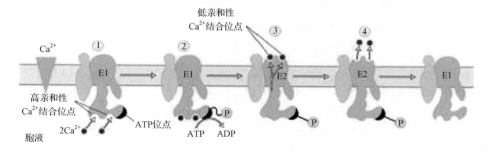

图 1.31　钙离子泵及转运过程的模式图

假设主动运输方式是无机纳米粒子进入细胞的方式之一，那么只有 HAP 晶体表面部分裸露的钙离子，可能具有一定的离子特性，通道上的钙离子转运蛋白可与其结合，将纳米粒子作为钙离子而通过钙离子通道主动转运进入细胞。但细胞外的 HAP 纳米粒子如何引起细胞内信号途径的反应，打开钙离子通道，能否使大量的 HAP 纳米粒子进入到细胞质中仍然未知。为研究 HAP 纳米粒子是否通过钙离子通道进入肿瘤细胞,进行了下面的研究:在钙离子通道打开和阻滞时,HAP 纳米粒子能否通过钙离子通道而进入细胞。

尼莫地平(nimodipine,NMDP)是经典的钙离子通道阻滞剂。可有效阻滞钙离子通过钙离子通道穿过细胞膜进入细胞质,从而使细胞内外的钙离子交换出现障碍。经尼莫地平处理的 Bel-7402 肝癌细胞,如果不能摄入 HAP 纳米粒子,说明钙离子通道是 HAP 纳米进入肝癌细胞的重要途径;反之亦然。实验研究用尼莫地平处理 Bel-7402 肝癌细胞后,与 HAP 纳米粒子共同孵育,用透射电镜观察 HAP 纳米粒子进入肝癌细胞的情况,以验证上述假设是否成立。

实验研究选择的 HAP 纳米粒子浓度为 1.40mg/mL,平均粒径为 65.9nm。实验研究用尼莫地平注射液(英国 Barrer 公司)为 10mg/50mL。实验细胞为 Bel-7402 肝癌细胞,在 8mL 培养液中加入尼莫地平 0.4mL,使其终浓度为 $10\mu g/mL$,在 37℃、5%CO_2 条件下培养 12h 备用。

分为两组进行研究:NMDP 对照组加入高浓度 RPMI-1640 培养液 5mL 和纯水 5mL;NMDP 组加入高浓度 RPMI-1640 培养液 5mL、纯水 3mL 和 HAP 纳米粒子 2mL,共同孵育 1h 后终止孵育。立即用 2.5% 戊二醛固定,收集细胞,包埋、切片、染色,并用透射电镜观察 HAP 纳米粒子进入肝癌细胞的情况。

在 NMDP 对照组中的细胞内外,均未发现任何颗粒物质[图 1.32(a)]。而在 NMDP 组的样品中[图 1.32(b)、(c)],在肝癌细胞的细胞质内,发现大量包含有粒子聚集体的空泡,同时在细胞之间也发现大量 HAP 纳米粒子。与未经任何处理的肝癌细胞实验组相比,两者无明显差异。

对照组中未发现任何颗粒物质,说明实验组中的颗粒物质不是因为尼莫地平处理肝癌细胞造成的。经尼莫地平处理过的肝癌细胞,阻滞了肝癌细胞的钙离子通道后,仍然观察到大量 HAP 纳米晶体粒子进入到肝癌细胞质内,因此钙离子通道的阻滞对 HAP 纳米晶体粒子进入癌细胞的影响不大,也就表明了钙离子通道不是 HAP 纳米粒子进入肝癌细胞的主要途径。另外,从空间尺度上分析,细胞膜上钙离子通道的中空通道的直径较小,绝大部分 HAP 纳米晶体粒子是不能通过的。

因此,大部分 HAP 纳米粒子不是通过钙离子通道进入细胞的,而通过其他通道主动运输的可能性也较小。而小粒径的颗粒是否能通过主动运输进入细胞尚不清楚。完全排除主动运输途径,尚需要进一步实验证实。

所以,根据实验研究结果,初步可以认定吞噬作用是 HAP 纳米晶体粒子进入癌细胞的主要途径,而这个过程中需要细胞骨架中的微丝及其接连蛋白的参与,因而可以保证在进入癌细胞过程中,HAP 纳米粒子保持纳米粒子状态。而自由扩散、胞饮作用和主动运输不是 HAP 纳米粒子进入肿瘤细胞的主要途径。

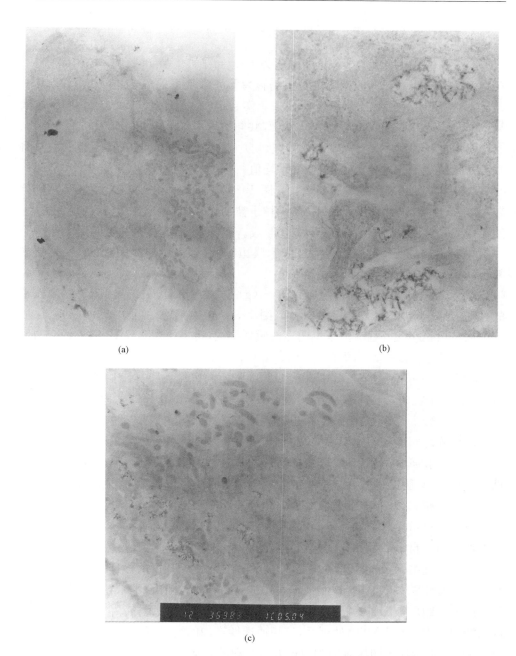

(a)　　　　　　　　　　　　　　　　　(b)

(c)

图 1.32　尼莫地平处理后的肝癌细胞与 HAP 纳米粒子共同孵育的透射电镜照片

（a）NMDP 对照组，未发现颗粒物质（×5000）；（b）NMDP 组 HAP 进入癌细胞质中（×30 000）；

（c）在 NMDP 组，发现肝癌细胞的细胞质中，有大量包含粒子聚集体的空泡（×12 000）

7. HAP 纳米粒子进入癌细胞的过程

实验研究用 HAP 纳米粒子的浓度为 1.40mg/mL。在 0.1～0.15MPa 和 121～126℃下,进行高温高压消毒。实验细胞为 Bel-7402 肝癌细胞,在 37℃、5％CO_2 条件下培养,在对数生长期结束前换液。实验组加入高浓度 RPMI-1640 培养液 5mL、纯水 3mL 和 HAP 纳米粒子 2mL,共同孵育 0.5h、1h、2h、6h、8h、12h、16h、20h、24h、40h 后,终止孵育。固定、包埋、切片、染色,用透射电子显微镜观察,并将全部所拍照片作为对象进行测量,取平均值。

在共同孵育 0.5h 和 1h 的标本中[图 1.33(a)、(b)],在细胞外可见有大量分散的 HAP 纳米粒子。部分 HAP 纳米粒子被细胞膜伸出多个绒毛状伪足包围,细胞膜内陷,有明显膜样结构的吞噬泡形成。在细胞质中有多个吞噬泡,直径为 1.41～2.55μm(图 1.34),位置靠近细胞膜边缘,内含大量略显团聚的 HAP 纳米粒子。

孵育 2～16h 的样品中[图 1.33(c)～(g)],在细胞质可见包裹 HAP 纳米粒子的吞噬泡体积增大,为 2.61～4.33μm(图 1.34),多位于细胞质中央,有的已靠近细胞核与核膜接触。吞噬泡未见明显的膜样结构,边界模糊。HAP 纳米颗粒的形状呈短柱状,边缘较圆钝,染色与 1h 组无明显区别。

孵育 20～40h 后[图 1.33(h)～(j)],细胞质内可见无膜样结构的吞噬泡包裹着 HAP 纳米粒子,但体积明显缩小,为 3.02～1.05μm(图 1.34),内含的 HAP 纳米粒子明显减少,粒子较稀疏。有的靠近细胞核边缘,有的已与细胞核膜接触,部分双层核膜之间的核间隙明显增宽。

上述实验研究结果表明:HAP 纳米粒子被吞噬进入癌细胞后,纳米粒子逐步被分解代谢,有膜结构的吞噬泡和细胞质的细胞骨架也被破坏,形成的无膜样结构的空泡越来越大,并有向细胞核靠近的趋势。

由此可见,HAP 纳米粒子能以细胞吞噬的方式进入细胞,而且吞噬的过程需要微丝参与。自由扩散和主动运输方式的可能性较小。

细胞吞噬纳米粒子的速率很快。在与细胞接触 0.5～1h 后,HAP 纳米粒子即被包裹在有膜的吞噬泡中,被癌细胞吞噬进入细胞质。随后,纳米粒子使吞噬泡膜和周围的细胞质被溶解,并逐步向细胞核移动,甚至靠近细胞核。但无法通过核膜进入细胞核内。在 DMSO 处理后,核膜通透性增加的情况下,大部分进入细胞核。说明 HAP 纳米粒子团块有向细胞核方向移动的趋势。

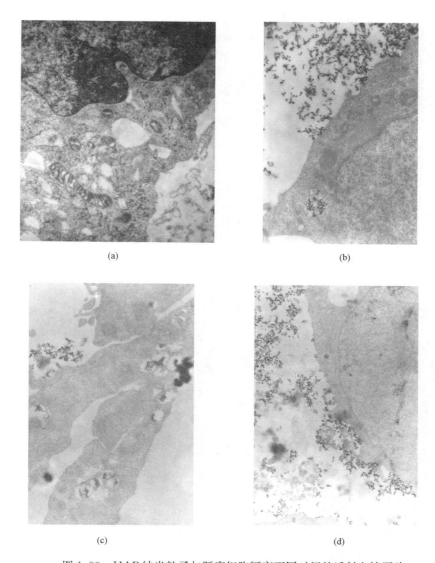

(a)　　　　　　　　　　　　　　　　(b)

(c)　　　　　　　　　　　　　　　　(d)

图 1.33　HAP 纳米粒子与肝癌细胞孵育不同时间的透射电镜照片

（a）0.5h(×15 000)；(b) 1h(×20 000)；(c) 2h(×10 000)；(d) 6h(×7000)；(e) 8h(×20 000)；

（f）12h(×20 000)；(g) 16h(×15 000)；(h) 20h(×17 000)；(i) 24h(×10 000)；(j) 40h(×10 000)

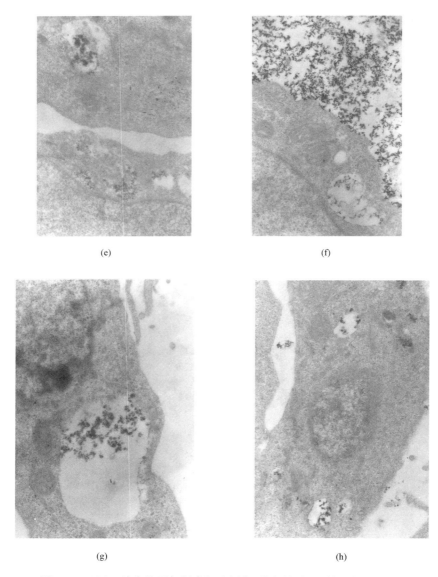

(e)　　　　　　　　　　　　　　　　　(f)

(g)　　　　　　　　　　　　　　　　　(h)

图 1.33　HAP 纳米粒子与肝癌细胞孵育不同时间的透射电镜照片（续）

(a) 0.5h(×15 000)；(b) 1h(×20 000)；(c) 2h(×10 000)；(d) 6h(×7000)；(e) 8h(×20 000)；
(f) 12h(×20 000)；(g) 16h(×15 000)；(h) 20h(×17 000)；(i) 24h(×10 000)；(j) 40h(×10 000)

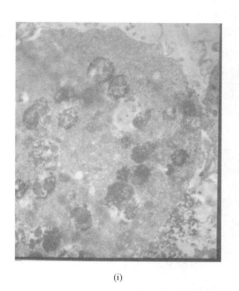 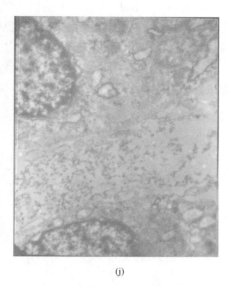

(i)　　　　　　　　　　　　　　　　　(j)

图 1.33　HAP 纳米粒子与肝癌细胞孵育不同时间的透射电镜照片(续)

(a) 0.5h(×15 000)；(b) 1h(×20 000)；(c) 2h(×10 000)；(d) 6h(×7000)；(e) 8h(×20 000)；
(f) 12h(×20 000)；(g) 16h(×15 000)；(h) 20h(×17 000)；(i) 24h(×10 000)；(j) 40h(×10 000)

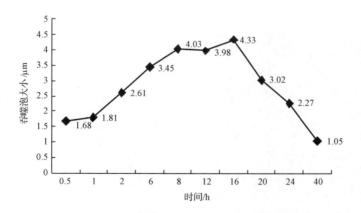

图 1.34　孵育不同时间,细胞质内包含 HAP 纳米粒子的吞噬泡大小变化

8. 进入癌细胞质后 HAP 纳米粒子粒径和形貌的变化

实验研究用 HAP 纳米粒子溶胶浓度为 1.40mg/mL。在 0.1~0.15MPa 和 121~126℃ 下,进行高温高压消毒 25min。实验细胞为 Bel-7402 肝癌细胞,在 37℃、5%CO_2 条件下培养,在对数生长期结束前换液。实验组加入高浓度 RPMI-1640 培养液 5mL、纯水 3mL 和 HAP 纳米粒子 2mL,共同孵育 2h 后,终止孵育,

吸出培养液与 HAP 纳米粒子的混合液。向 25mL 培养瓶中加入 2.5%戊二醛固定液 1mL,5min 后用细胞刮子将细胞刮下来,1500r/min 离心成团后,染色、包埋、切片,并用透射电镜重点观察培养液内分散的粒子、细胞之间的粒子、细胞内粒子。

透射电镜观察结果可见,在细胞培养液中的 HAP 纳米粒子呈长径比为 5~10 的短柱状,边缘较清晰,分散分布[图 1.35(a)]。而位于肝癌细胞附近的 HAP 纳

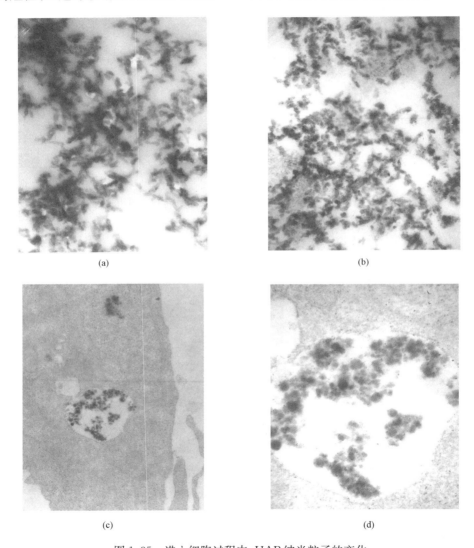

(a)　　　　　　　　　　　　　　　　(b)

(c)　　　　　　　　　　　　　　　　(d)

图 1.35　进入细胞过程中,HAP 纳米粒子的变化

(a) 分散于细胞培养液中 n-HAP(×60 000);(b) 肝癌细胞附近的 n-HAP(×60 000);
(c) 进入癌细胞胞质的 n-HAP(×15 000);(d) 进入癌细胞胞质的 n-HAP(×50 000)

米粒子呈短柱状,长径比下降,边缘仍较清晰,大多分散分布[图 1.35(b)]。肝癌细胞细胞质内的 HAP 纳米粒子则近似为椭圆形或圆形,边缘模糊不清,单个粒子不易分辨,其尺度也明显减小[图 1.35(c)]。这说明 HAP 纳米粒子在进入癌细胞的过程中,分散分布的 HAP 纳米粒子可进入肝癌细胞中,进入后逐渐被细胞消化分解。

结晶程度的变化:根据电子衍射图谱(图 1.26)观察,细胞外的 HAP 纳米粒子有 6 个清晰的衍射环,其结晶程度较高;而细胞质内的 HAP 颗粒仅有 4 个清晰的衍射环,其结晶程度相对较低。这说明 HAP 纳米粒子进入癌细胞后,细胞对 HAP 晶体进行了消化代谢,使 HAP 纳米粒子结晶程度降低,造成细胞内颗粒较细胞外颗粒的衍射环减少。这也是 HAP 晶体被降解的依据。

以上研究结果表明,只有纳米尺度的 HAP 才可以进入癌细胞,在被癌细胞吞噬后,HAP 纳米粒子也被包裹在吞噬泡中,逐步聚积在一起,继而降解。

9. 肝癌细胞微观结构的变化

实验选择 HAP 纳米粒子浓度为 1.40mg/mL,在 0.1～0.15MPa 和 121～126℃下,进行高温高压消毒 25min 后备用。

将盖玻片经乙醇、酸液、漂洗等程序后,在 10% 多聚赖氨酸中浸泡 1min,再放入 6 孔板内经高温高压消毒。在 37℃、5%CO$_2$ 条件下,将 Bel-7402 肝癌细胞培养在 6 孔板内。在肝癌细胞处于对数生长期时换液。空白对照组加入高浓度RPMI-1640 培养液 2mL 和超纯水 2mL;HAP 组则加入高浓度 RPMI-1640 培养液 2mL、纯水 1.2mL 和 HAP 纳米粒子 0.8mL,共同孵育 0.5h、1h、24h 和 48h 后,终止孵育。取出盖玻片,按常规进行苏木精-伊红染色(HE 染色)。

光镜观察发现:0.5h 后,空白对照组的肝癌细胞呈圆形、梭形、多角形以及不规则形,伸出较多伪足,胞质丰富,染色浅,核深染,大小不一,形状不规则,部分可见多叶核[图 1.36(a)]。而 HAP 组的肝癌细胞中,染色质分解积聚成几个部分,多在细胞核边缘,细胞的体积和形状无明显变化,胞质丰富,染色均匀[图 1.36(b)]。1h 后,空白对照组均无明显变化[图 1.36(c)]。HAP 组发现大量核分解的肝癌细胞[图 1.36(d)]。24h 后,空白对照组中肝癌细胞的数量明显增多[图 1.36(e)]。而 HAP 组肝癌细胞数量明显增加,仍有较多核分解现象[图 1.36(f)]。48h 后,空白对照组肝癌细胞几乎布满,形态上无明显变化[图 1.36(g)]。而 HAP 组也可见大量核分解的细胞,细胞数明显增多,其他无差异[图 1.36(h)]。

加入 HAP 纳米粒子后,肝癌细胞的染色质分解积聚在细胞核边缘,这是细胞凋亡的特征,说明 HAP 可能诱导了肝癌细胞凋亡。这可能是 HAP 纳米粒子抑制肝癌细胞生长的机制。

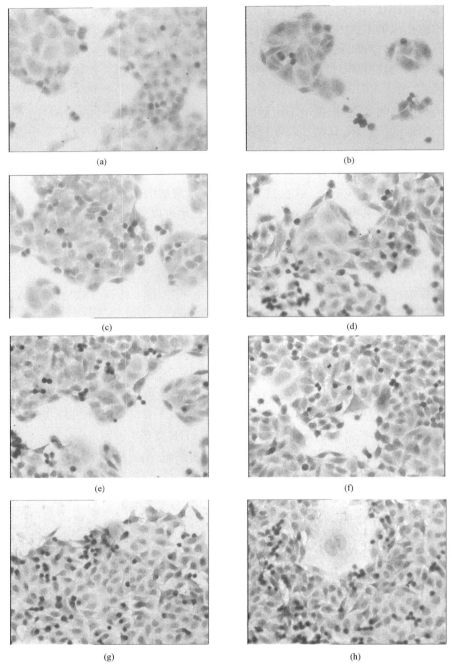

图 1.36　HAP 纳米粒子作用后,肝癌细胞的微观结构的变化(×200)
(a) 0.5h 空白组；(b) 0.5h HAP 组；(c) 1h 空白组；(d) 1h HAP 组；
(e) 24h 空白组；(f) 24h HAP 组；(g) 48h 空白组；(h) 48h HAP 组

HAP 纳米粒子与肝癌细胞作用 0.5h 即发生了明显病理变化,但至 48h 组无明显区别。与纳米粒子共同孵育 1~8h 后,超微结构的变化无明显差别。这说明纳米粒子与细胞的反应较快,在 1h 内即发生。随着时间延长,甚至 48h 以内,肝癌细胞的数量明显增加。这可推测为 HAP 纳米粒子对肝癌细胞的作用是比较强烈和迅速的,但作用时间较短。肝癌细胞对纳米粒子是否有适应性,需要进一步实验证实。

10. 肝癌细胞超微结构的变化

研究分为两组进行：HAP 空白组和 HAP 实验组。HAP 空白组加入高浓度 RPMI-1640 培养液 5mL 和超纯水 5mL;HAP 实验组则加入高浓度 RPMI-1640 培养液 5mL、纯水 3mL 和 HAP 纳米粒子 2mL,分别共同孵育 1h、8h 后,终止孵育。立即用 2.5% 戊二醛固定后,收集细胞,固定、包埋、切片、染色,并用透射电子显微镜观察肝癌细胞的超微结构变化。

透射电镜观察发现:在共同孵育 1h 样品中,在空白组样品的细胞内外均未发现纳米粒子。细胞表面伸出许多伪足,形成绒毛状结构。细胞质内有丰富的线粒体、内质网和少数初级溶酶体。癌细胞核大而且形状不规则,染色质均匀,核仁清晰,核周隙不明显[图 1.37(a)]。

HAP 组也出现了显著的变化:细胞膜外可见伪足,胞膜结构完整,胞质密度增大。细胞质内可见包含粒子的空泡,直径为 $1.57\sim2.43\mu m$,有明显膜样边界。线粒体较大,有的线粒体出现嵴结构紊乱。细胞核染色质凝聚,碎裂成多个小团 [图 1.37(c)],并在核周边集中,有的核有出芽现象[图 1.37(d)],核仁固缩。核周隙未见明显扩张。

在共同孵育 8h 样品中,HAP 组出现了相似的变化,细胞膜外可见伪足,胞膜结构完整,细胞质内可见内含粒子的大空泡,直径为 $3.68\sim4.75\mu m$,无膜样边界。线粒体较大,有的线粒体出现嵴结构紊乱。细胞核染色质凝聚,并在核周边集中,有的核有出芽现象,核仁固缩。但核间隙未见明显扩张[图 1.37(d)]。

HAP 纳米粒子进入癌细胞后,引起癌细胞相似的变化:可见细胞质内含有纳米粒子的空泡,线粒体明显肿胀,并出现嵴紊乱融合的现象。内质网的变化肿胀。细胞核染色质凝聚,并在核周边集中,部分核有出芽现象,核仁固缩。核周隙明显增宽,这可能是纳米粒子造成核膜的破坏,进而引起核酸代谢障碍,促使细胞死亡。这些变化与 HE 染色观察到的染色质积聚在细胞核边缘的现象一样,均为细胞凋亡的早期表现。

不同的纳米粒子对肝癌细胞的作用相似,这可能是由纳米粒子共同的纳米效应决定的。HAP 纳米粒子具有较大的比表面积和高的表面能,这容易导致某些分子分解形成自由基。而自由基可引起细胞内脂质过氧化,造成细胞内质膜的广泛

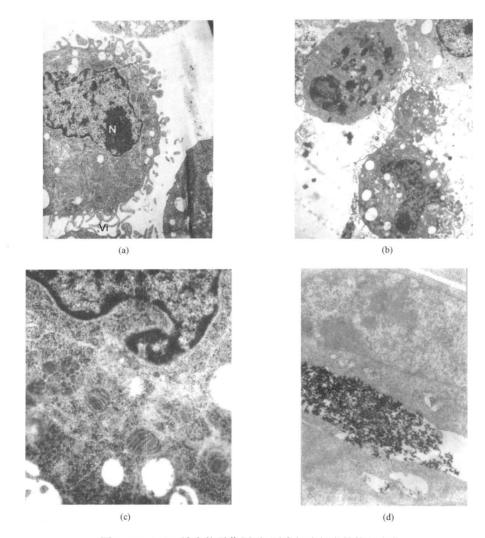

图 1.37　HAP 纳米粒子作用后，肝癌细胞超微结构的变化
（a）空白组的肝癌细胞；（b）与 HAP 共同孵育 1h（×4000）；
（c）与 HAP 共同孵育 1h（×20 000）；（d）与 HAP 共同孵育 8h（×17 000）

损害，引发主要细胞器的损害，并诱导细胞凋亡。因此，纳米效应是引起肝癌细胞死亡的主要原因。

　　HAP 纳米粒子进入癌细胞后，被癌细胞部分消化分解成钙离子、磷酸根离子，在细胞质内局部形成“钙超载”。这些钙离子激活了钙依赖性核酸内切酶，造成 DNA 分子被分解成小片段，造成细胞凋亡。同时也造成局部细胞质自行溶解。此外，局部高浓度钙离子促使肌动蛋白运动，引起细胞骨架上微丝的运动，消耗了大量 ATP,也造成细胞器的病理变化,引起细胞凋亡。此外,大量研究证实"钙超载"可诱发细胞凋亡。

综上所述,HAP 纳米粒子被癌细胞吞噬 1h 以内,被包裹在细胞质中,并引起周围细胞质的水肿和自行溶解,内质网过度肿胀,线粒体肿胀崩解,嵴结构紊乱,核周间隙扩大,核仁固缩,积聚在细胞核边缘等现象,最终导致细胞死亡。随着 HAP 纳米粒子作用时间的延长,肝癌细胞内的吞噬泡膜和纳米颗粒周围的细胞骨架崩解,形成无膜空泡,死亡特征更明显。

11. 癌细胞死亡方式探讨一

传统的观点认为细胞死亡方式主要有两种:坏死和细胞凋亡。有些学者认为纳米晶体粒子作用后,细胞的变化类似于细胞凋亡。目前的研究结果也发现了细胞凋亡的特征,因此凋亡很可能是 HAP 作用后肝癌细胞的死亡方式。为了验证细胞凋亡是否为肝癌细胞的死亡方式,除了用透射电镜观察其超微结构的变化外,还采用了 TUNEL 法和电泳法检测细胞的凋亡。

在 Bel-7402 肝癌细胞培养瓶中,加入高浓度 RPMI-1640 培养液 5mL、纯水 3mL 和 HAP 纳米粒子 2mL,在 37℃、5%CO$_2$ 条件下共同孵育 1h,终止孵育后立即用 2.5%戊二醛固定,之后收集细胞,常规固定、包埋、切片、染色,用透射电镜观察。

透射电镜观察可见:细胞质染色较深,呈现明显致密化。线粒体大都肿胀成圆形,出现嵴融解的现象。大量游离的核糖体散于细胞质间。可见数个次级溶酶体,染色较深而不均匀。质膜结构完整。线粒体明显肿大,有的线粒体出现嵴结构紊乱[图 1.38(a)]。细胞核染色质凝聚[图 1.38(b)],并在核周边集中,有的核有出芽现象[图 1.38(c)],核仁固缩。核周隙未见明显扩张,并有凋亡小体[图 1.38(d)]。

HAP 纳米粒子被肝癌细胞吞噬后,滞留在细胞质中,并引起肝癌细胞内质网过度肿胀,线粒体肿胀崩解,嵴结构紊乱,核周间隙扩大,核仁固缩,HAP 纳米粒子周围细胞质有水肿和自行溶解等现象。有的细胞核出现"核出芽"现象以及细胞核崩解的现象,甚至发现凋亡小体。这些表现均具有典型的细胞凋亡的形态学特征,说明 HAP 纳米粒子可诱导肝癌细胞发生凋亡。

12. TUNEL 法检测细胞凋亡

脱氧核苷酸末端转移酶(terminal deoxynucleotidyl transferase,TdT)介导的核苷酸缺口末端标记法(TdT mediated dUTP nick ending labelling,TUNEL)是一种分子生物学与免疫组织化学相结合的方法,用于检测细胞凋亡发生时 DNA 被有控裂解在核小体间断裂成 180～200bp 倍数的寡核苷酸片段。细胞凋亡 (apoptosis)是有别于细胞坏死(necrosis)的另一种死亡形式,又称程序性细胞死亡 (programmed cell death,PCD)。在生理或病理刺激下启动了细胞内的控制基因,

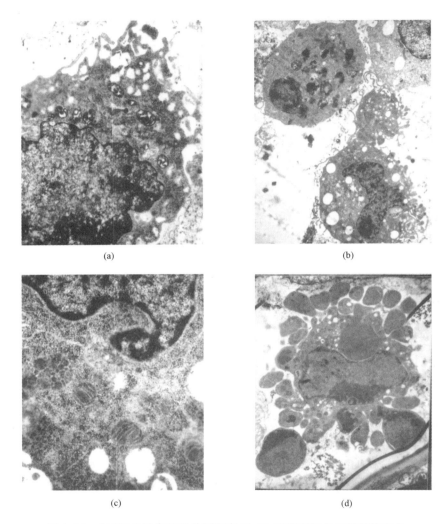

图 1.38　与 HAP 纳米粒子共同孵育 1h 后,肝癌细胞的超微结构变化
(a) 线粒体肿胀(×10 000);(b) 细胞质凝集(×4000);
(c) 细胞核出芽(×20 000);(d) 凋亡小体(×7000)

内源性核酸内切酶被激活,细胞自身的染色质或 DNA 被切割,出现双链或单链缺口,产生与 DNA 断点数目相等的 $3'$-OH 末端,在 TdT 催化下,将结合有荧光素的核苷酸不需要模板标记到 $3'$-OH 末端,再将与 HRP 结合的抗荧光素抗体结合到 DNA 断点部位,加入 HRP 显色底物 DAB-H_2O_2 后出现棕色反应沉淀,从而可在 DNA 断裂处观察到凋亡细胞的 DNA 的片段末端,这是目前最常见的细胞凋亡的检测方法之一(图 1.39)。

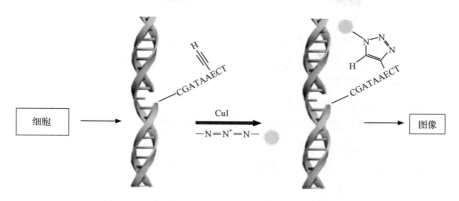

图 1.39　细胞凋亡 TUNEL 检测方法原理模式图

将盖玻片经乙醇、酸液、漂洗等处理后,在 10% 多聚赖氨酸中浸泡 1min,再放入 6 孔板内后经高温高压消毒。在 37℃、5%CO$_2$ 条件下,将肝癌细胞培养在 6 孔板上备用。在细胞处于对数生长期时换液。空白组加入高浓度 RPMI-1640 培养液 2mL 和超纯水 2mL;HAP 组则加入高浓度 RPMI-1640 培养液 2mL、纯水 1.2mL 和 HAP 纳米粒子 0.8mL,在 37℃、5%CO$_2$ 条件下共同孵育 0.5h、1h、24h 和 48h 后,终止孵育。取出盖玻片,采用 TUNEL 法进行原位细胞凋亡检测,操作步骤如下。

（1）蛋白酶 K 消化,37℃,15min;用纸将组织周围水吸干后,每张切片滴加 20μg/mL 蛋白酶 K（溶于 0.01mol/L Tris-HCl pH7.6）30μL,置湿盒内,37℃,15min。

（2）用 0.01mol/L PBS(pH7.4)洗,3min×3 次;1∶5 小牛血清,封闭,非特异性反应,37℃,15min;擦干切片周围水分,每张切片滴加 20μL 小牛血清。

（3）1∶5 小牛血清(20% 小牛血清,3%BSA 溶于 0.01mol/L PBS pH7.4),置湿盒内,37℃,15min,不洗,甩干。

（4）滴加反应液 20μL(管 1∶管 2＝1∶10～1∶15),置湿盒内,37℃,1h;反应液:管 1(脱氧核苷酸末端转移酶)2μL;管 2(荧光素连接的核苷酸混合缓冲液)18μL;对照片只加管 2 20mL,不加管 1。

（5）用 0.01mol/L PBS(pH7.4)洗,3min×3 次。

（6）0.3% H$_2$O$_2$ 阻断内源性过氧化物酶 10min;切片放至盛有 40mL 0.3% H$_2$O$_2$ 的立式染缸内,室温,10min。

（7）0.01mol/L PBS(pH7.4)洗,5min×3 次。

（8）1∶5 正常羊血清[3%BSA,20% 正常羊血清,1%(m/V)封阻剂溶于 0.01mol/L TBS pH7.4]封闭 37℃,15min;擦干切片周围水分,滴加 1∶5 正常羊

血清 25μL,置湿盒内,37°C,15min,不洗,甩干。

(9) POD(管 3 HRP 连接的荧光素抗体)孵育,37°C,30min;切片滴加 1：1 (或 1：2~1：5)稀释的管 3 20μL(溶于 0.01mol/L Tris-HCl,150mmol/L NaCl,pH7.5),置湿盒内,37°C,30min。

(10) 0.01mol/L PBS(pH7.4)洗,5min×3 次。

(11) DAB-H_2O_2 显色,室温,约 3min(镜下控制);切片滴加 DAB-H_2O_2 显色液(0.05%DAB、0.01%H_2O_2、0.05mol/L Tris-HCl pH7.6)30μL,镜下观察细胞核呈现棕色反应(1~2min),立即用自来水冲洗(切忌直接对着组织冲),终止反应。

(12) 0.01mol/L PBS(pH7.4)洗,5min×3 次。

(13) 脱水、透明、封片。70% Alc (3min)—80% Alc (3min)—95% Alc Ⅰ (3min)—95% Alc Ⅱ (5min)—100% Alc Ⅰ (10min)—100% Alc Ⅱ (10min)—二甲苯 Ⅰ (5min)—二甲苯 Ⅱ (5min)—中性树胶封固。

在光学显微镜下,细胞核中有深棕色颗粒,并出现细胞核染色质向核膜周边聚集的现象者,为阳性凋亡细胞。在 16×20 倍下观察,每张样本切片拍摄观察 15 个视野。应用 Image-Pro Plus 5.0 图像分析系统进行分析,自动测量样本的积分光密度(IOD)和阳性个数(number of signal)的数值,最后由 SPSS 11.0 统计软件进行统计学处理。

将每个时间段的两组作对比,结果发现 HAP 纳米粒子作用后,肝癌细胞出现大量的阳性信号,在细胞核内,呈空心圆形或不完全的圆形(图 1.40)。图像分析结果表明:HAP 组的阳性信号明显多于空白组($p<0.01$,表 1.8)。这说明 HAP 可诱导肝癌细胞的 DNA 分子分解成小片段,暴露出较多的 $3'$-OH 末端,使其染成棕色,这与文献报道相似[13]。

从作用时间来看,空白组和 HAP 组在 24h 以内均无明显变化。孵育 48h 后,空白组凋亡信号明显增加,HAP 组凋亡信号明显减少。分析原因可能是 24h 以后的肝癌细胞明显增多,细胞培养瓶中的生存空间明显减少和细胞培养液内的营养物质大量消耗,造成大量肝癌细胞凋亡,因此空白组的信号明显增加。在 HAP 组中,具有纳米效应的 HAP 纳米粒子被大量消耗,使其诱导肝癌细胞凋亡的效力下降,孵育 48h 组在肝癌细胞数量增加的情况下,凋亡的信号仍减少。这说明 HAP 纳米粒子的发挥作用时间在 24h 以内,不能长期作用。这与光学显微镜和电子显微镜观察结果比较吻合。

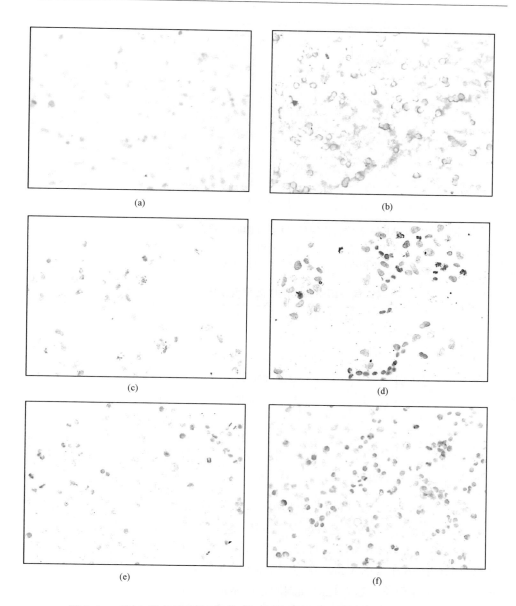

图 1.40　HAP 纳米粒子作用后，肝癌细胞凋亡检测（TUNEL 法）（×200）

　　(a) 0.5h 空白组；(b) 0.5h HAP 组；(c) 1h 空白组；(d) 1h HAP 组；

　　(e) 24h 空白组；(f) 24h HAP 组；(g) 48h 空白组；(h) 48h HAP 组

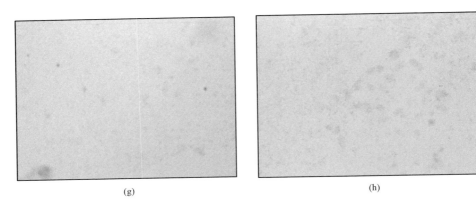

(g)　　　　　　　　　　　　　　　　　　(h)

图 1.40　HAP 纳米粒子作用后,肝癌细胞凋亡检测(TUNEL 法)(×200)(续)

(a) 0.5h 空白组;(b) 0.5h HAP 组;(c) 1h 空白组;(d) 1h HAP 组;

(e) 24h 空白组;(f) 24h HAP 组;(g) 48h 空白组;(h) 48h HAP 组

表 1.8　各时间段细胞凋亡阳性信号积分光密度和阳性个数的比较

作用时间	积分光密度		阳性个数	
	空白组	HAP 组	空白组	HAP 组
0.5h	49.3221±15.43613	1625.14862±427.2210**	14.2±5.21	100.5±21.67**
1h	57.3766±18.05631	1794.0209±594.9266**	13.6±5.98	119.8±14.89**
24h	52.4733±14.00317	1523.2404±328.2961**	16.4±3.16	108.5±19.32**
48h	127.5362±52.81146	720.1705±66.90762**	26.8±10.32	88.75±10.97**

注:两组相比,* 表示 $p < 0.05$,** 表示 $p < 0.01$。

13. 电泳法检测细胞凋亡

细胞凋亡时的 DNA 降解主要是由于 Ca^{2+}、Mg^{2+} 依赖的内源性核酸内切酶被激活,从而将染色体 DNA 在核小体之间的连接处切断,形成以单核小体或其倍体——寡核小体 DNA 为特征的 180～200bp 的核苷酸片段,再进行凝胶电泳时呈现出"梯状"的电泳(DNA ladder)。而细胞坏死后 DNA 发生无规律的降解,电泳图呈脱尾、涂抹现象。这是检测细胞凋亡的常用方法(图 1.41)。

将培养的细胞在含 SDS 和蛋白酶 K 的溶液中消化,分解蛋白质,破坏细胞膜、核膜,SDS 可使组织蛋白与 DNA 分子分离,EDTA 能抑制细胞中 DNase 的活性,使 DNA 分子完整地以可溶形式存在于溶液中,再用酚、氯仿/异戊醇抽提除去蛋白质(氯仿可除去 DNA 溶液中微量酚的污染,异戊醇还可减少蛋白质变性操作过程中产生的气泡),得到的 DNA 溶液经乙醇沉淀进一步纯化。为获得高纯度 DNA,操作中常加入 RNase 除去 RNA。

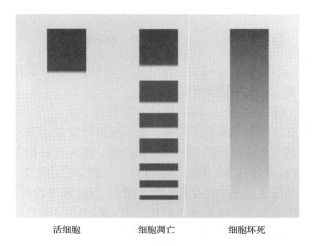

活细胞　　　　　细胞凋亡　　　　　细胞坏死

图 1.41　细胞凋亡与细胞坏死 DNA 电泳结果模式图

DNA 分子带负电荷,在电场中受电荷效应、分子筛效应向正极移动过程中,因 DNA 分子的大小及构象差别而呈现迁移位置上的差异,对于线形 DNA 分子,其在电场中的迁移率与其分子质量的对数值成反比。电泳时加溴化乙锭,其与 DNA 结合形成一种荧光络合物,在 254～365nm 紫外照射下可产生橘红色的荧光,即为待检测 DNA 片段。

在 Bel-7402 肝癌细胞培养瓶中加入高浓度 RPMI-1640 培养液 5mL、纯水 3mL 和 HAP 纳米粒子溶胶 2mL,在 37℃、5％CO_2 条件下共同孵育 1h 终止孵育。立即收集细胞,提取 DNA 后,经琼脂糖凝胶电泳,观察肝癌细胞的 DNA 片段分布情况。具体操作如下:

(1) 将贴壁培养的肝癌细胞(约 10^6 个),用冰预冷的 Tris 缓冲液冲洗两次,以细胞刮棒收集于 TBS 中。离心 $1500g \times 10min$,弃上清液。或用胰酶消化后再离心收集,以 TE(pH8.0)重悬细胞离心洗涤 1～2 次。悬浮生长的细胞,于 4℃ 离心,$1500g \times 10min$ 收获细胞,以 TBS 重悬细胞离心洗涤 1～2 次。

ACD 抗凝剂配方:柠檬酸 0.48g,柠檬酸钠 1.32g,右旋葡萄糖 1.47g。

抗凝血离心 $1500g \times 10min$,弃上清液(血浆)(冷藏血液于室温水浴中融化后用等体积 PBS 稀释,离心 $3500g \times 15min$,弃上清液)。

(2) 将以上各种来源的组织细胞加组织细胞裂解液 400～500μL,混匀,37℃ 温浴 12～24h,或 37℃ 温浴 1h 后转 50℃ 水浴 3h(裂解细胞、消化蛋白),并经常摇动。

(3) 反应液冷却至室温加 500μL 平衡酚,缓慢颠倒 10min 混匀。

(4) 离心 $5000g \times 15min$,转上层水相于新 EP 管中(必要时重复酚抽提一次)。

(5) 加氯仿/异戊醇(24:1)450μL,混匀后离心 $5000g \times 10min$。

（6）转上层水相于新 EP 管中，加 1/10 体积 3mol/L NaAc 和 2.5 倍体积无水乙醇，混匀，置－20℃ 1h。

（7）离心 10 000g×15min，弃上清液。

（8）以 70%冷乙醇洗涤 1～2 次，真空抽干或自然吹干（勿使 DNA 沉淀完全干燥，否则极难溶解，加热可促其溶解）。

（9）沉淀溶于 TE 缓冲液 100μL，置－20℃保存。

（10）琼脂糖凝胶板的制备。将 1%～2%琼脂糖凝胶加热溶化均匀，冷却到 60～70℃，加 EB(溴化乙锭)至终浓度 0.5μg/mL，倒入封好的凝胶槽，在厚度为 3～5mm 的位置放置样品梳，检查梳子齿间有无气泡，可用吸管小心吸出气泡，待冷却成形后，取出梳子及隔板，放入水平电泳槽中，缓冲液淹没过胶 1～2mm 为止。

（11）加样。样品加 1/5 体积的上样缓冲液，混匀，取 10～15μL 加入凝胶点样孔中，同时将 DNA 分子质量标准物(Marker)滴加在旁边的点样孔中。

（12）电泳。电压为 50V(10V/cm，共 5cm)，电泳至溴酚蓝移出样品槽到凝胶板的 2/3 距离时，关闭电源。

（13）取出凝胶块，置紫外透射反射分析仪上观察，即可见橘红色的 DNA 区带。观察并拍摄照片。

实验结果如下：

经 DNA 提取和琼脂糖凝胶电泳，可见肝癌细胞的 DNA 呈明显梯带状分布（图 1.42 中 1）。主要有四条较为明显的梯带，其中 1000bp 的 DNA 梯带最明显。这与细胞凋亡的 DNA 梯带相同，从而证实 HAP 纳米粒子可诱导肝癌细胞发生凋亡。

综上所述，HAP 纳米粒子被癌细胞吞噬后，被包裹在有膜的吞噬泡中，随后引起 HAP 纳米粒子周围细胞质的水肿、溶解和吞噬膜的溶解，同时引起内质网过度肿胀，线粒体肿胀崩解，嵴结构紊乱，核周间隙扩大，核仁固缩，分解成团并积聚在细胞核边缘等现象。同时发现肝癌细胞在核膜周边核凝聚成团，甚至发现凋亡小体。

同时，TUNEL 法检测到 HAP 组有大量阳性信号，明显多于空白组，说明肝癌细胞的 DNA 断裂较多。经 DNA 提取和琼脂糖凝胶电泳，结果可见肝癌细胞的 DNA 呈明显梯带状分布，与细胞凋亡典型的分布相同。由此

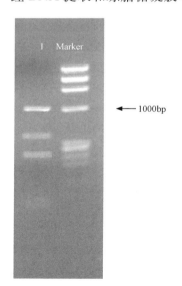

图 1.42　HAP 纳米粒子作用后，
肝癌细胞 DNA 分子电泳图谱
DNA 分子呈梯带状分布(1)

可以确认,HAP 纳米粒子可诱导肝癌细胞发生细胞凋亡。

肝癌细胞的这些病理变化开始于与 HAP 纳米粒子接触后 1h 以内,在 24h 以内再无明显变化。24h 以后,HAP 纳米粒子的效力开始下降,难以继续诱导肝癌细胞凋亡。

14. 癌细胞死亡方式探讨二

目前研究较多的 5-氟尿嘧啶及其衍生物、阿霉素及其衍生物、顺铂及其衍生物、丝裂霉素、斑蝥酸钠等肝癌化疗药物,大多数是通过不同的作用机制来诱导肝癌细胞的凋亡[14]。前述研究已经证实[14~19]HAP 纳米粒子具有抗肝癌作用,通过在体外与肝癌细胞共孵育,发现它可以抑制肝癌细胞的生长,肝癌细胞形态结构的改变与凋亡的特征有相似之处,但也有着明显的不同,而且也区别于单纯的坏死。为研究 HAP 纳米粒子诱导肝癌细胞的死亡是否存在其他的方式,它与细胞凋亡和坏死之间是否有差异,进行了如下的设计和研究:

(1) 通过琼脂糖凝胶电泳、流式细胞仪测试,进一步分析肝癌细胞死亡的特征,以便证实或排除凋亡。

(2) 通过吖啶橙(AO)荧光染色和透射电镜检测,观察肝癌细胞的一般形态和超微结构的改变,确定死亡类型。

(3) 检测细胞死亡的关键性酶——caspase-9 的活性和 $c\text{-}myc$、$p53$ 的 mRNA 的表达,从分子水平上阐明肝癌细胞的死亡机理。

15. 细胞系及培养方法

Bel-7402 细胞:人肝癌细胞系(CCTCC GDC 035),来源同前。将其分为两组:一组为未处理组,一组经 HAP 纳米粒子处理(标记为 $H_{1\text{-}3}$)。

L-02 细胞:人肝细胞系(CCTCC GDC 079),具有典型的肝细胞形态学特征。

将上述两种细胞均接种于含 10% 新生牛血清(NCS)、100IU/mL 青霉素、100IU/mL 链霉素的 RPMI-1640 培养基中,L-02 细胞需要加入 0.25IU/mL 的胰岛素;在含 5%CO_2 的 37℃培养箱中培养,用 0.25% 胰蛋白酶消化传代。细胞每周传代两次,6 周左右弃去,采用新复苏的细胞。选取对数生长期的健康细胞用于实验研究。

16. 琼脂糖凝胶电泳

1) DNA 的提取按试剂盒说明书操作

(1) 收集 HAP 纳米粒子处理 3d 的 $H_{1\text{-}3}$ 组 Bel-7402 细胞 1 瓶,用 0.25% 的胰酶消化,离心 250g×5min,将沉淀细胞送回培养瓶;

(2) 每瓶加细胞裂解液 2.5mL 混匀,室温 5min,转移到离心管内;

（3）加 0.5mL 氯仿混匀 15s,室温 5min,4℃ 离心 12 000g×10min,转移上层水相;

（4）中下层沉淀中加入无水乙醇 0.75mL,充分混匀,室温 3min,4℃ 离心 2000g×5min,倾掉上液;

（5）再加入 0.1 mol/L 柠檬酸钠 2.5mL,室温 30min,4℃ 离心 2000g×5min,转移上层水相,重复 3 次;

（6）加入 75% 乙醇 4mL 洗涤沉淀,室温 10min,4℃ 离心 2000g×5min,倾掉上液;

（7）室温自然干燥,最后溶入 1mL 的 8 mmol/L NaOH 中。

用紫外分光光度计鉴定提取 DNA 的纯度。

2) 琼脂糖电泳

（1）用电泳缓冲液(0.5×TBE)配制 1.5% 的琼脂糖凝胶,在微波炉中加热融化,混匀;

（2）冷却至 55℃,加 500μg/L EB,混匀,倒入已封好的凝胶灌制平台上,插上样品梳;

（3）待胶凝固后,从制胶平台上除去封带,拔出梳子,放入加有足量电泳缓冲液的电泳槽中,缓冲液高出凝胶表面约 1mm;

（4）用适量的上样缓冲液(0.25% 溴酚蓝、0.25% 二甲苯青 FF、30% 甘油)稀释样品 DNA,用移液器将样品加入样品孔,同时以 200bp 的 DNA 分子质量标准物作对照;

（5）接通电极,以 30V 的电压进行电泳 1.5h;

（6）切断电源,把凝胶放到凝胶成像分析系统下观察、照相[20]。

17. 流式细胞仪检测

（1）将处于对数生长期的 Bel-7402 细胞分为 2 组,HAP 纳米粒子未处理组和 H$_{1-3}$ 组,HAP 纳米粒子未处理组用等量的溶媒代替 HAP 纳米粒子,37℃、5% CO$_2$ 培养箱中继续培养 3d;

（2）0.25% 胰酶消化,在少量预冷的无钙镁的 PBS 中制成单细胞悬液,加至 4℃ 预冷的 75% 乙醇中固定 24h;

（3）离心、弃去固定液,用预冷的 PBS 漂洗离心,调整细胞密度为 10^6 个/mL;

（4）37℃ 以 200μL 浓度为 50μg/mL 的 RNase 处理 30min,离心 1000r/min,10min;

（5）加入 50μg/mL 碘化丙锭(PI)0.5mL,4℃ 避光染色 30min;

（6）流式细胞仪 530nm 激发,数据获取和分析使用 CELLQuest 软件进行 DNA 含量的分析[21,22]。

18. 活细胞荧光染色

采用吖啶橙荧光素显微镜检测法[23,24]：

（1）首先配制 0.1g/L 吖啶橙储备液，将 10mg 的吖啶橙溶解于 100mL PBS（0.01mol/L，pH6.8）中，过滤，4℃避光保存备用；

（2）取对数生长期的 Bel-7402 细胞，以 3×10^5 个/mL 接种于 T-12.5 的培养瓶中，待细胞贴壁后随机分为 HAP 纳米粒子未处理组和 H_{1-3} 组，每组 28 瓶；

（3）H_{1-3} 组加入含羟基磷灰石纳米粒子的培养液，HAP 纳米粒子未处理组加等量的溶媒，置于 37℃、5%CO_2 培养箱中培养，在培养后即刻及每隔 1h 取样，连续检测 27h；

（4）于每个时间点取 HAP 纳米粒子未处理组和 H_{1-3} 组分别制备活细胞悬液，调整细胞密度为 1×10^7 个/mL；

（5）95μL 的细胞悬液，加 5μL 的吖啶橙储备液混匀；吸一滴混合液点在洁净玻片上，直接用盖玻片封片；

（6）选 490nm 的激发波长于荧光显微镜下观察并照相。

19. 透射电镜观察

在加速电压为 75kV 的透射电镜下观察细胞的超微结构变化并照相。

20. caspase-9 活性检测

将处于对数生长期的 Bel-7402 细胞分为两组，HAP 纳米粒子未处理组和 H_{1-3} 组，HAP 纳米粒子未处理组用等量的溶媒代替 HAP 纳米粒子，37℃、5%CO_2 培养箱中继续培养 5d，每天取样检测。

各组分别制备单细胞悬液，caspase-9 活性检测按试剂盒说明进行：

（1）收集 10^6 个细胞，离心 400$g \times$10min；

（2）每份样品加入 50μL 细胞裂解液，冰上孵育 10min，4℃离心 10 000$g \times$5min；

（3）取上清液（其中 5μL 用 Bradford 法作蛋白定量，读取 595nm 吸光度值），再加入 50μL 反应缓冲液和 5μL caspase-9 底物，37℃孵育 1.5h；

（4）应用紫外可见分光光度计读取 405nm 的吸光度值：

$$caspase\text{-}9\ 活性 = A_{405nm}/A_{595nm}$$

21. 原位杂交检测

c-myc 和 *p53* 的原位杂交检测采用多相寡核苷酸探针，经地高辛标记，并配合使用敏感性加强型的原位检测方法。

c-myc 的寡核苷酸探针序列为

(1) 5′－CTTCA CCAAC AGGAA CTATG ACCTC GACTA CGACT－3′

(2) 5′－GGAGG AGACA TGGTG AACCA GAGTT TCATC TGCGA－3′

(3) 5′－ATGAG GAGAC ACCGC CCACC ACCAG CAGCG ACTCT－3′

p53 的寡核苷酸探针序列为

(1) 5′－CGAGC TCCCT CTGAG TCAGG AAACA TTTTC－3′

(2) 5′－CTGGC CCCTG TCATC TTCTG TCCCT TCCCA－3′

(3) 5′－TGAGC GCTTC GAGAT GTTCC GAGAG CTGAA－3′

c-myc 和 *p53* 的 mRNA 原位杂交检测分别按试剂盒说明书进行：

(1) 取对数生长期的 Bel-7402 细胞,以 1×10^5 个/mL 接种于 T-12.5 的培养瓶中,待细胞贴壁后随机分为 HAP 纳米粒子未处理组和 H$_{1-3}$组,每组各设 3 个平行瓶,H$_{1-3}$组加入含 HAP 纳米粒子的培养液,HAP 纳米粒子未处理组加等量的溶媒,置于37℃、5％CO$_2$培养箱中培养 3d;

(2) 胰蛋白酶消化,用 PBS 制备细胞悬液,调整细胞密度为 10^6 个/mL,于多聚赖氨酸包被的载玻片上涂片,室温下自然干燥;

(3) 4％多聚甲醛(含 1‰ DEPC)室温下固定 20min;

(4) 新鲜配制 0.6％ H$_2$O$_2$/甲醇,室温处理 30min 以灭活内源性过氧化物酶,蒸馏水洗涤 3 次;

(5) 涂片上滴加 3％柠檬酸新鲜稀释的胃蛋白酶(1mL 3％柠檬酸加两滴浓缩型胃蛋白酶,混匀),37℃ 消化 15min,原位杂交用 PBS 洗 3 次×5min,蒸馏水洗 1 次;

(6) 预杂交:在干的杂交盒底部加 20％的甘油 20mL 以保持湿度,按每张切片 20μL 加预杂交液,40℃ 3h,吸取多余液体,不洗;

(7) 杂交:将杂交液按每张切片 20μL 加在涂片上,并用原位杂交专用盖玻片保护涂片,40℃杂交过夜;

(8) 杂交后洗涤:揭掉盖玻片,37℃左右的 2×SSC 洗涤 5min×2 次,0.5×SSC 洗涤 15min×1 次,0.2×SSC 洗涤 15min×1 次;

(9) 滴加封闭液,37℃ 30min,甩去多余液体,不洗;

(10) 滴加生物素化鼠抗地高辛,37℃ 60min,0.5mol/L PBS 洗 5min×3 次;

(11) 滴加 SABC,37℃ 20min,用 0.5mol/L PBS 洗 5min×3 次;

(12) 滴加生物素化过氧化物酶,37℃ 20min,用 0.5mol/L PBS 洗 5min×3 次;

(13) 使用 DAB 显色试剂盒,1mL 蒸馏水加显色剂 A、B、C 各一滴混匀,加至涂片上,37℃显色 3min,充分水洗;

(14) 乙醇脱水、二甲苯透明,封片。

阴性对照组以 PBS 代替一抗。结果判定:*c-myc*、*p53* 的 mRNA 阳性表达物质均定位于细胞质,胞质中出现褐色、棕色颗粒,未染上色的为阴性细胞。应用光学显微镜及其配套的图文分析系统进行观察和定量分析,每张涂片随机选取 10 个高倍镜(×40)视野采集图像,应用分析系统的细胞测量软件进行定量分析。实验重复 3 次。所测得的 $c\text{-}myc$、$p53$ mRNA 表达的值以 $\bar{X}\pm SD$ 表示,与 HAP 纳米粒子未处理组之间的统计比较采用 t 检验,应用 SPSS 10.0 软件进行统计分析。

22. 实验结果

肝癌细胞 DNA 电泳及 DNA 含量的变化:

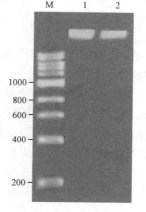

如图 1.43 所示,HAP 纳米粒子未处理组肝癌细胞 DNA 电泳呈一条大分子 DNA 片段,为基因组 DNA 带形,紧靠加样孔。加有 $H_{1\text{-}3}$(0.56mmol/L, 59.9nm) 的 HAP 纳米粒子作用 3d,未见 DNA 的降解片段。

流式细胞仪检测细胞 DNA 含量分析结果见图 1.44。HAP 纳米粒子未处理组肝癌细胞的 DNA 直方图上二倍体细胞绝大多数分布在 $G_0\text{-}G_1$ 期(54.49%),$G_2\text{-}M$ 期为17.21%,S 期为28.30%。$H_{1\text{-}3}$组(0.56mmol/L,59.9nm 的 HAP 纳米粒子处理 3d)细胞的分布为:$G_0\text{-}G_1$ 期 67.58%,$G_2\text{-}M$ 期 9.89%,S 期 22.53%,未见 DNA 含量减少的亚二倍体峰。

图 1.43　Bel-7402 细胞
DNA 电泳

M. Marker;1. HAP 纳米粒子未处理组;2. $H_{1\text{-}3}$作用 3d

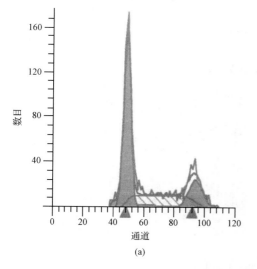

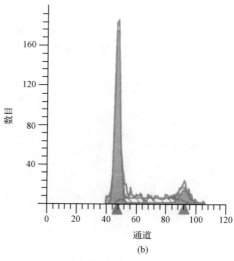

图 1.44　Bel-7402 细胞的 DNA 直方图

(a) HAP 纳米粒子未处理组;(b) HAP 纳米粒子作用 3d

23. HAP 纳米粒子诱导肝癌细胞死亡的形态结构变化

(1)一般形态结构变化。Bel-7402 细胞涂片,吖啶橙染色在荧光显微镜下连续动态观察 27h,HAP 纳米粒子未处理组肝癌细胞形态较规整,呈圆形或椭圆形;细胞膜完整,胞质丰富饱满,有少量橙红色的荧光;细胞核为黄绿色、荧光深浅不一的结构样特征[图 1.45(a)]。加 0.56mmol/L、59.9nm 的 HAP 纳米粒子后,肝癌细胞分别在 4~8h(图 1.45~图 1.47)、17~21h(图 1.48、图 1.49)、24~27h(图 1.50、图 1.51)3 个时间段的具体表现为:细胞边界清晰,体积缩小,胞质减少;细胞核仍显示为深浅不一的黄绿色荧光,未见均匀染色的黄色强荧光浓缩、碎裂的改变特征;部分细胞膜表面可见出泡现象,但不含有细胞核的碎片,无凋亡小体形成。在上述 3 个时间段,尤其以 6h、7h 的变化显著,整个细胞仅见极少量细胞质成分,胞质形成一窄带围绕细胞核[图 1.46(b)、图 1.47(a)],细胞膜表面有脱落的细胞质结构,无细胞核成分。

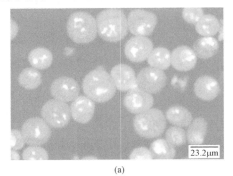
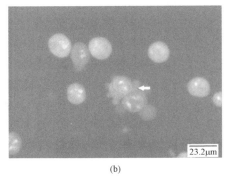

(a)　　　　　　　　　　　　　　　　(b)

图 1.45　Bel-7402 细胞的 AO 染色照片

(a) HAP 纳米粒子未处理组;(b) HAP 纳米粒子作用 4h

细胞表面(箭头所示)形成无核胞质空泡

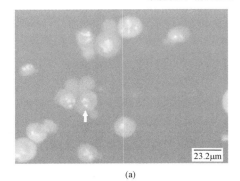
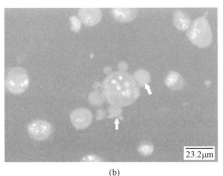

(a)　　　　　　　　　　　　　　　　(b)

图 1.46　HAP 纳米粒子作用 Bel-7402 细胞的 AO 染色照片(参见彩图)

(a) 作用 5h;(b) 作用 6h

细胞质被挤出形成无核空泡,大核保留(箭头所示)

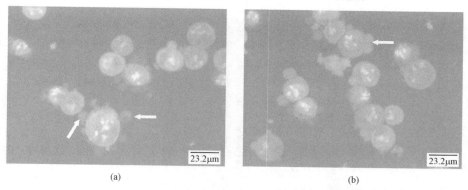

图 1.47　HAP 纳米粒子作用 Bel-7402 细胞的 AO 染色光镜照片
(a) 作用 7h；(b) 作用 8h
细胞质被挤出形成无核空泡，大核保留(箭头所示)

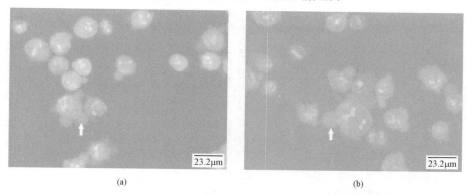

图 1.48　HAP 纳米粒子作用 Bel-7402 细胞的 AO 染色光镜照片(参见彩图)
(a) 作用 17h；(b) 作用 19h
细胞质被挤出形成无核空泡(箭头所示)

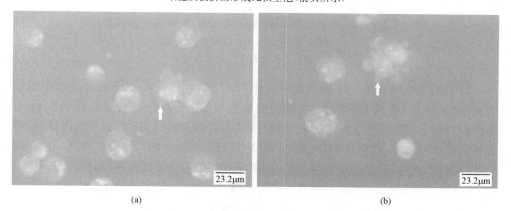

图 1.49　HAP 纳米粒子作用 Bel-7402 细胞的 AO 染色光镜照片
(a) 作用 20h；(b) 作用 21h
细胞质被挤出形成无核空泡(箭头所示)

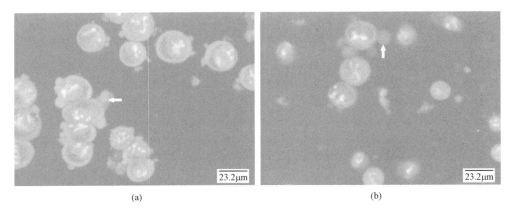

图1.50　HAP纳米粒子作用Bel-7402细胞的AO染色光镜照片(参见彩图)

(a) 作用24h；(b) 作用25h

细胞质被挤出形成无核空泡(箭头所示)

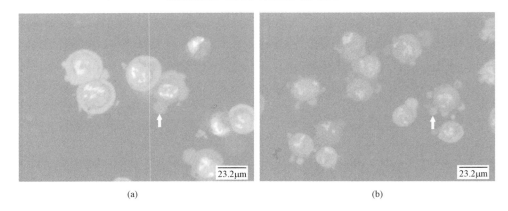

图1.51　HAP纳米粒子作用Bel-7402细胞的AO染色光镜照片

(a) 作用26h；(b) 作用27h

细胞质被挤出形成无核空泡(箭头所示)

(2) 超微结构变化。透射电镜下可见HAP纳米粒子未处理组肝癌细胞胞膜完整，表面伪足、微绒毛结构丰富；胞质内细胞器稀少、形态完整，线粒体不发达，可见游离核糖体，粗面内质网也不发达，高尔基复合体不发达，体积小或难以见到；细胞核为一个或多个，异形性明显(圆形、椭圆形、肾形或分叶形)，核膜向内凹陷形成深切迹，染色质疏松，常染色质分布均匀，电子密度略低于胞浆基质，异染色质电子密度高，在核膜内侧形成一薄圈，细胞核内可见1或2个核仁，核浆比例大[图1.52(a)]。

H_{1-3}(0.56mmol/L，59.9nm)的HAP纳米粒子处理3d，细胞体积变小，微绒毛消失，细胞表面光滑；胞浆内质网扩张，明显空泡化，线粒体结构完整，游离核蛋白

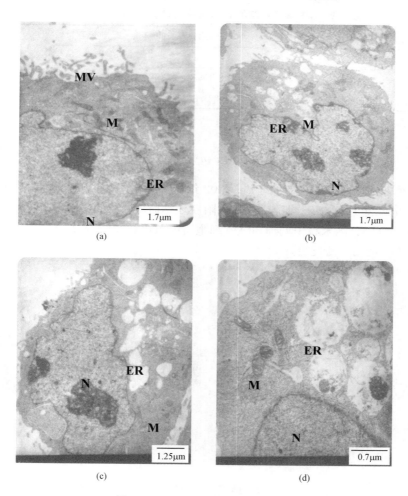

图 1.52　Bel-7402 细胞 TEM 照片

(a) HAP 纳米粒子未处理组；(b)～(d) HAP 纳米粒子作用 3d

内质网扩张，形成空泡，线粒体结构完整[(b),(c),(d)]。

N:细胞核；M:线粒体；ER:内质网；MV:细胞表面的微绒毛

体增多；未见核内异染色质"边聚"现象，无明显的凋亡小体形成[图 1.52 (b)～(d)]。

24. HAP 纳米粒子对肝癌细胞 caspase-9 活性的影响

HAP 纳米粒子(0.56mmol/L，59.9nm)处理肝癌细胞后，第 2 天其活性开始升高($p < 0.05$)，并随着体外培养时间的延长而越明显，至第 3 天达到顶峰($p < 0.01$)，但直至第 5 天仍显著高于 HAP 纳米粒子未处理组($p < 0.05$，表 1.9)。

表 1.9　Bel-7402 细胞的 caspase-9 活性变化($\overline{X} \pm$SD, $n=9$)

试样	细胞培养时间/d				
	1	2	3	4	5
对照	103.4 ± 3.9	114.0 ± 5.1	108.2 ± 6.3	110.5 ± 6.1	113.6 ± 4.4
H_{1-3}	138.5 ± 5.6	$206.3\pm5.9^*$	$324.8\pm6.5^{**}$	$289.2\pm7.5^*$	$208.3\pm6.9^*$

注：与对照比较，$*$ $p<0.05$，$**$ $p<0.01$。

25. HAP 纳米粒子对肝癌细胞的 c-myc、$p53$ 表达的影响

　　未经 HAP 纳米粒子处理的 Bel-7402 细胞 c-myc 基因反应产物为黄色、棕褐色细小颗粒、斑片，分布于细胞质，呈强阳性表达[图 1.53(a)]。经 0.56mmol/L，59.9nm 的 HAP 纳米粒子处理 3d 后，细胞质内黄色颗粒减少[图 1.53(b)]，c-myc 基因表达的量比未处理组降低（$p<0.05$）（表 1.10）。

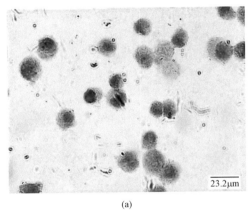
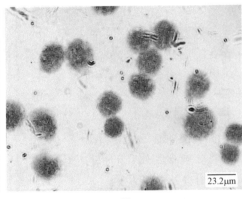

(a)　　　　　　　　　　　　　(b)

图 1.53　Bel-7402 细胞 c-myc 原位杂交照片（参见彩图）
(a) HAP 纳米粒子未处理组；(b) HAP 纳米粒子作用 3d

　　表 1.10 同时也显示 $p53$ 抑癌基因的 mRNA 表达量，HAP 纳米粒子（0.56mmol/L，59.9nm）处理 3d，与 HAP 纳米粒子未处理组比较明显增加，差别有显著意义（$p<0.05$）。未处理组黄色颗粒很少[图 1.54(a)]，HAP 纳米粒子作用后细胞质黄色颗粒明显增多[图 1.54(b)]。

表 1.10　Bel-7402 细胞的 c-myc、$p53$ 的 mRNA 含量($\overline{X} \pm$SD, $n=90$)

试样	c-myc	$p53$
对照	0.32 ± 0.02	0.16 ± 0.03
H_{1-3}	$0.18\pm0.02^*$	$0.31\pm0.05^*$

注：与对照比较，$*$ $p<0.05$。

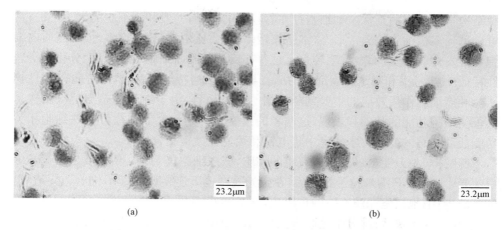

(a)　　　　　　　　　　　　　　　　　(b)

图 1.54　Bel-7402 细胞的 $p53$ 原位杂交照片(参见彩图)

(a) HAP 纳米粒子未处理组；(b) HAP 纳米粒子作用 3d

　　目前大多数化疗药物都是通过诱导细胞凋亡来清除肿瘤细胞的,如目前常用的烷化剂、抗代谢类等都能引起急性髓细胞性白血病、急性淋巴细胞性白血病、慢性髓细胞性白血病和白血病细胞系 HL-60、U937、K562 细胞凋亡。此外,耗竭雄激素治疗前列腺癌和用雌激素受体拮抗剂治疗乳腺癌都是以诱导细胞凋亡为基础的[25,26]。

　　在体外药物敏感性筛选实验中证实,HAP 纳米粒子的抗肝癌作用是非细胞毒介导的生长抑制效应,降低了单个癌细胞和群体细胞的增殖能力。为研究它是否存在诱导癌细胞死亡的机理,设计了琼脂糖凝胶电泳和流式细胞仪检测技术,以便从细胞群体水平初步确定或排除癌细胞凋亡的可能性。

　　琼脂糖凝胶电泳和流式细胞仪检测术是目前用于检测细胞凋亡常用的方法。琼脂糖凝胶电泳主要是检测选择性降解的 DNA 片段。1980 年,Lemgbois 首先用流式细胞仪检测术来分析凋亡细胞的染色体。从此,该方法被广泛用于多角度分析凋亡细胞及与细胞周期的关系。它的原理是基于细胞 DNA 含量、细胞散射特征及膜结构通透性的改变来定量检测凋亡。流式细胞仪具有检测的细胞数量大、反映群体细胞的凋亡状态比较准确的特点[27],结合被测细胞 DNA 含量分析,可确定凋亡细胞所处的细胞周期。本研究中未发现 DNA 裂解所形成的梯子状条带,也未发现凋亡峰(亚 G_1),说明 HAP 纳米粒子没有诱导肝癌细胞凋亡的作用。从 DNA 直方图上可见,肝癌细胞被阻滞在 G_0-G_1 期。

　　为了明确细胞死亡与否及其特征,我们又应用吖啶橙荧光染色和透射电镜进一步观察细胞形态结构的变化,为阐述 HAP 纳米粒子抗癌机理提供研究依据。观察细胞形态改变最好的方法之一是电子显微镜,它比光学显微镜的分辨率高 1000 倍,能够观察到细胞核及细胞器微细的形态结构改变。肿瘤细胞的形态和超微结构与其相应的正常亲本细胞存在着较大的差异,一般肿瘤细胞的大小不一;常可以见到多核细胞等异常形态,细胞核增多、核质比例大、核仁增多;但细胞质内细胞器不发达,细胞表面微绒毛较多。这些都反映了肿瘤细胞增殖旺盛、分化低等恶性特征[28]。考察和鉴定肿瘤细胞的形态与超微结构特征的变化,是评价外源性物质对肿瘤细胞作用效应的重要判断依据[29,30]。而且,由于细胞形态与超微结构是其行使细胞功能的基础和表现,这两者的改变在一定程度上往往可反映细胞相关功能活动状态的变化。本研究中将电镜和荧光显微镜结合使用。

吖啶橙(AO)能透过细胞膜完整的细胞,嵌入细胞核 DNA,使之发出明亮的绿色荧光[31]。HAP 纳米粒子处理后,在荧光显微镜下连续观察 27h,细胞边界清晰,胞浆减少;细胞核呈深浅不一的黄绿色,未见核染色质着均匀一致的绿色,呈固缩状、圆珠状或团块状;部分细胞膜表面可见出泡现象,但未含有细胞核的碎片,无凋亡小体形成。尤其以 6h、7h 的变化显著,整个细胞仅见极少量的细胞质成分,胞浆形成一窄带围绕着细胞核,细胞膜表面有脱落的细胞质结构,无细胞核成分。TEM 观察 HAP 纳米粒子(0.56mmol/L、59.9nm)处理 3d 的肝癌细胞,细胞体积变小,微绒毛消失,细胞表面光滑;细胞质内内质网扩张、明显空泡化、线粒体结构完整,游离核蛋白体增多;未见核内异染色质“边聚”现象,也无凋亡小体形成。综合两种形态学的观察方法,肝癌细胞的形态结构变化与典型的凋亡存在差异,提示肝癌细胞的死亡不是单纯凋亡的方式。那么,细胞的死亡是否存在凋亡和坏死之外的第三种方式?

近年来的研究表明,仅包括凋亡和坏死的传统细胞死亡方式的分类已经受到了冲击,许多学者[32~35]先后发现在体内还存在其他死亡方式,它们是既不同于凋亡也不同于坏死的一种新的细胞死亡方式——非凋亡性程序性死亡(paraptosis)。其主要形态学特征是:细胞质有空泡形成,空泡主要来自于内质网;没有染色质的凝集,也无凋亡小体的形成。本研究所见与 Sperandio 等[36]的报道基本一致,说明 HAP 纳米粒子的抗肝癌作用机制之一是通过诱导肝癌细胞的非凋亡性程序性死亡。非凋亡性程序性死亡不依赖于 caspase,但具体机制不清楚。尽管 paraptosis 是 caspase 非依赖性的,但 caspase-9 却可以诱导 paraptosis 的发生。此反应是caspase-9 特异性的,而与之结构相似的 caspase-2、caspase-3、caspase-6、caspase-7、caspase-8 却不能诱导 paraptosis 的发生。实验证明,caspase-9 至少有两种活性,一种是诱导产生前凋亡,另一种是可诱导产生非凋亡性细胞死亡,当使用凋亡抑制剂时,几乎所有的凋亡细胞都消失了,而非凋亡死亡的细胞则表现得更为清楚[36]。还有一种解释认为 caspase-9 在非 caspase 依赖性程序性细胞死亡过程中不表现 caspase 蛋白酶活性,而表现为另一种尚不清楚的功能(可能是作为一种接受器)。并且 caspase-9 可激活 caspase-3,两者在 paraptosis 中共同发挥作用。尽管 paraptosis 需要 caspase-9,但这种细胞死亡方式不具备线粒体依赖的细胞凋亡路径,即没有细胞色素 c 的释放和凋亡小体的形成[37]。

Caspase 家族在介导细胞凋亡的过程中起着非常重要的作用[38]。在正常状态下,caspase 家族都以无活性的酶原(30～50kDa)形式表达,当细胞发生凋亡时 caspase 可以被蛋白酶裂解,大亚基和小亚基形成活化的 caspase。一些 caspase 活化后可以顺序激活其他 caspase,形成 caspase 级联反应,促发细胞凋亡。在目前已知的 14 种 caspase 中,caspase-3、caspase-8 和 caspase-9 与凋亡的关系最为密切,在细胞凋亡中起执行凋亡的作用。既然非凋亡性程序性死亡与 caspase-9 有关,本研究检测了 caspase-9 的活性。结果显示,HAP 纳米粒子(0.56mmol/L,59.9nm)处理肝癌细胞后,第 2 天其活性开始升高,并随着体外培养时间延长越明显,至第 3 天达到峰值,随后下降,但直至第 5 天仍显著高于 HAP 纳米粒子未处理组($p < 0.05$)。而且 caspase-9 的活性升高也发生于肝癌细胞对 HAP 纳米粒子的最敏感期。琼脂糖凝胶电泳、吖啶橙染色、TEM 观察及 caspase-9 活性检测的结果,都支持其为非凋亡性程序性死亡。提示 HAP 纳米粒子不仅抑制肝癌细胞的增殖,而且还诱导其非凋亡性程序性死亡。其具体机制有待进一步研究。

细胞增殖分化受到许多因素的严格调控,其中癌基因是一类主要的增殖分化调控因素[39]。多基因、多阶段的癌基因的激活和(或)抑癌基因的失活也是肝癌发生和发展的分子基础,几乎所有增殖旺盛的细胞均有 c-myc 的表达,其正常功能是使细胞产生增殖的未分化的状态,而异常高表达可能使细胞产生分化不良,这是许多恶性肿瘤细胞的共性[40]。观察 c-myc 在 HAP 纳米粒子处理前后的 Bel-7402 细胞中阳性表达的高低,可以探知药物处理对细胞 c-myc 基因的影响。研究结果显示,c-myc 在 Bel-7402 细胞中呈强阳性表达,染成棕褐色,主要分布于细胞质区域,呈斑片或颗粒状;经 HAP 纳米粒子(0.56mmol/L,59.9nm)处理 3d 后,细胞内 c-myc 表达减弱。因此 HAP 纳米粒子能使 Bel-7402 细胞中 c-myc 基因表达降低。c-myc 基因在细胞增殖、分化与细胞凋亡中扮演重要角色。一般认为 c-myc 基因是一种在细胞周期由 G_1 向 S 期过渡的必要的早期应答基因,下调 c-myc 基因的表达,可引起细胞周期阻滞在 G_1 期[41]。这与 FCM 的检测结果具有一致性。G_1 期是决定细胞增殖状态的关键阶段,存在调节细胞增殖周期的检测点(R 点),它可以接受多种环境信号的调节,控制着细胞增殖活动的进程,是细胞增殖与否的转折点。R 点可阻止受损伤的细胞进入 S 期,从而导致细胞增殖的抑制。p53 是近年来研究得比较清楚的一类重要的抑癌基因,p53 基因长 16～28kb,人和小鼠的 p53 基因分别位于 17P13.1 位点和 11 号染色体,p53 基因有 11 个外显子和 10 个内含子,p53 基因分为野生型和突变型两种,其产物也有野生型和突变型。p53 蛋白具有转录和调节作用,其中点核心区域可结合特定的 DNA 序列,p53 可调节一些在细胞增殖周期调控过程中起关键作用的基因,包括可调节 CDK 活性的 p21 和 DNA 损伤导致细胞生长受阻相关的 GADD45 基因。p53 主要在 G_1/S 期起控制点作用,决定着细胞是否启动 DNA 合成,当细胞的 DNA 发生损伤时,$p53$ 可介导细胞修正于 G_1 期,在 DNA 开始合成前进行损伤的修复[42]。经 HAP 纳米粒子(0.56mmol/L, 59.9nm)作用 3d 后,Bel-7402 细胞的 $p53$ 基因表达增强。结果提示磷灰石纳米粒子可降低 c-myc 基因的表达,失去对其他基因转录的调节;同时又上调了 $p53$ 基因的表达,充分发挥 G_1/S 期控制点的功能,最终使肝癌细胞阻滞于 G_1 期,表现出一定的抑制肿瘤细胞增殖的能力。

　　肿瘤的基本特征是细胞的失控性生长,包括细胞的死亡(凋亡)的减少和增殖的增加及细胞的去分化等多个细胞生命活动。癌基因、抑癌基因与调节因子的改变以及上述细胞的生命活动异常,最终都汇聚到细胞周期的调控上来。因此,HAP 纳米粒子通过下调 c-myc 基因、上调 $p53$ 基因的活性,使肝癌细胞阻滞于 G_1 期,达到抗肝癌的目的。

　　综上所述,HAP 纳米粒子的抗肝癌作用通过调节 c-myc、$p53$ 基因的表达水平,使肝癌细胞阻滞于 G_1 期,抑制细胞的增殖,同时诱导肝癌细胞的非凋亡性程序性死亡。由此可见,HAP 纳米粒子的抗肝癌作用机制尚有不同观点,是否还有其他可能性,还是某种机理占主要作用,有待今后深入研究。

1.3　n-HAP 与人慢性髓性白血病 K562 细胞相互作用

1.3.1　HAP 纳米粒子对 K562 细胞的增殖抑制作用[15]

　　白血病是常见的造血系统恶性肿瘤。在我国,其发病率居恶性肿瘤的第 7 位;在欧美国家,其发病率居各种肿瘤的第 6 位。随着现代医学的飞速发展,对于白血病的治疗有了长足的进展,如骨髓移植、脐血移植、基因治疗等,但由于来源、技术及安全性等方面的原因,目前仍以化疗为主。然而,目前大多数化疗药物存在着骨髓抑制、胃肠道反应及免疫抑制等毒副作用,且易导致耐药性和复发,致使化疗失败,危及患者生命。因此,临床急需一种毒副作用小的药物来治疗白血病。

　　HAP 纳米粒子具有抗肿瘤作用[16~19],在体外可以抑制人胃癌 MGc-803 细胞、人骨肉瘤 Os-732 细胞等 10 余种肿瘤细胞的增殖,而且对正常细胞的抑制作用不明显,具有开发成抗肿瘤药物的潜能,但目前对 HAP 纳米粒子的理化特性与抗肿瘤效应之间的关系、决定 HAP 纳米粒子抗肿瘤作用的因素等还缺乏系统的研究。本节系统探讨 HAP 纳米粒子对人慢性髓性白血病 K562 细胞生长、增殖的影响,及其对 K562 细胞的抑制作用及可能的抑制机理。

　　1. HAP 纳米粒子对 K562 细胞的增殖抑制作用的研究方法

　　1)细胞系及其培养

　　K562 细胞:人慢性髓性白血病细胞系。将该细胞接种于含 10% 灭活的新生牛血清、青霉素 100IU/mL、链霉素 100IU/mL 的 RPMI-1640 培养液中,置于 37℃、5%CO$_2$ 的培养箱中培养,每 2～3d 传代一次。选取对数生长期的健康细胞进行以下实验。

HAP 纳米粒子的准备:

实验前,将 HAP 纳米粒子进行高压蒸汽消毒,121℃,15～30min;4℃储存备用。

使用前,用新鲜培养液将 HAP 纳米粒子稀释为 3 个不同的浓度:0.14mmol/L、0.28mmol/L 和 0.56mmol/L。

2) 细胞抑制率的检测

采用噻唑蓝(MTT)比色法[2]:

取对数生长期的 K562 细胞进行实验。将 K562 细胞离心,细胞计数板计数,配制成 1×10^5 个/mL 的细胞悬液接种于 96 孔板中,每孔 100μL 细胞悬液。

于细胞接种 4h 后,每孔再加入含有不同浓度的 HAP 纳米粒子 100μL,其终浓度分别为:0.14 mmol/L、0.28 mmol/L 和 0.56 mmol/L。同时还设立空白对照组(只加培养液不加细胞)、阴性对照组(加细胞悬液不加药物)和阳性对照组(ADM,终浓度为 1mg/mL;VCR,终浓度为 2μg/mL)。每组各设 8 个平行孔。将培养板置于 37℃、5%CO$_2$ 的培养箱中培养。

分别于复合培养的第 1 天、第 2 天、第 3 天、第 4 天、第 5 天、第 6 天、第 7 天检测,每天取一 96 孔培养板,每孔加入 20μL MTT(5mg/mL,pH7.4 的磷酸缓冲液 PBS 配制),于 37℃、5%CO$_2$ 的培养箱中继续孵育 4h 后,2000r/min 离心 20min,小心地吸去孔内上清液,每孔加入 150μL DMSO,于 37℃、5%CO$_2$ 的培养箱中孵育 10min,待蓝紫色结晶完全溶解后,上机检测各孔在 490nm 处的光吸收值(A_{490nm})。

细胞增殖抑制率的计算:

抑制率=(对照组 A_{490nm} −实验组 A_{490nm})/对照组 $A_{490nm} \times 100\%$

统计学分析:实验重复 3 次。应用 Origin 7.0 软件统计分析实验数据,实验结果用 $\overline{X} \pm SD$ 表示,各组的 A_{490nm} 与对组进行 t 检验,抑制率与阳性对照组(ADM、VCR)进行 t 检验。

3) 细胞生长率的测定

0.4%台盼蓝的配制:称取 4g 台盼蓝,先加少量去离子水研磨,再继续加去离子水定容至 100mL,用滤纸过滤,4℃保存。使用时,用 0.01mol/L 的 PBS(pH7.4)稀释至 0.4%。

细胞生长率测定步骤:

(1) 取对数生长期的 K562 细胞,用血细胞计数仪计数,配成密度为 1×10^5 个/mL 的细胞悬液,接种于 24 孔板中,每孔 2mL。置于含 5%CO$_2$、37℃培养箱中培养。

（2）细胞接种 4h 后，对照组更换新鲜培养液，实验组则换成含有 HAP 纳米粒子的培养液，使其终浓度分别为 0.14mmol/L、0.28mmol/L、0.56mmol/L，每组分别设有 3 个孔。

（3）在复合培养的第 1 天、第 2 天、第 3 天、第 4 天、第 5 天分别制备成均匀的单细胞悬液，每组各取细胞悬液 40μL，加 0.4% 台盼蓝 10μL，在 3min 内用血细胞计数仪分别计数活细胞和死细胞。在显微镜下观察，死细胞被染成蓝色；而活细胞则拒染，透明不着色。

（4）统计学分析。实验重复 3 次，应用 Origin 7.0 软件统计分析实验数据，实验结果用 $\overline{X} \pm SD$ 表示，实验组与对照组比较采用 t 检验。

4）活细胞观察

（1）将多聚赖氨酸包被和灭菌处理的盖玻片置于 6 孔培养板内，再将对数生长期的 K562 细胞配成密度为 1×10^5 个/mL 的细胞悬液，接种于 6 孔板中，每孔 3mL，置于含 5%CO_2、37℃培养箱中培养；

（2）于细胞接种 24h 后，对照组更换培养液，实验组换成含有终浓度为 0.56mmol/L 的 HAP 纳米粒子的培养液；

（3）置于含 5%CO_2、37℃培养箱中培养 2d，每天在倒置显微镜下动态观察细胞变化并拍照。

5）固定细胞的 HE 染色观察

研究所需溶液的配制：

（1）淡氨水的配制。氨水 2 滴；自来水 400mL。

（2）1% 盐酸酒精的配制。盐酸 1mL；70% 乙醇 99mL。

研究步骤：

（1）取对数生长期的 K562 细胞配成密度为 1×10^5 个/mL 的细胞悬液，接种于 6 孔板中，每孔 3mL。置于含 5%CO_2、37℃培养箱中培养。

（2）于细胞接种 4h 后，对照组更换新鲜培养液，实验组换成含有终浓度为 0.56mmol/L 的 HAP 纳米粒子的培养液。

（3）于复合培养的第 2 天，细胞 2000r/min 离心 10min，涂片，自然干燥。

（4）95% 乙醇固定 10min，PBS(0.01mol/L，pH7.4)冲洗 3 次，1min/次。

（5）苏木素染色 10min，流水冲洗数分钟。

（6）1% 盐酸乙醇分色数秒，流水冲洗数分钟。

（7）淡氨水反蓝 5min，流水冲洗 15min。

（8）伊红染色 1min，流水冲洗。

（9）梯度乙醇（70%、80%、90%）脱水各 1min，95%、100% 的乙醇脱水各两次，1min/次。

（10）二甲苯透明 3 次，3min/次；中性树胶封片；在光学显微镜下观察细胞形态、结构，并摄片。

2. HAP 纳米粒子对 K562 细胞的增殖抑制作用的研究结果

1）HAP 纳米粒子对 K562 细胞的抑制作用

表 1.11 和图 1.55 显示在不同浓度的 HAP 纳米粒子作用后，K562 细胞 A_{490nm} 值的变化。阴性对照组细胞随着培养时间的延长，细胞增殖旺盛，A_{490nm} 逐渐升高，在第 5 天达到最大值 2.053±0.178。而 0.56mmol/L HAP 纳米粒子处理组的 A_{490nm} 为 0.319±0.044，阳性对照组的 A_{490nm} 分别为 0.282±0.012（ADM组）、0.302±0.023（VCR 组），三者与阴性对照组有明显差别（$p < 0.01$）。0.28mmol/L HAP 纳米粒子处理组的 A_{490nm} 与阴性对照组存在差异（$p < 0.05$），而 0.14mmol/L HAP 纳米粒子处理组的 A_{490nm} 与阴性对照组没有差异（$p > 0.05$）。

表 1.11　不同浓度 HAP 纳米粒子对 K562 细胞的作用（$\overline{X}$±SD）

组别	第 1 天	第 2 天	第 3 天	第 4 天	第 5 天	第 6 天	第 7 天
对照组	0.24±0.02	0.44±0.04	0.97±0.03	1.43±0.14	2.05±0.18	1.73±0.14	1.33±0.08
0.14mmol/L	0.23±0.01	0.40±0.06	0.62±0.09	0.89±0.12	1.01±0.11	1.15±0.14	0.83±0.02
0.28mmol/L	0.22±0.01	0.39±0.02	0.59±0.06	0.70±0.07	0.59±0.08**	0.50±0.16**	0.42±0.03**
0.56mmol/L	0.18±0.01*	0.32±0.08	0.54±0.07*	0.62±0.08*	0.32±0.04*	0.26±0.03*	0.19±0.01*
ADM	0.18±0.02*	0.27±0.02*	0.52±0.02*	0.63±0.02*	0.28±0.01*	0.25±0.01*	0.20±0.02*
VCR	0.19±0.01*	0.28±0.01*	0.51±0.04*	0.61±0.02*	0.30±0.02*	0.27±0.03*	0.21±0.02*

注：与对照组比较，* $p < 0.01$；** $p < 0.05$。

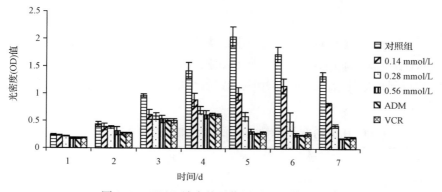

图 1.55　HAP 纳米粒子作用后，OD 值的变化

表 1.12 和图 1.56 显示不同浓度的 HAP 纳米粒子对 K562 细胞增殖的抑制率。可以看出，在三种浓度中，0.56mmol/L 组对 K562 细胞的抑制率最高，最大值高达 85.20%，阳性对照组抑制率最大值分别为 86.30%（ADM 组）和 85.30%

（VCR 组），而这三者对 K562 细胞的抑制率没有统计学差异（$p > 0.5$），说明三者对 K562 细胞的抑制作用相当。

表 1.12　不同浓度 HAP 纳米粒子及阳性药物对 K562 细胞增殖的抑制率

（单位：%）

组别	第1天	第2天	第3天	第4天	第5天	第6天	第7天
0.14 mmol/L	2.40	9.90	35.90	38.00	51.00	33.80	33.20
0.28 mmol/L	8.20	11.30	39.20	51.40	71.10	71.40	68.50
0.56 mmol/L	23.20	28.20	43.80	56.40	84.50	85.20	85.20
ADM	25.10	37.50	46.20	55.80	86.30	85.90	85.30
VCR	19.40	35.50	47.20	57.40	85.30	84.60	84.50

注：阳性对照组（ADM、VCR）与 0.56mmol/LHAP 纳米粒子处理组在统计学上没有差别，$p > 0.5$。

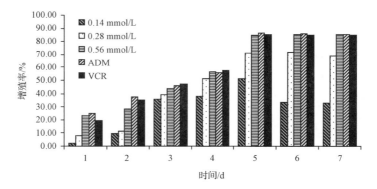

图 1.56　HAP 纳米粒子对 K562 细胞增殖的抑制

2）HAP 纳米粒子对 K562 细胞生长率的影响

连续培养 5d，每天实验组和对照组随机取 3 个复孔，制备单细胞悬液进行细胞计数，得到每毫升台盼蓝拒染的细胞数，各组的计数数据见表 1.13，绘制的细胞生长曲线见图 1.57。

表 1.13　HAP 纳米粒子对 K562 细胞数的影响（$\times 10^4$ 个/mL，$\overline{X} \pm SD$）

组别	第0天	第1天	第2天	第3天	第4天	第5天
对照组	5.33±0.88	4.42±0.38	9.17±0.72	31.25±1.56	50.75±1.00	66.92±2.01
0.14mmol/L	5.13±0.18	4.41±0.15	7.63±0.04	23.55±2.11**	36.11±2.49**	46.05±2.73*
0.28 mmol/L	5.33±0.10	4.69±0.15	6.67±0.28**	21.04±2.47**	30.90±3.06*	40.46±1.72*
0.56 mmol/L	5.75±1.09	4.50±0.50	4.58±0.80*	4.33±0.58*	4.42±0.52*	6.67±0.76*

注：与对照组比较，* $p < 0.01$；** $p < 0.05$。

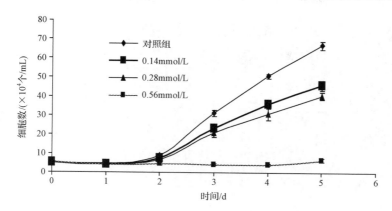

图 1.57　HAP 纳米粒子对 K562 生长曲线的影响

结果显示：在复合培养第 2 天，0.56mmol/L 的 HAP 纳米粒子处理组的细胞数目为 4.58 ± 0.80（$\times 10^4$ 个/mL），对照组的细胞数为 9.17 ± 0.72（$\times 10^4$ 个/mL），两者之间存在明显差异（$p < 0.01$）；在复合培养第 3 天，0.28mmol/L 的HAP 纳米粒子处理组与对照组之间也出现了差异（$p < 0.05$），在第 4 天两者之间出现显著差异（$p < 0.01$）；在复合培养的第 4 天，0.14mmol/L 的 HAP 纳米粒子处理组与对照组，两者相比有统计学意义（$p < 0.05$），在第 5 天，两者之间存在显著差异（$p < 0.01$）。根据上述研究结果可知，HAP 纳米粒子的浓度越大，对 K562细胞增殖的抑制作用越强，细胞数目减少越明显，0.56mmol/L 的 HAP 纳米粒子对 K562 细胞的增殖抑制作用最强，从第 2 天，就有显著差异，由此可以得出 HAP纳米粒子对 K562 细胞增殖的抑制作用存在时间-剂量依赖性。

3）HAP 纳米粒子对 K562 细胞一般形态结构的影响

接种后 24h，在倒置相差显微镜下观察 K562 细胞，发现细胞大部分贴壁，多呈圆形，细胞饱满，折光性好。连续观察 2d，发现对照组细胞增殖旺盛，排列紧密，相邻细胞融合成片，形成克隆，细胞边缘清晰[图 1.58(a)]；实验组细胞折光性减弱，悬浮细胞增多，细胞体积减小，可以见到较多胞质碎片，细胞数目较对照组明显减少[图 1.58(b)]。

HE 染色后在光学显微镜下观察，对照组细胞体积大致相同，细胞形态多呈圆形，染色质无浓缩[图 1.59(a)]；而实验组细胞体积大小不一，但以体积变小为主，可见大量细胞胞质脱落，细胞核变小、固缩，染色质浓缩，细胞体积减小，是对照组体积的 1/2 乃至 1/3，见图 1.59(b)。

测定抗癌药物敏感性的方法繁多，大体上可以分为体外和体内两类。用实验动物移植瘤寻找具有抗癌作用的化合物曾是抗癌药物研究的主要方法。但是随着细胞、组织培养方法的发展和成熟，体外培养癌细胞的技术已经相当成熟，而且体

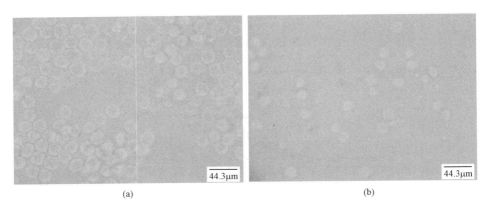

图 1.58　K562 细胞活体观察

（a）对照组；（b）实验组

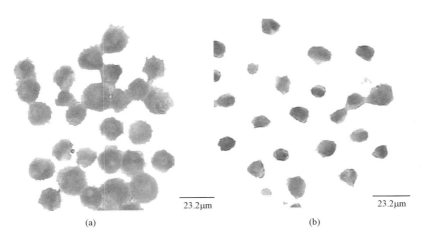

图 1.59　K562 细胞 HE 染色

（a）对照组；（b）实验组（HAP 纳米粒子处理 2d）

外药物敏感检测的方法快速、简便，与临床相关性好且可重复性好；因此，体外抗癌实验已经成为寻找新的抗癌药物的重要手段。体外测定抗癌药物敏感性的方法很多，常见的有亚甲蓝法、染料排斥法、噻唑蓝（MTT）比色法、生长曲线测定法、克隆（集落）形成实验法、三磷酸腺苷发光试验、细胞蛋白质合成的 3H-亮氨酸掺入试验等。本研究采用 MTT 比色法和生长曲线测定联合观察体外 HAP 纳米粒子对 K562 细胞增殖的影响。实验结果显示，0.56mmol/L 的 HAP 纳米粒子对 K562 细胞增殖的抑制作用最明显。

　　观察细胞形态的改变是判断细胞生存状态好坏的最直接证据之一[43]，细胞的任何功能变化都有其相应的结构变化。本研究采用倒置显微镜技术和固定细胞的染色技术结合光学显微镜观察,显示了 0.56mmol/L 的 HAP 纳米粒子引起的 K562 细胞一般形态的改变。研究结果显示,经 HAP 纳米粒子处理后,细胞数目减少,体积减小,折光性变差,胞核浓缩,胞质脱落。

目前白血病的临床治疗仍以化疗为主,临床常用药有阿霉素(ADM)和长春新碱(VCR)。ADM 为蒽环类抗生素,其抑癌机制为 ADM 嵌入细胞 DNA 碱基对之间,并紧密结合到 DNA 上,阻止 RNA 转录过程,抑制 RNA 合成,并阻止 DNA 复制,属细胞周期非特异性药物;其对心肌细胞和骨髓细胞也具有同样的作用,因而具有很强的心脏毒性和骨髓抑制,此外,还有消化道反应、皮肤色素沉着及脱发等。VCR 是一种植物碱,它能与肿瘤细胞中微管蛋白结合,阻止其聚合,使之不能形成纺锤丝,从而抑制肿瘤细胞的有丝分裂,使核分裂停止于中期,属细胞周期特异性药物,主要为 M 期的抑制药;同时,它对骨髓细胞、神经细胞具有相似的作用,因而具有很强的骨髓抑制和神经毒性,与此同时,它还能引起消化道反应、脱发以及注射局部刺激性等毒副作用。而 HAP 纳米粒子对正常细胞无明显的抑制作用[16,17,44,45],并且对 K562 细胞的抑制作用与 ADM 和 VCR 这两种化疗药无明显差别;所以对白血病的治疗而言,HAP 纳米粒子具有很大的优越性和远期临床应用潜能。

综上所述,应用 MTT 比色法、生长曲线测定和细胞形态观察发现,在体外 0.56mmol/L 的 HAP 纳米粒子对 K562 细胞的增殖有明显抑制作用,并引起细胞形态学的变化,与目前临床应用的化疗药物相比,具有其独特的优越性。

1.3.2　HAP 纳米粒子对 K562 细胞增殖抑制机理探讨

外源性物质与细胞的相互作用主要通过两种方式实现。第一,作用于细胞膜上的受体,激活信号转导通路,再通过效应器、第二信使作用于细胞内的靶点,影响细胞的功能;第二,进入细胞内,直接作用于细胞的结构成分发挥作用。目前研究的抗癌药物也是通过上述两种机制发挥作用的。

已有研究证明,HAP 纳米粒子体外抗肝癌作用的实现是通过第二种方式[45]完成的。但目前尚未研究 HAP 纳米粒子对白血病细胞作用的机制。因此,本节将通过透射电镜观察 K562 细胞内是否有 HAP 纳米粒子存在;通过流式细胞术,观察 HAP 纳米粒子对 K562 细胞周期时相及细胞凋亡率的影响,探讨其对 K562 细胞周期及细胞死亡的影响;应用 HPIAS-1000 高清晰度彩色病理图文分析系统,定量研究 HAP 纳米粒子对 K562 细胞核仁组成区嗜银蛋白和 DNA 含量的影响,提供其体外抗癌机理研究的实验数据。

1. HAP 纳米粒子对 K562 细胞的增殖抑制机理的研究方法

1) TEM 观察细胞超微结构的改变

(1) 将处于对数生长期的 K562 细胞配制成密度为 1×10^5 个/mL 的细胞悬液,接种于 T-25 培养瓶中,置于含 5%CO_2、37℃培养箱中培养;

（2）于细胞接种后 4h，对照组更换新鲜培养液，实验组换成含有终浓度为 0.56mol/mL 的 HAP 纳米粒子的培养液，于 37℃、5％CO₂ 培养箱中继续培养 2d；

（3）细胞悬液离心 2000r/min，10min 成团，倾斜离心管，用吸管沿管壁缓缓加入 4℃预冷的 2.5％戊二醛，在 4℃固定 2h；0.1mol/L PBS 洗 3 次，每次 10min；

（4）1％锇酸在 4℃固定 2h，0.1mol/L PBS 洗 10min；

（5）系列丙酮在室温下脱水。50％、70％丙酮溶液 1 次，10min；90％丙酮溶液 2 次，每次 10min；100％丙酮溶液 3 次，每次 10min；

（6）Epon812（DDSA，MNA，DMP-30）包埋；

（7）制备半薄切片，切片厚约 1μm，镜检定位；

（8）制备超薄切片机切片，切片厚约 70nm；

（9）柠檬酸铅和乙酸双氧铀双重染色；

（10）在加速电压为 75kV 的分析透射电镜下观察细胞的超微结构变化并摄片。

2）FCM 分析肿瘤细胞周期

（1）同 1）中（1）；

（2）同 1）中（2），每组各 3 瓶；

（3）2000r/min 离心 10min，收集细胞，0.01mol/L PBS（pH7.2）洗涤、离心 2 次，加入 4℃预冷的 70％冰乙醇（0.01mol/L 、pH7.2 的 PBS 配制）将细胞吹起，制成单细胞悬液，4℃过夜；

（4）离心，弃去固定液，用 4℃预冷的 PBS 漂洗离心，调整细胞悬液浓度至 1×10⁶ 个/mL；

（5）加入 1mg/mL 的 RNase80μL/管，37℃水浴 30min，之后冰浴 2min，终止 RNase 作用；

（6）加入 0.1mg/mL 的 PI（碘化丙锭）1mL/管，振荡混匀，4℃避光保存 30min 以上；

（7）用适当孔径的尼龙网过滤；在 FACSort 流式细胞仪上检测细胞凋亡峰及细胞周期时相分布，数据获取和分析使用 CELLQuest 软件，细胞周期分析应用 ModFitLT 软件。实验重复 3 次。

3）核仁组成区嗜银蛋白染色实验所需溶液的配制

（1）2％明胶甲酸溶液的配制。称取明胶 2g，溶入 1％甲酸溶液 100mL 中；配制后，4℃保存。

（2）50％硝酸银溶液的配制。5g 硝酸银溶入 100mL 去离子水，现配现用，避光。

（3）脱色液配制。3％H₂O₂ 溶液 10mL 与等体积的去离子水混合均匀，备用。

核仁组成区嗜银蛋白染色实验步骤：

（1）同 1）中（1）；

（2）同 1）中（2）；

（3）细胞悬液离心、涂片，晾干；

（4）95％乙醇固定 5min；

（5）将涂片浸入去离子水中使其水化；

（6）2％明胶甲酸溶液和 50％硝酸银溶液按 1∶2 的容积比混合后，滴于玻片上，室温避光染色 20min；

（7）脱色液冲洗 15s，去离子水反复冲洗；

（8）95％～100％梯度乙醇脱水；

（9）二甲苯透明 2 次，每次 3min；中性树胶封片。

4）Feulgen 染色实验所需溶液的配制

（1）1mol/L HCl 的配制。浓盐酸 8.5mL；去离子水 91.5mL。

（2）亚硫酸盐溶液的配制。10％偏重亚硫酸钠 5mL；1mol/L HCl 5mL；去离子水 90mL。

（3）Schiff 试剂的配制。碱性品红 1g；偏重亚硫酸钠 2g；浓盐酸 2mL；去离子水 200mL；活性炭 0.3g。

① 将颗粒状的碱性品红研磨成细粉状以便溶解；

② 将去离子水煮沸，移开加热器，冷却至 70℃时，将碱性品红加入，充分搅动，再让其冷却至室温；

③ 加入浓盐酸，充分搅匀；

④ 加偏重亚硫酸钠，摇动至充分混匀，避光静置 24h；

⑤ 加入活性炭，摇动 2min 过滤，即得清亮无色的 Schiff 试剂，棕色瓶保存。

（4）Carnoy 固定液的配制：无水乙醇 60mL；氯仿 30mL；冰醋酸 10mL。Carnoy 固定液配制后，放在 4℃保存。

5）Feulgen 染色实验步骤

（1）将处于对数生长期的 K562 细胞配制成密度为 1×10^5 个/mL 的细胞悬液，接种于 6 孔板中，每孔 3mL，置于含 5％CO_2、37℃培养箱中培养；

（2）于细胞接种后 4h，对照组更换新鲜培养液，实验组换成含有终浓度为 0.56mol/mL 的 HAP 纳米粒子的培养液，于 37℃、5％CO_2 培养箱中继续培养 2d；

（3）细胞悬液离心、涂片，空气干燥；

（4）4℃下，Carnoy 固定液中固定 10～30min；

（5）80％乙醇浸洗 2～3min；

（6）去离子水冲洗数次；

（7）室温下，1mol/L HCl 浸洗 3min；

（8）在预热 60℃的 1mol/L HCl 中水解 8～10min；

（9）室温的 1mol/L HCl 中浸洗 2min，去离子水冲洗数次；

（10）室温下，Schiff 试剂避光作用 1h；

（11）亚硫酸盐溶液洗 3 次，2min/次，自来水冲洗；

（12）梯度乙醇（70％、80％、90％）脱水各 1min，95％、100％的乙醇脱水各 2 次，1min/次；

（13）二甲苯透明 2 次，每次 3min；中性树胶封片。

2. HAP 纳米粒子对 K562 细胞增殖抑制机理实验结果

1）HAP 纳米粒子对细胞超微结构的影响

图 1.60 是对照组和 HAP 纳米粒子作用 2d 后的 K562 细胞的透射电镜结果。对照组细胞大都呈圆形，表面可见微绒毛，细胞核质比大，核染色质丰富，分布均匀，细胞质内有较多细胞器，线粒体形态规则，结构完整；实验组细胞形态多样，胞质内出现大量大小不等的空泡，并且有许多纳米粒子出现在胞质内，部分纳米粒子发生团聚现象；线粒体变异、嵴变粗、块状、水肿；内质网扩张、减少；核孔增宽，异染色质浓缩、边集，并有核袋形成；甚至部分细胞胞质脱落，形成仅有很薄的一层胞质包裹的细胞核结构。

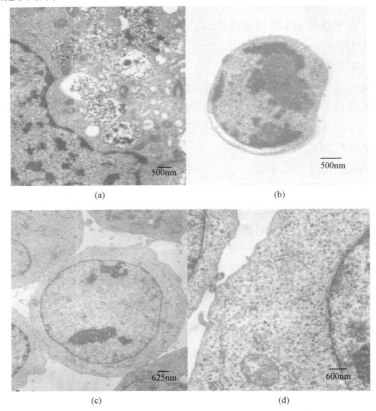

图 1.60　K562 细胞的透射电镜照片实验组（a）、（b）和对照组（c）、（d）

2）HAP 纳米粒子对细胞周期及凋亡率的影响

从表 1.14 和图 1.61 中可以看出，在第2天，实验组与对照组相比，G_2/M 期细

表 1.14 HAP 纳米粒子对 K562 细胞周期各时相的影响（$\overline{X}\pm SD$）（单位：%）

组别及时间	凋亡细胞	G_1	S	G_2/M
对照组 2d	8.40±2.26	37.20±2.69	59.05±4.17	3.75±1.48
HAP 组 2d	14.83±4.97	37.00±1.13	41.90±2.40	21.10±1.27*
对照组 3d	7.30±3.08	37.00±0.42	44.55±2.90	18.45±2.47
HAP 组 3d	26.77±4.97*	28.40±0.28*	2.90±1.56*	68.70±1.84*
对照组 4d	7.73±2.08	37.85±0.92	48.80±1.27	13.30±0.28
HAP 组 4d	26.20±5.89*	69.45±0.92*	9.60±0.71*	20.95±1.63

注：与对照组相比，* $p<0.01$。

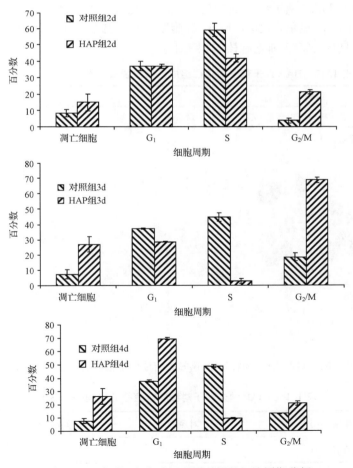

图 1.61 对照组和实验组不同时间的细胞周期分析

胞的百分比存在统计学差异($p<0.01$);在第 3 天,实验组与对照组比较,G_2/M 期细胞、G_1 期细胞和 S 期细胞的百分比均存在统计学差异($p<0.01$);在第 4 天,实验组 G_1 期细胞和 S 期细胞的百分比与对照组均存在统计学差异($p<0.01$)。以上实验结果显示:随着 HAP 纳米粒子作用时间的延长,K562 细胞首先出现 G_2/M 期阻滞;然后出现 G_1 期阻滞。从整体上来说,细胞被阻滞在细胞间期,进入分裂增殖期的细胞减少,细胞的生长、增殖被抑制。而且,经 HAP 纳米粒子处理后,与对照组相比,在作用的第 3 天、第 4 天细胞凋亡率明显升高,具有统计学意义($p<0.01$),说明 HAP 纳米粒子诱导了 K562 细胞凋亡。

3) HAP 纳米粒子对细胞核仁组成区嗜银蛋白含量和胞核直径的影响

从表 1.15 和图 1.62 中可知,实验组细胞核仁组成区嗜银蛋白颗粒与对照组相比,实验组的颗粒细小,数目较少,呈棕色;对照组颗粒粗大,甚至成片,呈棕黑色。这表明经 HAP 纳米粒子处理后,K562 细胞核仁组成区嗜银蛋白含量下降。表 1.16 和图 1.63 显示,实验组 K562 细胞胞核直径与对照组相比减小,表明 HAP 纳米粒子处理后,K562 细胞胞核体积减小。

表 1.15　HAP 纳米粒子对核仁组成区嗜银蛋白含量的影响($\overline{X}\pm SD$)

组别	对照组	实验组(0.56mmol/mL)
核仁组成区嗜银蛋白含量/%	14.14 ± 1.13	$8.25\pm0.90^*$

注:与对照组相比,$*$　$p<0.01$。

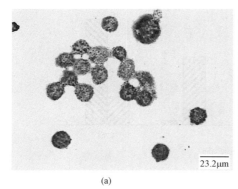 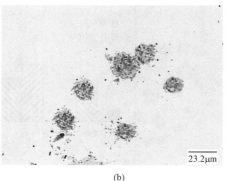

(a)　　　　　　　　　　　　　　　　　　(b)

图 1.62　对照组(a)和实验组(b)核仁组成区嗜银蛋白染色(参见彩图)

表 1.16　HAP 纳米粒子对细胞核直径的影响($\overline{X}\pm SD$)

组别	对照组	实验组(0.56mmol/mL)
胞核直径/μm	14.13 ± 3.37	$7.88\pm4.05^*$

注:与对照组相比,$*$　$p<0.01$。

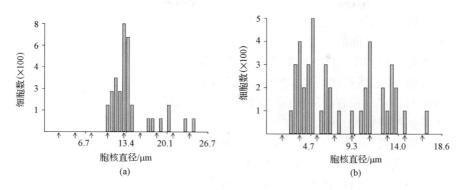

图 1.63　胞核直径分布图

(a) 对照组；(b) 实验组

4) HAP 纳米粒子对细胞 DNA 含量的影响

表 1.17 显示对照组和实验组 DNA 含量分别为（11.32±1.66）mmol/mL 和（5.60±0.66）mmol/mL，两者之间存在显著差异（$p<0.01$）；从图 1.64 可以看到，对照组中有较多的分裂相，而实验组没有。由此说明 HAP 纳米粒子作用后，K562 细胞 DNA 含量减少，细胞核分裂减少，细胞分裂增殖能力减弱。

表 1.17　HAP 纳米粒子对细胞 DNA 含量的影响（$\overline{X}\pm SD$）

组别	对照组	实验组（0.56mmol/mL）
DNA 含量/(mmol/mL)	11.32±1.66	5.60±0.66*

注：与对照组相比，* $p<0.01$。

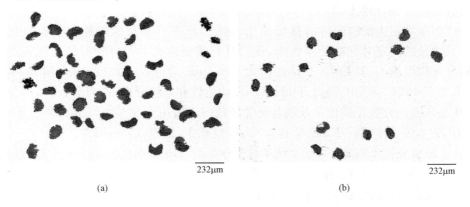

图 1.64　Feulgen 染色对照组（a）与实验组（b）

3. HAP 纳米粒子对 K562 细胞增殖抑制机理分析

体外药敏实验显示，HAP 纳米粒子对 K562 细胞的生长存在抑制作用，降低了细胞的增殖能力。因此，我们进一步观察研究了它对细胞超微结构、细胞周期和凋亡率、核仁组成区嗜银蛋白含量以及 DNA 含量的影响,探讨它所引起的 K562 细胞死亡方式及可能的机理。

透射电镜检测 HAP 纳米粒子引起细胞超微结构的变化为:胞质内出现大量大小不等的空泡,线粒体变异、嵴变粗、块状,水肿;内质网扩张、减少;核孔增宽,异染色质浓缩、边集,并有核袋形成;甚至部分细胞胞质脱落,形成仅有很薄的一层胞质包裹的细胞核结构。

流式细胞仪(flow cytometry,FCM)通过 DNA 的含量分析细胞周期分布,可反映肿瘤细胞的增殖状态。细胞周期主要分为 G_1 期、S 期、G_2 期和 M 期四期。HAP 纳米粒子作用后,首先出现 G_2/M 期的百分比增加,表明细胞阻滞在 G_2/M 期;随着作用时间的延长,细胞 G_1 期百分比增加,表明细胞阻滞在 G_1 期,而细胞 S 期百分比始终比较低。

核仁组成区嗜银蛋白(argyrophilic nucleolar organizer region protein,Ag-NOR)是一种酸性非组蛋白 C23,在核糖体基因(rDNA)转录活性中起重要调控作用。核仁组成区银染强度反映了 rDNA 转录活性水平。核仁组成区嗜银蛋白颗粒的数目、大小和形态是反映细胞增殖活性的重要指标[46]。核仁组成区嗜银蛋白的数目受几个因素的影响:①核仁内 rDNA 的转录活动增加,导致不明显的 Ag-NOR 明显化;②细胞倍体数增多,携带 AgNOR 的染色体增多;③细胞增殖水平及所处的细胞周期中的阶段。实验结果显示,对照组细胞的核仁组成区嗜银蛋白数目多,颗粒大,多连接成片,表明细胞恶性程度高,处于生长增殖期的细胞较多;而实验组细胞的核仁组成区嗜银蛋白颗粒较小,以圆形为主,也连接成片,但与对照组相比较小,颜色较浅。

DNA 是细胞繁殖遗传的物质基础,细胞 DNA 含量反映细胞生长及分化状态,其含量的测定对判断肿瘤性质、预后具有重要意义[47,48]。肿瘤的恶性程度越高,分化程度越差,其 DNA 含量就越高。Feulgen 染色方法由 Feulgen 和 Rossen-brck 等于 1924 年提出,由此开创了 DNA 的定性和定量分析,作为细胞核 DNA 特异性经典染色方法在病理学及细胞化学领域一直沿用至今[49]。实验结果显示,经 HAP 纳米粒子作用后,K562 细胞 DNA 含量减少,细胞核分裂减少。

上述研究结果均表明 HAP 纳米粒子作用后,K562 细胞出现了一系列的形态学、超微结构、细胞周期、细胞成分等的变化,最终细胞死亡。

现在有人认为细胞死亡有几种方式:凋亡、胀亡(oncosis)和胞体割裂(autoschizis)等。凋亡是一种经典的死亡方式,其主要形态学变化特征是细胞核染色质固缩和裂解,染色质密度增高,并聚集在核膜周边呈半月形,核仁裂解,进而胞膜内陷,将细胞分割为多个外有膜包被、内有完整细胞器的小体,称为凋亡小体,多数小体含有核成分。胀亡是一种不同于凋亡的新发现的死亡方式;胀亡细胞的主要表现为:细胞体积变大,肿胀,胞膜局部向外膨隆,甚至形成泡状,胞质空泡化等[50,51]。胞体割裂是一种新发现的死亡形态,它出现细胞膜的损伤,有进行性的胞质脱落,直至最后仅剩薄薄的一点胞质包围着一个完整的胞核[52]。这些超微结构的变化都要通过一定的检测技术才能体现出来。上述形态改变中:异染色质浓缩、边集,提示间期细胞早期凋亡;胞质内大量空泡的出现表明胞质空泡化,提示细胞胀亡的可能性;而仅有很薄的一层胞质包裹的细胞核、近似裸核的结构,提示可能存在细胞胞体割裂。在细胞死亡过程中,凋亡和胀亡在一定条件下可以相互转换[53,54],这提示在 HAP 纳米粒子引起的 K562 细胞死亡的过程中可能同时存在多种死亡方式,只是这几种死亡方式所占的比例不同而已。细胞周期分析说明,HAP 纳米粒子使 K562 细胞阻滞在 G_1 期,中断了细胞周期的进程,从而导致细胞增殖抑制、细胞死亡。凋亡率分析结果显示,经 HAP 纳米粒子处理后,细胞凋亡率增高,与对照组存在明显区别。核仁组成区嗜银蛋白含量、胞核直径、DNA 含量的分析结果显示,HAP 纳米粒子处理后,细胞 DNA 合成减少、细胞分裂减少,处于生长、增殖期的细胞数目下降,细胞的增殖能力下降。

所以,HAP 纳米粒子引起 K562 细胞死亡可能的机制是:抑制细胞 DNA 合成,降低核仁组成区嗜银蛋白含量,将细胞阻滞于细胞间期,通过细胞凋亡、胀亡和胞体割裂等细胞死亡方式,导致细胞生长增殖能力下降,最终抑制 K562 细胞的生长增殖。

以下采用体外培养方法观察 HAP 纳米粒子对其他几种癌细胞株增殖的抑制作用。

体外筛选适用于对合成药物、植物提取物或发酵液有效成分的研究,检查药物对癌细胞的直接损害,其特点是可观察体外传代培养的癌细胞与药物短期直接接触后的增殖能力,存活情况及形态学改变。采用微培养板法:首先将细胞接种于40 孔或 96 孔的微培养板内,每孔约 5×10^4 个细胞,培养 30min 后加入测试药物,将其在 37℃、5%CO_2 培养箱内培养 24h 后,加入等量 0.2% 台盼蓝,吸管打匀细胞,血细胞计数板上进行细胞计数,未染色的透亮细胞为活细胞,染成深蓝色细胞为严重损伤或死亡细胞,本法适合于批量样品筛选,常用下式求细胞存活率:

$$细胞存活率 = \frac{对照组活细胞数 - 给药组活细胞数}{对照组活细胞数} \times 100\%$$

另外,本节还用了噻唑蓝(MTT)比色分析法。用癌细胞存活百分率表示药物作用强度,一般实验室操作步骤是将 5×10^5 个癌细胞培养于 $100 \mu L$ RPMI-1640培养液的微孔板中,加 $10 \mu L$ MTT(5mg/mL),37℃下培育 4~6h,再加 100mL 酸化丙醇混合均匀,1h 后用波长 570nm 检测透光率。

将人喉癌细胞 Help-2、人鼻咽癌细胞 KB、人结肠癌细胞 HCT、人食管癌细胞Ec-109、人骨癌细胞 Os-732 分别培养在含有 10%小牛血清(56℃灭活 1h)、青霉素100IU/mL、链霉素 100IU/mL、pH=7.0~7.2 的 RPMI-1640 培养液中,5%CO_2、

37℃悬浮培养,每 3 天换液一次。实验过程中,收集对数生长期细胞,以 1×10^5 个/mL 活细胞密度接种,每瓶为 5×10^5 个细胞。

不同癌细胞的给药方法及实验条件有所差别,所以对其实验结果分别加以讨论。

1.4　n-HAP 对人喉癌细胞 Help-2 的作用

实验分三组:对照组、T19 组、T20 组,每毫升 2.8×10^5 个细胞在 RPMI-1640 培养液中($5\%CO_2$、37℃贴壁培养)24h 后,T19 组加入 HAP 纳米粒子 5mg/mL, T20 组加入 HAP 纳米粒子 10mg/mL,对照组不加 HAP 纳米粒子,作用 48h 和 72h 后,用倒置显微镜分别观察。

经 48h 培养后,在倒置显微镜下可见,对照组细胞生长旺盛,数量明显增多; T19 组在显微镜下只见到少量 Help-2 活细胞(图 1.65),在高倍镜下可看核仁; T20 组在镜下可看到细胞外形及核仁明显改变,并可看到 Help-2 细胞溶解。

经 72h 培养后倒置显微镜下也可见到类似的情况:对照组 Help-2 细胞生长更加旺盛;T19 组只见到极少 Help-活细胞(图 1.66);T20 组可见到细胞破裂溶解。

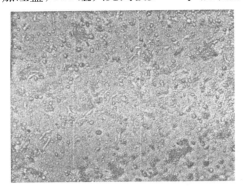 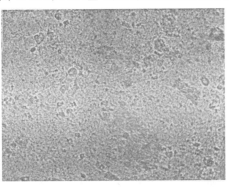

图 1.65　48h,T19 组 Help-2 活细胞,5×10　　图 1.66　72h,T19 组 Help-2 活细胞,5×10

1.5　n-HAP 对人食管癌细胞 Ec-109 的作用

取对数期生长的人食管癌细胞 Ec-109,消化计数,接种于 24 孔培养板上(接种前紫外线照射),每孔接种细胞数为 1×10^4 个/mL,培养 24h。加入的 HAP 纳米粒子分为两种:HAP(1)经 1200℃焙烧 2h,HAP(2)未经焙烧。取 HAP 纳米粒子 0.1g/mL 做 1:100 稀释,即先用 PBS 做 1:10 稀释后,高压灭菌,再加营养液依次稀释,加入 24 孔培养板的细胞中。逐日各取 3 个孔细胞消化计数,去除上清液,再用 PBS 冲洗两次后,用结晶紫染色,倾去冲洗余液,每孔加 200mL 1%SDS

溶解细胞,加 0.8mL 蒸馏水。对照组加 1%DMSO。用紫外分光光度计在 570nm 处测 OD 值。

经 4d 连续观察,对照组 Ec-109 细胞可见明显增殖,分裂相较多,细胞数目增多;而经 HAP 纳米粒子处理的细胞,细胞数量与对照组相比明显减少,细胞生长受到一定抑制。HAP 纳米粒子对人食管癌细胞 Ec-109 的增殖动力学的影响如表 1.18 所示。其中,HAP(1)在 1200℃下焙烧 2h,HAP(2)未经焙烧。

表 1.18　HAP 纳米粒子对人食管癌 Ec-109 细胞增殖动力学的影响

作用时间/d	OD_{570nm}值		
	对照组	HAP(1)	HAP(2)
1	1.920	1.460	1.640
2	1.580	1.170	1.280
3	1.850	1.180	1.130
4	2.101	1.490	1.590

HAP 纳米粒子对人食管癌细胞 Ec-109 存活率的影响如表 1.19 所示。

表 1.19　HAP 纳米粒子对人食管癌 Ec-109 细胞存活率的影响

作用时间/d	细胞存活率/%		
	对照组	HAP(1)	HAP(2)
1	100	56	64
2	100	60	62
3	100	63	53
4	100	53	49

HAP 纳米粒子对人食管癌细胞 Ec-109 增殖的抑制率(IR)如表 1.20 所示。

表 1.20　HAP 纳米粒子对人食管癌 Ec-109 细胞增殖的抑制率

作用时间/d	IR/%		
	对照组	HAP(1)	HAP(2)
1	0	24	15
2	0	26	19
3	0	36	39
4	0	29	24

以上实验结果表明,HAP 纳米粒子对人食管癌细胞 Ec-109 的抑制效应与浓度及作用时间有一定的对应关系,细胞的存活率与 HAP 作用时间呈负相关。

1.6　n-HAP 对人骨癌细胞 Os-732 的作用

将骨癌细胞 Os-732 稀释接种于 24 孔板上(接种前紫外线照射灭菌),每孔接

种细胞数为 1×10^4 个/mL,置于 37℃恒温培养箱内培养 24h。对照组 6 孔,逐日取 2 孔;实验组每组 9 孔,逐日每组取 3 孔。HAP 纳米粒子终浓度为 Z10(7.3×10^{-4}mol/L,1:10 稀释),Z20(1:20 稀释)。

用 GKN 清洗获取细胞,经胰蛋白酶消化,台盼蓝(trypan blue)染色计算活细胞数,绘制 Os-732 细胞生长曲线。

经 3d 细胞培养,连续观察,发现对照组 Os-732 细胞增殖明显,细胞数增多。而用 HAP 纳米粒子处理的 Os-732 癌细胞生长受到明显抑制,细胞数目较对照组减少,如表 1.21、表 1.22 所示。

表 1.21　HAP 纳米粒子对 Os-732 癌细胞生长的影响

分组	活细胞数/($\times 10^4$ 个/mL)		
	第 1 天	第 2 天	第 3 天
对照组	15	21	43
Z10	12	1	4
Z20	13	5	9

HAP 纳米粒子对人骨癌细胞 Os-732 存活率的影响见表 1.22。

表 1.22　HAP 纳米粒子对 Os-732 癌细胞存活率的影响

分组	细胞存活率/%		
	第 1 天	第 2 天	第 3 天
对照组	100	100	100
Z10	80	4	9
Z20	37	24	21

1. HAP 纳米粒子对骨癌细胞 Os-732 形态学和微结构影响的研究

对细胞的形态和微结构进行研究的结果表明,肿瘤细胞与同源的正常细胞形态和微结构并无根本的不同。其差别一般表现为:肿瘤细胞体积比同源正常细胞稍大,形状较不规则;肿瘤细胞膜表面有较多的膜延伸物,如微绒毛、胞质突起,以及伪足等暂时性结构;恶性肿瘤细胞中往往有较多的糖原颗粒,并常在胞质中出现空泡,而线粒体、高尔基体等的变化无一定的规律;肿瘤细胞的细胞核比同源细胞较大一些,其核膜折叠且呈不规则状,核仁大而数目较多,核质比增高等。

本节研究 n-HAP 处理后的骨癌 Os-732 细胞的形态及微结构的变化。

2. 细胞培养及给药处理

将人骨癌细胞 Os-732 置于含有 20%热灭活的小牛血清和适量抗生素的 RPMI-1640 培养液中(青霉素 100IU/mL、链霉素 100IU/mL,pH7.0～7.2),在 5%CO_2、37℃的环境中贴壁培养,收集对数生长期细胞,以 1.6×10^5 个/mL 活细胞接种,培养 24h 后给药处理,HAP 纳米粒子的终浓度分别为 $Z10 = 7.3 \times 10^{-5}$ mol/L、$Z20 = 3.65 \times 10^{-4}$ mol/L。对照组中加入等量的乙醇,乙醇的最终浓度不超过 0.1%,在此浓度下,乙醇对细胞的生长无明显影响。整个实验操作在避光环境中进行。

3. 光学显微镜下 Os-732 细胞的形态变化

Os-732 细胞经 HAP 纳米粒子作用 2d 后,在倒置显微镜下分别观察对照组以及经 HAP 纳米粒子处理的 Z10 和 Z20 组。实验中采用 0.25% 戊二醛磷酸盐缓冲液(pH=7.2)固定细胞。

图 1.67 为对照组骨癌细胞传代后第 2 天的光学显微镜照片,图(a)显示生长密集部位,图(b)显示稀疏部位。细胞平均直径约为 $15 \mu m$,细胞核大,约占细胞整个面积的 1/2～1/4。位于生长密集部位的细胞常为菱形扁平状,呈鱼鳞状排列,而处于稀疏部位的细胞呈菱形、长多边形或星形。细胞表面的微绒毛可通过暗视野观察到,并可见到生长良好的伪足。

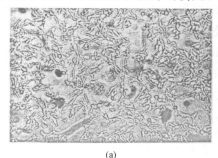 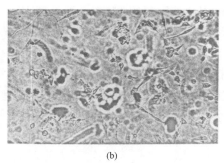

(a)　　　　　　　　　　　　　　(b)

图 1.67　对照组,10×10(a)和 15×10(b)

图 1.68 及图 1.69 为 HAP 纳米粒子处理后的骨癌 Os-732 细胞的光学显微镜照片。结果显示,HAP 纳米粒子处理后的 Os-732 细胞增殖受到明显抑制,活细胞数量明显减少,同时细胞形态也变得更不规则。显微镜下还可以观察到,在 Os-732 细胞膜的表面富集着大量的 HAP 纳米粒子(图 1.70),有良好的亲和力。

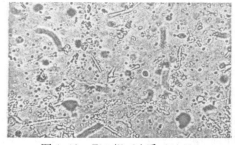 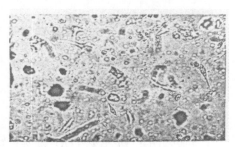

图 1.68　Z10 组,2d 后,10×10　　　　　图 1.69　Z20 组,2d 后,15×10

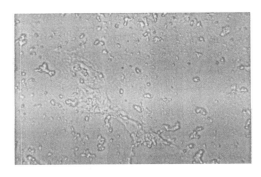

图 1.70　Z10 组,细胞破损,表面附 HAP,40×10

5. 扫描电镜观察 Os-732 细胞形态与结构的变化

经高压灭菌的盖玻片置于培养瓶内,将培养 2d 的人骨癌细胞 Os-732 同时接种在盖片上,将对照组和 HAP 纳米粒子作用的实验组细胞用 0.1mol/L 二甲基砷酸钠缓冲液配制的 1% 戊二醛处理固定 0.5h,经 0.05mol/L 二甲基砷酸钠缓冲液洗涤后,用乙酸异戊酯处理 1h,CO_2 临界点法干燥,再经离子镀膜仪镀金后,用日立 S-570 扫描电镜观察。照片图 1.71～图 1.73 是经 2d 培养后对照 Os-732 细胞的扫描电镜照片。从中可以看出,Os-732 细胞表面布满皱壁,增殖期细胞多呈泡状突起,细胞增殖快,生长旺盛,细胞饱满、伪足、纤维绒毛发育,细胞一般为多边形。

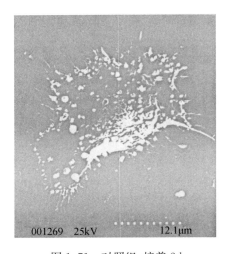

图 1.71　对照组,培养 2d

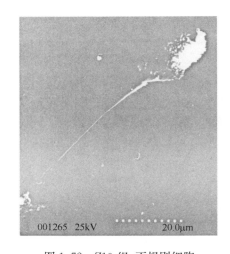

图 1.72　Z10 组,不规则细胞

图 1.72、图 1.73 为经 HAP 纳米粒子处理 2d 以后的 Os-732 细胞的扫描电镜

照片。与对照组(图 1.71)相比,其生长受到明显抑制,细胞萎缩、形态不规则,伪足拉长(图 1.72)。从相应的能谱分析,还可发现 HAP 纳米粒子在细胞表面富集(图 1.74)。

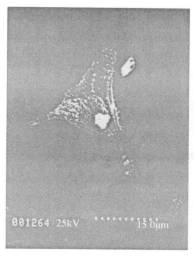

图 1.73　Z20 组,纤维绒毛不发育

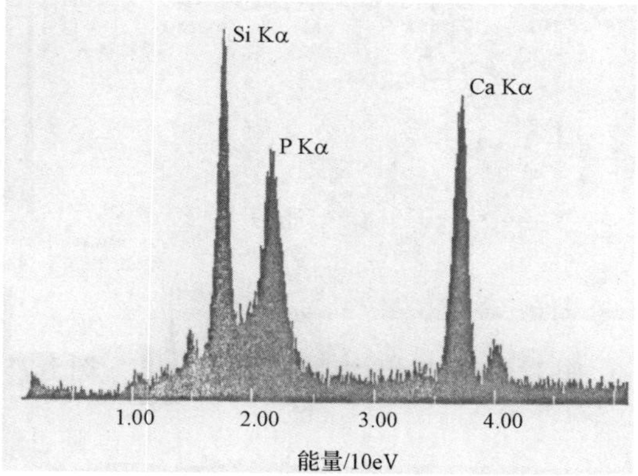

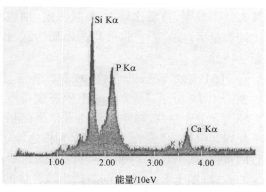

图 1.74　经 HAP 处理的 Os-732 细胞表面能谱

从照片(图 1.75)可见,在 Z20 组 HAP 纳米粒子作用下,Os-732 细胞发生破坏和裂解,同时可见 HAP 纳米粒子进入细胞内部,相应的能谱分析表明,在细胞内部明显地有 Ca^{2+} 存在(图 1.76)。

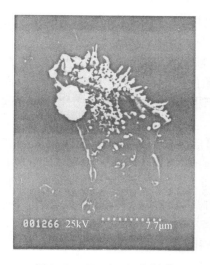

图 1.75　Z20 组,细胞断裂

图 1.76　经 Z20 组 HAP 处理的 Os-732 细胞表面能谱

图 1.77 是经 HAP 纳米粒子处理的 Os-732 细胞核的扫描电镜照片。图 1.78 是该细胞核的能谱分析结果,表明在细胞核内 Ca^{2+} 也明显存在。

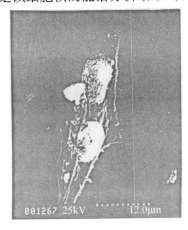
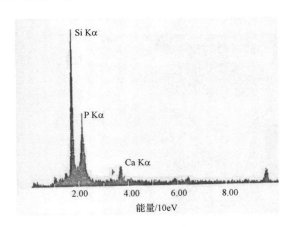

图 1.77　Z20 组,细胞核　　　　　图 1.78　经 HAP 处理的 Os-732 细胞的
　　　　　　　　　　　　　　　　　　　　　　　细胞核表面能谱

5. 透射电镜观察 Os-732 细胞微结构的变化

收集 HAP 纳米粒子 Z10 处理 2d 的人骨癌细胞 Os-732 以 1000r/min 离心 10min,弃上清液,收集细胞用无 Ca^{2+}、Mg^{2+} 的 Dulbecco 磷酸缓冲液洗一次,混悬,再用 2500r/min 离心 10min,弃上清液,细胞团块用 0.1mL 二甲基砷酸钠缓冲液(pH=7.4)配制的 2.5% 戊二醛在 4℃ 下固定 2h,1% 锇酸固定 1.5h。按常规,室温下经乙醇、丙酮梯度脱水,环氧树脂 816 包埋,乙酸双氧铀-柠檬酸铅双重染色。采用 LKB-5 型超薄切片机切片,在日立 H-600 电子显微镜下观察。

透射电镜下观察到的 Os-732 骨癌细胞,一般呈圆形、多边形、二卵圆形等,细胞核大且不规则,核质比较大,核膜凹陷,细胞质内的线粒体、高尔基复合体、粗面内质网数量少,发育差。这些均为生长活跃、代谢旺盛、分化不良的恶性肿瘤细胞形态学特性。

经 HAP 纳米粒子处理的 Os-732 细胞,其形态和内部结构均发生一系列变化。如图 1.79 所示,Os-732 细胞形态变得不规则,出现大小不等的凹陷,细胞平均直径为 $12\mu m$ 左右,细胞核大约占整个面积的 1/4～3/4 不等。核质比大,细胞核不规则,经进一步放大后,可观察到核边缘清晰,染色质精细,含有 1～2 个大而明显的核仁(图 1.80)。同时还可以观察到 Os-732 细胞在 HAP 纳米粒子作用下发生的破碎(图 1.81),这时细胞质中线粒体的嵴断裂,核染色质也破裂成碎片状,散布于核液内,核膜破裂,核浆混合。核内蛋白质和染色质减少,并形成空洞。

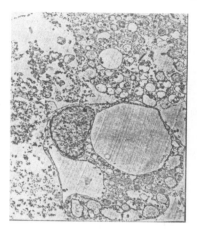

图 1.79　n-HAP 处理的 Os-732
细胞结构(一)

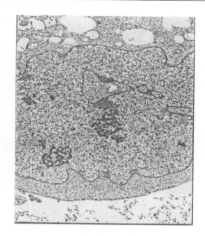

图 1.80　n-HAP 处理的 Os-732
细胞结构(二)

　　在透射电子显微镜下,还观察了 HAP 纳米粒子对 Os-732 骨癌细胞的影响,涉及细胞膜、细胞核、细胞质多个部分。首先是 HAP 纳米粒子与 Os-732 细胞膜具有亲和力,并富集在表面膜上(图 1.82)。随后,它深入细胞内部,分别与细胞质、细胞核发生作用。图 1.83 为 Os-732 细胞质的电镜照片;图 1.84 为 HAP 纳米粒子与细胞质内滑石内质网作用电镜照片;图 1.85 为 HAP 纳米粒子与 Os-732 细胞核作用的电镜照片;图 1.86 为 Os-732 细胞核在 HAP 纳米粒子作用下形成肾形的电镜照片。

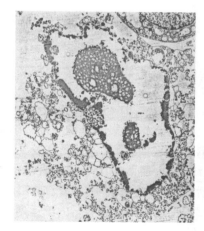

图 1.81　n-HAP 处理的 Os-732
细胞结构(三)

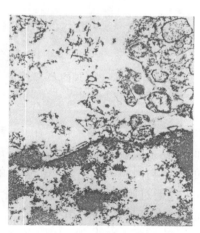

图 1.82　n-HAP 处理的 Os-732
细胞结构(四)

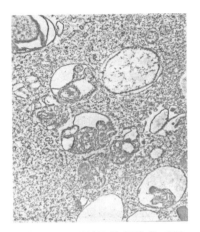

图 1.83　　n-HAP 处理的 Os-732
细胞结构（五）

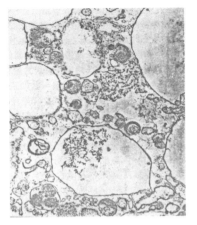

图 1.84　　n-HAP 处理的 Os-732
细胞结构（六）

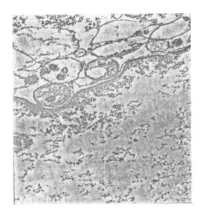

图 1.85　　n-HAP 处理的 Os-732
细胞结构（七）

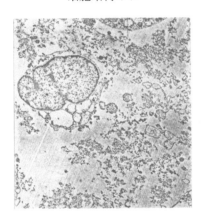

图 1.86　　n-HAP 处理的 Os-732
细胞结构（八）

　　图 1.82 是 HAP 纳米粒子在 Os-732 细胞膜外表面富集的电镜照片。细胞膜外表面主要是膜表面以及镶嵌的一些动态结构，如表面抗原、各种受体及某些酶。细胞的外膜与内膜一起组成一个连续的膜系统。膜表面结构接受来自环境的各种刺激，进而通过膜系统影响和调节整个细胞活动，并由此组成一个膜反应系统。另外，细胞膜本身是多孔的，其孔的尺寸为纳米级，它是细胞所需能量的输运通道，如 Na^+、K^+ 的转运，此外，ATP 酶及氨基酸的转运都是通过这个孔系统进行的。HAP 纳米粒子借助于与 Os-732 细胞膜的亲和作用在其表面富集，一方面会对上述膜反应系统和能量转运系统产生影响；另一方面，粒径小于细胞膜孔尺度的HAP 粒子也可以经此通道进入细胞内部直接与细胞质、细胞核发生作用。

图 1.84 的电子显微照片表明,Os-732 细胞中的细胞质较少,细胞器比较简单,只存在少量分散分布的线粒体,高尔基复合体也不发达,胞质内有少量分散的粗面内质网随机地分布在细胞质内,而滑面内质网较发达,内质网是细胞脂类和类固醇合成的场所。图 1.84 显示进入细胞质的 HAP 纳米粒子与滑面内质网的相互作用。这表明脂类、类固醇等与 HAP 有较好的亲和性。

图 1.85 显示进入细胞内部的 HAP 纳米粒子对细胞核的影响。HAP 使细胞核成肾形照片(图 1.86),而细胞核是 DNA 复制和某些核蛋白质合成的主要场所。因此,HAP 纳米粒子对 Os-732 细胞核的上述影响有可能直接干扰 DNA 的复制和核蛋白质的合成。

1.7 n-HAP 对胃癌细胞 MGc、鼻咽癌细胞 KB、结肠癌细胞 HCT 的作用

将对数生长期的人胃癌细胞 MGc、人鼻咽癌细胞 KB、人结肠癌细胞 HCT 分别接种于 96 孔培养板上(接种前紫外线照射 5h),每孔的细胞数为 2×10^4 个/0.2mL,待贴壁后加入受试化合物,所有实验均分为三组,溶剂对照组加 1% DMSO,纳米粒子 HAP(1)组和 HAP(2)组,浓度均为 8.5×10^{-5} mol/L,培养 72h 后,加入 MTT,4h 后去除培养液,加入酸化异丙醇,经振荡后用紫外分光光度计测定 570nm 波长处的光密度(OD)值。经计算机处理,得出 HAP 纳米粒子对各类癌细胞增殖的抑制率。

实验结果表明,HAP 纳米粒子对人胃癌细胞 MGc、人鼻癌细胞 KB 及人结肠癌细胞 HCT 的生长均有明显的抑制作用,与对照组相比均有显著差异(表 1.23)。

表 1.23 n-HAP 粒子对 MGc、KB 及 HCT 癌细胞增殖动力学的影响

细胞种类	OD_{570nm}值($\overline{X} \pm SD$)		
	对照组	HAP(1)	HAP(2)
胃癌细胞 MGc	1.223 ± 0.33	0.864 ± 0.15	0.888 ± 0.11
鼻咽癌细胞 KB	1.189 ± 0.052	0.311 ± 0.062	0.341 ± 0.04
结肠癌细胞 HCT	1.648 ± 0.041	1.195 ± 0.115	0.963 ± 0.105

根据 OD 值计算出人胃癌细胞 MGc、人鼻癌细胞 KB 及人结肠癌细胞 HCT 实验组与对照组细胞的存活率(表 1.24)。

HAP 纳米粒子对 MGc、KB 及 HCT 增殖癌细胞的抑制作用见表 1.25。其中:

$$IR = \frac{对照组\ OD\ 值 - 实验组\ OD\ 值}{对照组\ OD\ 值} \times 100\%$$

表 1.24　72h MGc、KB、HCT 癌细胞的存活率

细胞种类	细胞存活率/%		
	对照组	HAP(1)	HAP(2)
胃癌细胞 MGc	100	70	72
鼻癌细胞 KB	100	26	28
结肠癌细胞 HCT	100	72	58

表 1.25　72h MGc、KB、HCT 癌细胞增殖的影响

细胞种类	细胞生长抑制率/%		
	对照组	HAP(1)	HAP(2)
胃癌细胞 MGc	0	29	27
鼻癌细胞 KB	0	74	74
结肠癌细胞 HCT	0	27	42

上述结果表明,HAP 纳米粒子对人胃癌细胞 MGc、人鼻咽癌细胞 KB 及人结肠癌细胞 HCT 均有不同程度的抑制作用。HAP 纳米粒子在同一浓度下,对不同癌细胞的杀伤和抑制效应不尽相同,说明 HAP 纳米粒子对不同类型癌细胞增殖的抑制作用有一定的选择性。

接下来我们将详细探讨 HAP 纳米粒子对胃癌 MGc-803 细胞的作用及其机理,系统地研究 HAP 纳米粒子对胃癌 MGc-803 细胞的作用,而且对其作用机制进行探讨也是研究者十分关心的问题。首先需研究 HAP 对胃癌细胞生长、集落形成的影响;然后研究 HAP 对癌细胞骨架的破坏作用,如微丝的消失、微管的解聚等;在此基础上,进一步研究 HAP 纳米粒子对胃癌细胞周期时相分布的影响;探讨其对 DNA 合成和 *c-myc* 癌基因表达的抑制作用等问题。

1. HAP 纳米粒子对胃癌 MGc-803 细胞生长的影响

肿瘤细胞的生长方式有别于正常细胞,主要表现为它们能持续生长。从细胞群体增殖动力学的观点来看,在正常更新组织中,细胞新生和消亡的数量大致相等,处于动态平衡状态。而肿瘤组织中癌细胞的生成远超过其消亡,细胞数常以指数形式增长。

通过在体外对人体癌细胞进行短期或长期培养,可观察某种药物的抗癌作用。药物的生物效应与其浓度、作用时间密切相关,因此可固定作用时间,采用不同药物浓度;或固定药物浓度,采用不同作用时间观察细胞存活率的变化,以判断药物的效应。

2. HAP 纳米粒子对 MGc-803 胃癌细胞生长和存活率的影响

人胃低分化黏液腺癌细胞 MGc-803 由山东师范大学建株,使用含 10% 新生小牛血清 RPMI-1640 培养液将 MGc-803 细胞稀释为 3×10^4 个/mL,接种于小瓶内,3mL/瓶,置于 5%CO$_2$、37℃ 培养 24h 后,随机分为对照组和实验组,15 瓶/组,实验组加 HAP 纳米粒子 Z 221 和 Z 1618(终浓度为 3.4×10^{-5} mol/L),逐日每组取 3 瓶,用台盼蓝染色法计算活细胞数。绘制细胞生长曲线。

经 5d 培养,可连续观察到对照组 MGc-803 细胞增殖明显,细胞数增多,而用 HAP 纳米粒子处理的 Z 221 组和 Z 1618 组 MGc-803 细胞生长明显受到抑制,细胞数较对照组明显减少,5d 逐日取细胞计数结果见表 1.26。

表 1.26　HAP 纳米粒子对人胃癌细胞 MGc-803 生长的影响

分组	活细胞数/($\times 10^4$ 个/mL)				
	第 1 天	第 2 天	第 3 天	第 4 天	第 5 天
对照组	9	20	40	60	87
Z 221	5	7	12	10	7
Z 1618	7	8	18	21	19

HAP 纳米粒子对人胃癌细胞 MGc-803 作用后,其细胞存活率见表 1.27。

表 1.27　HAP 纳米粒子对 MGc-803 细胞存活率的影响

分组	细胞存活率/%				
	第 1 天	第 2 天	第 3 天	第 4 天	第 5 天
对照组	100	100	100	100	100
Z 221	56	35	30	17	8
Z 1618	78	40	45	35	22

HAP 纳米粒子对人胃癌细胞 MGc-803 增殖的抑制作用见表 1.28。

表 1.28　HAP 纳米粒子对细胞 MGc-803 增殖的抑制作用

分组	细胞抑制率/%				
	第 1 天	第 2 天	第 3 天	第 4 天	第 5 天
对照组	0	0	0	0	0
Z 221	44	65	70	83	92
Z 1618	22	60	55	65	78

上述结果表明,HAP 纳米粒子对 MGc-803 胃癌细胞的生长具有明显的抑制作用(图 1.87)。

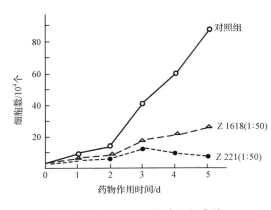

图 1.87　MGc-803 细胞生长曲线

为了进一步研究 HAP 纳米溶胶剂量对胃癌细胞 MGc-803 增殖动力学的影响,调整浓度为 1∶50、1∶100、1∶200,调整 MGc-803 细胞浓度为 3000 个/mL,并将其接种入 96 孔培养板,每孔 0.2mL,在 37℃加入含 5%CO$_2$ 培养 24h。之后对照组加入新鲜培养液,试验组加入含 HAP 纳米溶胶的培养液,其浓度分别为 3.34×10^{-5} mol/L、1.67×10^{-6} mol/L、8.35×10^{-7} mol/L,置于 5%CO$_2$、37℃培养 48h,去除培养液,加入 MTT 溶液(每孔 200mL)后,置于 5%CO$_2$、37℃培养箱 4h,弃去孔内液体,每孔加入 200mL DMSO,轻度振荡 10min,用酶标仪测定 570nm 波长处的光吸收值,计算细胞 IC$_{50}$ 值。经 3d 连续观察,对照组 MGc-803 细胞明显增多,而经 HAP 纳米粒子处理的 MGc-803 细胞生长受到抑制,其对胃癌 MGc-803 细胞增殖的动力学影响如表 1.29 所示。

表 1.29　HAP 纳米粒子对 MGc-803 细胞增殖的动力学影响

n-HAP 及作用时间/h		OD$_{570nm}$值($\overline{X}\pm$SD)			
		对照	大剂量	中剂量	小剂量
Z 221	24	0.57±0.04	0.37±0.02	0.42±0.04	0.49±0.05
	48	0.81±0.15	0.38±0.10	0.53±0.08	0.55±0.10
	72	1.55±0.06	0.53±0.07	0.74±0.03	0.92±0.12
Z 1618	24	0.53±0.05	0.44±0.06	0.49±0.02	0.54±0.07
	48	0.80±0.05	0.51±0.12	0.55±0.11	0.56±0.12
	72	1.55±0.06	0.72±0.22	0.93±0.17	0.98±0.15

利用 OD 值可计算出相对应组的 MGc-803 细胞在 HAP 纳米粒子作用下,细胞的存活率(表 1.30)。

结果显示,胃癌 MGc-803 细胞的存活率与 HAP 纳米粒子的浓度及作用时间有关(表 1.31、图 1.88)。

表 1.30　HAP 纳米粒子对 MGc-803 细胞存活率的影响

n-HAP 及作用时间/h		细胞存活率/%			
		对照	大剂量	中剂量	小剂量
Z 221	24	100	65	74	86
	48	100	47	65	68
	72	100	34	48	59
Z 1618	24	100	83	93	100
	48	100	64	69	70
	72	100	46	60	63

表 1.31　HAP 纳米粒子对 MGc-803 细胞生长的抑制作用

n-HAP 及作用时间/h		细胞生长抑制率/%			
		对照	大剂量	中剂量	小剂量
Z 221	24	0	35	26	14
	48	0	53	35	32
	72	0	66	52	41
Z 1618	24	0	17	7	0
	48	0	36	31	30
	72	0	54	40	37

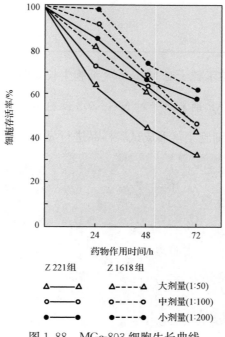

图 1.88　MGc-803 细胞生长曲线

3. HAP 纳米粒子对胃癌 MGc-803 细胞集落形成的影响

体外培养的正常细胞在向恶性转化过程中,伴随着生长特性的变化。正常细胞的排列有方向性、呈单层生长,存在密度依赖性抑制效应;而恶化的成纤维细胞,其方向性消失,呈多层重叠生长,密度依赖抑制消失。这种癌细胞的叠层生长,可以用细胞集落形成率试验进行半定量测定。同样,药物对癌细胞的杀伤作用也可以借此做半定量测定。

最简单的体外细胞集落形成试验是把经药物处理过的细胞按不同稀释度接种在平皿里,加入适合的培养液,在 37℃ 中培养数天,集落经固定、染色后,对多于 50 个细胞的集落予以计数,以集落细胞数和接种细胞数之比来表示集落形成率:

$$集落形成率=\frac{集落细胞数/孔}{接种细胞数/孔}\times100\%$$

将 HAP 纳米粒子 Z 221 和 Z 1618 配制成 3.34×10^{-4} mol/L,用 RPMI-1640 培养液调整 MGc-803 细胞浓度为 300 个/mL,将其接种入 24 孔培养板,每孔 1mL,每组为 4 个孔。实验组加 HAP 纳米粒子,对照组加等量 RPMI-1640 培养液。将 24 孔板置于 5%CO_2、37℃,培养一周后,进行细胞计数,结果如表 1.32 所示。

表 1.32　HAP 纳米粒子对 MGc-803 细胞集落形成的影响

分组	集落数	集落形成率/%
对照组	220 ± 8.6	73.3
Z 221	91 ± 3.4	30.3
Z 1618	180 ± 5.8	60.0

结果表明,HAP 纳米粒子对 MGc-803 细胞生长有明显的抑制作用。

4. 显微镜观察 HAP 纳米粒子对 MGc-803 细胞集落形成的影响

对上述 MGc-803 细胞集落形成试验样品进行显微观察,由图 1.89 可见,对照

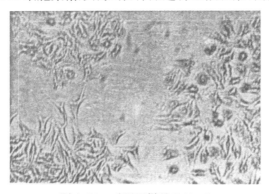

图 1.89　对照组样品(×100)

组细胞生长很快,呈叠层生长,集落形成率高达 73.3%。

由图 1.90、图 1.91 可见,经 HAP 纳米粒子作用的 MGc-803 生长受到抑制,细胞分散分布,不易形成集落,以 Z 221 组细胞尤为明显。

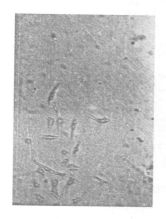 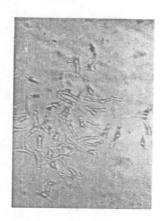

图 1.90　Z 221组(×100)　　　　　图 1.91　Z 1618组(×100)

5. HAP 纳米粒子对 MGc-803 细胞骨架的影响

细胞骨架是由微丝、微管及中间丝所组成。这三种结构形成了细胞的主体网络,称为微梁系统或细胞骨架。细胞器和膜系统均是由这个微梁系统所支撑。

应该指出的是,上述细胞骨架不只是简单的束与网的结构,而且是参与细胞生物学过程中不可分割的一部分。微丝执行细胞内运输、细胞质运动和细胞的移动等多种功能。微管含有微管蛋白,它既具有支架作用,又行使细胞的运动、分裂及细胞内运动的功能。因此又可以认为,微丝是细胞的肌肉系统,微管是细胞的骨骼。有关中间丝的功能尚了解不多。由于细胞核周围中间丝数量较多,以及它们由核周向外放射横穿胞质,因此可能在支持以及维持细胞核位置方面起作用。在细胞的不同生理、病理条件下,细胞骨架却可以发生明显的改变,因此,药物对癌细胞骨架的影响可能干扰癌细胞的生物学特性。

6. HAP 纳米粒子对 MGc-803 细胞微管的影响

为了研究 HAP 纳米粒子对 MGc-803 细胞微管的影响,用冷丙酮固定细胞(染微管),再加抗管蛋白单抗,并在 37℃ 温度下培育 1h 后,用 PBS 缓冲液冲洗细胞,然后用 FITC 标记免抗小鼠 IgG 抗体,在 37℃ 温度下培育 1h,PBS 缓冲液洗细胞,封片后在荧光显微镜下观察结果。

图 1.92 显示对照组 MGc-803 胃癌细胞完整的微管系统,图 1.93 显示 HAP 纳米粒子 Z 221处理的各样品。由图 1.93(a)可见,处理 24h 后 MGc-803 细胞微管

发生了明显的解聚作用；由图 1.93(b)可见，经 48h 处理后微管网架已基本消失，荧光弥散分布。

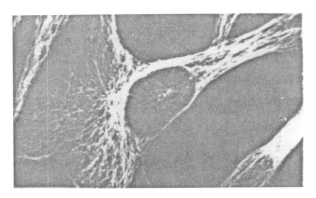

图 1.92　对照组 MGc-803 细胞微管照片(×100)

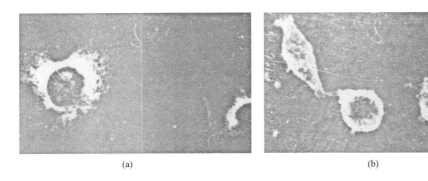

(a) (b)

图 1.93　HAP 纳米粒子对 MGc-803 细胞骨架的影响(×100)
(a) 作用 24h；(b) 作用 48h

7. HAP 纳米粒子对 MGc-803 细胞微丝的影响

用多聚甲醛固定细胞 10min(染微丝)，之后用 PBS 缓冲液冲洗 3 次，再用 Ro-damin-Phalloidi(1∶20)室温下染色 30min，再用 PBS 缓冲液冲洗 3 次，最后用蒸馏水冲洗后封片。在荧光显微镜下观察结果。

图 1.94 显示对照组胃癌 MGc-803 细胞微丝形态。内有许多由微丝束组成的应力纤维网架结构。图 1.95 显示 HAP 纳米粒子处理的 MGc-803 细胞微丝发生了明显变化。从化学组成看，肌动蛋白和肌球蛋白是微丝的主要蛋白。因此，随着细胞微丝束的破坏，出现许多肌动蛋白体结构，呈点状和短树根状。随着 HAP 纳米粒子作用时间的延长，MGc-803 细胞微丝束越来越少，网架结构破损严重。

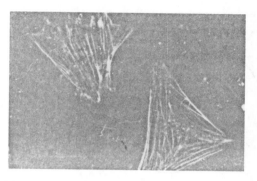

图 1.94　对照组 MGc-803 细胞微丝形态(×40)

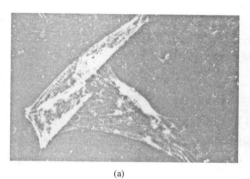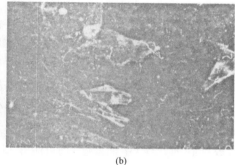

(a)　　　　　　　　　　　　　　　　　(b)

图 1.95　HAP 纳米粒子对 MGc-803 细胞微丝结构的影响(×40)

(a) 处理 24h；(b) 处理 48h

8. HAP 纳米粒子对胃癌 MGc-803 细胞增殖周期的影响

细胞通过分裂生成和自己相同的细胞群体而生长，即增殖。一个细胞经过一个增殖周期便分裂为两个细胞(子细胞)。这些新生细胞，或者立即进入下一周期；或者暂时地离开增殖期，但保持增殖能力(称为 G_0 期细胞)；或者永久地离开增殖期，成为休止细胞或分化为有特定功能的细胞。

癌细胞的增殖速率并不一定比正常细胞快，但是正常细胞增殖到一定限度就停止了，其增殖数大体相当于消亡数，总数保持恒定。癌细胞则不同，它以持续无限制的方式增殖，其数量不断增加，永不停止。

每一个细胞周期可以划分为四个连续的阶段，或称之为时相，即 G_1 期(DNA 合成前期)、S 期(DNA 合成期)、G_2 期(DNA 合成后期，或有丝分裂前期)、M 期(有丝分裂期)。细胞周期循 G_1—S—G_2—M 的顺序移动，如图 1.96 所示。

细胞周期的各时相均进行着大分子的合成，前一时相进行的生物合成，为过渡

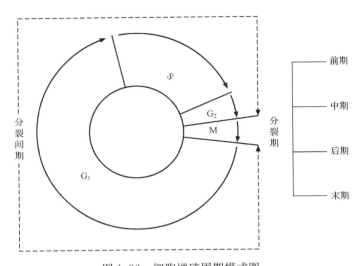

图 1.96　细胞增殖周期模式图

G₁：DNA 合成前期；S：DNA 合成期；G₂：有丝分裂前期；M：有丝分裂期

到后一时相准备必需的物质。因此阻断细胞周期中任一时相的生物合成都可以使整个增殖周期中断。细胞周期各时相的生物合成见表 1.33。在细胞增殖周期中，从 G_1 向 S 过渡，需要合成特殊的 RNA 和蛋白质。用蛋白质合成抑制剂或 RNA 合成抑制剂处理 G_1 期细胞，均可阻止 G_1 期进入 S 期。同样，用 DNA 合成抑制剂处理处于 S 期的细胞，也可阻止 S 期进入 G_2。所以抑制任一时相的生物合成，都可以使增殖周期中断。这是许多抗癌药物的主要作用机理之一。

表 1.33　细胞周期各时相的生物合成

时相	DNA 合成	RNA 合成	蛋白质合成
G_1	−−	+	++
S	+	+	+++
G_2	−−	+	++
M			+

注："+"表示合成活性高，"−"表示合成活性低。

　　为了探讨 HAP 纳米粒子对胃癌 MGc-803 细胞增殖周期的影响，进行了如下的试验研究。

　　用含 10% 小牛血清的 RPMI-1640 调制 MGc-803 细胞浓度为 5×10^5 个/mL，接种入培养瓶内(8mL/瓶)，置于 5% CO_2、37℃ 培养 24h。之后实验组加入 HAP 纳米粒子 Z 221(浓度 1∶50)，作用 8h、16h、24h 分别取样按以下步骤处理：分别收集对照组和实验组 MGc-803 细胞；离心去上清液，加 PBS 缓冲液冲洗细胞，离心去上清液,振荡分散细胞,将细胞悬液加入 10mL 70%冷乙醇(4℃)中,混匀固定细胞,置于冰箱(4℃)中保存。测定时先离心去乙醇加 PBS 缓冲液悬浮细胞,离心洗细胞一次,去上清液,加 PBS 缓冲液,调整细胞浓度为 10^6 个/mL,加 RNase (250mg/mL)作用 30min(37℃),取 0.5mL 细胞悬液,经尼龙网过滤,加 $50\mu L$ PI (碘化丙锭)染色,用 ERICS-PROFILE(Ⅱ)流式细胞仪测定各时相细胞 DNA 含量。从测试结果(图 1.97、表 1.34)可见,HAP 纳米粒子处理 8h 的 MGc-803 细胞的增殖周期时相分布没有明显改变;而经 16h 处理后,对 S 期已产生影响;经 24h 处理后,S 期明显受阻。即由对照组的 16.7% 减少到 9.4%,这可能是由于 HAP 纳米粒子抑制了 S 期 DNA 的合成,从而改变了细胞周期时相分布,抑制了细胞的增殖。

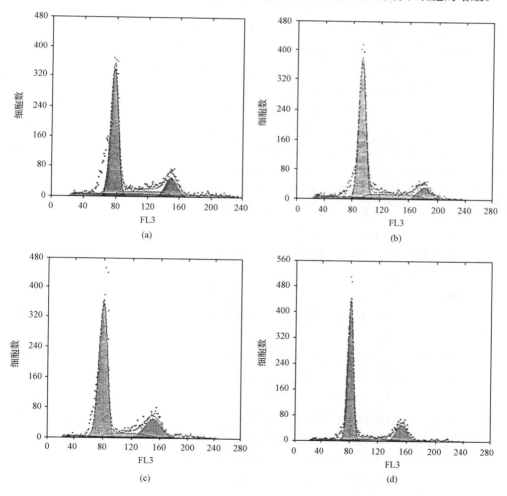

图 1.97　n-HAP 对 MGc-803 细胞周期时相分布的影响

(a) 对照组;(b) 作用 8h;(c) 作用 16h;(d) 作用 24h

表 1.34　HAP 纳米粒子对 MGc-803 细胞周期时相分布的影响

n-HAP 作用时间/h	细胞周期时相分布/%		
	G_1	S	G_2/M
对照组	67.7	16.7	15.6
8	70.8	17.4	11.7
16	68.4	11.1	20.5
24	73.0	9.4	17.6

9. HAP 纳米粒子对 MGc-803 细胞癌基因的作用

现代医学表明,癌症本质上是一种基因病。核酸分子杂交法证实,几乎在所有的高等脊椎动物细胞的基因组中,都可以找到细胞癌基因。这类癌基因在正常情况下不表达或表达甚微,当其被激活而大量表达时,即可能导致癌变。因而癌基因的异常表达是导致癌变的主要机制之一。

目前已经发现的癌基因有数十种,可分为五类: src 基因族、ras 基因族、sis 基因族、myc 基因族以及 myb 基因族。src 族各癌基因的结构不完全相同,但它们表达产物的氨基酸顺序基本相同,并具有酪氨酸蛋白激酶活性(Tyr-Pk 活性)。ras 族各癌基因的表达产物都是 p21 蛋白,但不具有 Tyr-Pk 活性。sis 基因族的表达产物是 p28 蛋白。myc 基因族在结构上相似,其表达产物虽然不同,但都是核内蛋白,能和 DNA 相结合而发生作用。myb 基因族的产物及功能与 c-myc 类似。

为了揭示和探讨 HAP 纳米粒子抑制癌细胞增殖的机理,我们进行了点印迹分子杂交实验,观察 HAP 对癌基因表达是否有抑制作用。

1) DNA 提取

对照组 MGc-803 细胞置于含 10% 小牛血清的 RPMI-1640 培养液中。HAP 纳米粒子用 RPMI-1640 培养液 1:50 稀释,处理 MGc-803 细胞 6h 及 24h,在 37℃、5%CO₂ 培养。

应用 DNA 快速提取试剂盒提取 DNA,其步骤为:细胞离心后去上清液,用冷 PBS(pH7.2)缓冲液冲洗 2 次,加入试剂盒中裂解液,轻摇 5min,再加蛋白酶 K,在 60～65℃反应 1h 后,煮沸 10min 去掉蛋白酶 K,用酚:氯仿:异戊醇混合液抽提 5min,离心取上清液,加 2 倍体积乙醇沉淀,离心 5min(10 000r/min),将沉淀物用 75%预冷乙醇洗一次,离心,收集沉淀,溶于冷 TE 缓冲液,取 5μL 所提 DNA＋995μL 重蒸水,在 260nm 处测 DNA 的吸收值。测得缓冲液 DNA 浓度如下:对照组 2.4μg/mL、6h 处理组 2.2μg/mL,24h 处理组 1.8μg/mL。

2) 实验结果及讨论

实验表明,HAP 纳米粒子不仅对 MGc-803 细胞 DNA 合成有影响,而且对

MGc-803 细胞的癌基因 *c-myc* 也有明显影响。点印迹分子膜杂交实验显示(图 1.98)，MGc-803 细胞经 HAP 纳米粒子作用后，*c-myc* 癌基因表达受到一定抑制，由于 *c-myc* 基因是一种与细胞周期关系密切的核内癌基因，其表达是细胞进入 S 期的关键。

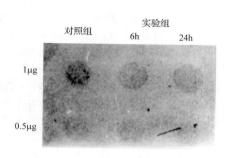

图 1.98　点印迹分子膜杂交

因此，*c-myc* 基因表达抑制可能影响 MGc-803 细胞进入 S 期。

综上所述，HAP 纳米粒子可影响 *c-myc* 癌基因表达的改变，这可能是其抑制癌细胞的生长及 DNA 合成分子的作用机制之一。

由此可见，HAP 纳米粒子对多种不同癌细胞都有一定的杀伤抑制作用，具有一定的抗瘤广谱性。同时，HAP 纳米粒子对不同癌细胞的抑制效应不同，表明其抗瘤作用类型对癌细胞具有一定的选择性。

参 考 文 献

［1］司徒镇强，吴正军. 细胞培养. 北京：世界图书出版公司，1996. 138，139

［2］李杰，刘玉琴. MTT 法在肿瘤研究中的改良及应用进展. 中国肿瘤临床，1998，25：312

［3］Hideki A. Science and Medical Application of Hydroxyapatite. Tokyo：Takayama Press System Center Co Inc，1991. 13～16

［4］King R G，Delaney P M. Confocal microscopy in pharmacological research. Trends Pharmacol Sci，1994，15(8)：275～279

［5］Shotton D，White N. Confocal scanning microscopy：three-dimensional biological imaging. Trends Biochem Sci，1989，14：435～439

［6］Matsumoto B. Methods in Cell Biology. *In*：Wilson L，Matsumoto B，Matsudaira P. Cell Biological Applications of Confocal Microscopy. New York：Academic Press，1993. 38

［7］Fine A，Amos W B，Drubin R M，et al. Confocal microscopy：application in neurobiology. Trends Neurosci，1988，11(8)：346～351

［8］Terasaki M. Labeling of the Endoplasmic Reticulum with DiO_6(3). *In*：Celis J E. Cell Biology：A Laboratory Handbook. New York：Elsevier Academic，1998. 501～506

［9］宋今丹. 医学细胞生物学. 北京：人民卫生出版社，1993：107～117

［10］Lee C，Chen L B. Dynamic behavior or endoplasmic reticulumin living cells. Cell，1988，54：42

［11］李旦，宋今丹. 癌基因转染后细胞内质网膜系统的超微结构变化. 中华物理医学杂志，1996，3(18)：1～3

［12］第二军医大学电镜室，复旦大学生物系电镜室. 细胞超微结构及功能. 上海：上海科学技术出版社，1981. 99～104

［13］魏凤香，罗佳滨，孟祥才等. 羟基磷灰石纳米粒子对 Hela 细胞凋亡作用的研究. 黑龙江医药科学，2005，28(3)：3～5

[14] 汤钊猷，余业勤. 原发性肝癌. 上海：上海科学技术出版社，1999：362～371

[15] 陈佩. 羟基磷灰石纳米粒子对 K562 细胞增殖抑制作用的研究：[硕士论文]. 武汉：武汉理工大学，2006

[16] 张士成，李世普，袁润章. 磷灰石超微粉对胃癌 MGc-803 细胞集落形成和细胞骨架的影响. 磷灰石超
　　微粉对骨癌 Os-732 细胞形态的影响. 武汉工业大学学报，1996，18(1)：9～15

[17] 冯凌云，阎玉华，陈闻杰等. 羟基磷灰石溶胶对 W-256 癌肉瘤细胞钙离子浓度及细胞形态结构的影
　　响. 中国生物医学工程学报，1999，17(4)：374～377

[18] 夏清华，陈道达，林华等. HASM 对 W-256 细胞系 DNA 含量及细胞周期的影响. 武汉工业大学学报，
　　1999，21(2)：5～6

[19] Xia Q H，Nie H Y，Chen D D，et al. The effect of hydroxyapatite ultrafine powder on the immunity
　　function of tumor-bearing mice. J Tongji Med Univ，2001，21(2)：143～144

[20] 蔡筱彦. 凋亡素基因转入人类肝癌细胞诱导细胞凋亡研究：[硕士论文]. 广州：暨南大学，2002

[21] 谢冰芬，冯公侃，朱孝峰等. 茶多酚对人癌细胞和人体细胞增殖及凋亡的实验研究. 中草药，2003，6：
　　540～543

[22] Cao X Y，Li S P，Zhang R，et al. Effect on the hepatocellular carcinoma cell proliferation and cell cycle
　　treated with hydroxyapatite nanoparticles. China J Cancer Prev Treat，2003，10(3)：256～258

[23] 许迅辉，王国民，任豫申. 应用吖啶橙染色法检查尿液癌细胞的评价. 国外医学临床生物化学与检验
　　学分册，2001，22(4)：220

[24] George P，Han J，Watnab T，et al. Quantitative fluorescence measurements of AO stained normal and
　　malignant bladder cells. Int J Cancer，1983，31：577

[25] 张覃沐. 抗肿瘤药物的药理与临床应用. 郑州：河南医科大学出版社，1999.10～14

[26] Shao J C，Wu J F，Wang D B，et al. Relationship between the expression of human telomerase reverse
　　transcriptase gene and cell cycle regulators in gastric cancer and its significance. World J Gastroenterol，
　　2003，9(3)：427～431

[27] 吴波，周晓军. 细胞凋亡的检测方法. 临床与实验病理学杂志，1997，13(3)：262～263

[28] 谭鲁鲁，周柔丽. 医学细胞生物学. 北京：北京医科大学和中国协和医科大学联合出版社，1992：
　　198～204

[29] 云径平，林汉良，吴秋良. 食管小细胞癌的临床病理、免疫组化及电镜观察. 癌症，1998，17(4)：
　　251～253

[30] 胡军祥，虞研原，葛云法. 肿瘤细胞深低温冷冻后的功能和超微结构变化的研究. 科技通报，1995，
　　11(6)：341～346

[31] 魏文，冯宇霞，张双喜等. 吖啶橙与碘化丙啶检测细胞 DNA 方法的比较. 中华物理医学杂志，1994，
　　16(3)：166～169

[32] Wang Y，Li X T，Wang L，et al. An alternative form of paraptosis-like cell death，triggered by TAJ/
　　TROY and enhanced by PDCD5 overexpression. J Cell Sci，2004，117(8)：1525～1532

[33] Asher E，Payne C M，Bernstein C. Evaluation of cell death in EBV-transformed lymphocytes using aga-
　　rose gel electrophresis，light microscopy and electron microscopy. Ⅱ Induction of non-classic apoptosis
　　(para-apoptosis) by tritiated thymidine. Leuk Lymphoma，1995，19(1～2)：107～119

[34] Kitanaka C，Kuchino Y. Caspase independent programmed cell death with necrotic morphology. Cell
　　Death Differ，1999，6(6)：508～515

[35] Lorenzen J，Thiele J，Fischer R. The mummified Hodgkin：cell death in Hodgkin's deisease. J Pathol，
　　1997，182：288～298

[36] Sperandio S, de Belle I, Bredesen D E. An alternative, nonapoptotic form of programmed cell death. Cell Biology, 2000, 97(26):14376~14381

[37] Forcet C, Ye X, Granger L,et al. The dependence receptor DCC (deleted in colorectal cancer) defines an alternative mechanism for caspase activation. PNAS, 2001, 98(6):3416~3421

[38] Jacobson M D, Weil M, Raff M C. Programmed cell death in animal development. Cell, 1997, 88(3): 347~354

[39] 孙靖中,邹雄. 肿瘤分子生物学. 北京:人民卫生出版社, 1998. 142~144

[40] He T C, Sparks A B, Rago C. Indentic c-myc as a target gene of APC. Science, 1998, 282:1499~1513

[41] Skouteris G G, Schroder C H. C-myc is required for the G_0/G_1-stransition of primary hepatocytes stimulated with a deleted form of hepatocytes growth factor. Biochem, 1996, 316:879~886

[42] Caelles C, Heimberg A, Karin M. A new function for p53 in poptosis. Trends Cell Biol, 1994, 4: 356~364

[43] 罗琦. 新型砷化物药敏性试验研究:[硕士论文]. 重庆:重庆大学,2003

[44] 张士成,李世普,陈芳. 磷灰石超微粉对癌细胞作用的初步研究. 武汉工业大学学报,1996.18(1): 5~8

[45] Hu S,Yan Y H,Wang Y F,et al. The study of HAP nanoparticles uptaken by cells in vitro. Chinese J Biomed Eng, 2005, 24(4):482~485

[46] Plotton D, Menger M, Jeannesson P,et al. Improvement in the staining and visualization of the argyrophilic proteins of the nuclear organizer regions at the optical level. Histochem J, 1986, 18:5~14

[47] Collin F, Salmon I, Rahier I,et al. Quantitative nuclear cell image analyses of thyroid tumor from material. Hum Pathol, 1991, 22:191~196

[48] Rijken A, Dekker A, Taylor S,et al. Diagnostic value of DNA analysis in effusions by flow cytometry and image analysis. Am J Clin Pathol, 1991, 95:6~12

[49] Schulte E, Wittekind D. Standardization of the Feulgen-Schiff technique: staining characteristics of pure fuchsin dyes: a cytophotometric investigation. Histochem, 1989, 91(4):321~331

[50] 刘丽芳, 吴人亮, 吴翠环. 细胞胀亡(oncosis):一种不同于凋亡(apoptosis)的细胞死亡. 国外医学(分子生物学分册), 2002,24(5):285~288

[51] 任成山, 钱桂生. 细胞凋亡和胀亡及其与多器官功能障碍综合征关系的研究进展. 中国危重病急救医学, 2005, 17(4):247~250

[52] Jamison J M, Gilloteaux J, Taper H S,et al. Autoschizis: a novel cell death. Biochem Pharmacol, 2002, 63:1773~1783

[53] Jeong S J, Jin Y H, Moon C W,et al. Protein tyrosine kinase inhibitors modulate radiosensitivity and radiation-induced apoptosis in K562 cells. Radiat Res, 2001, 156(6):751

[54] Couffinhal T, Dufourcq P, Jaspard B,et al. Kinetics of adventitial repair in the rat carotid model. Coron Artery Dis, 2001, 12(8):635

第 2 章   羟基磷灰石纳米粒子对亚细胞器的影响研究

2.1   本章内容简介

HAP 纳米粒子的体外抗肝癌作用是通过进入到细胞内,直接作用于细胞质的结构成分发挥作用。本章通过透射电镜观察及其电子衍射分析,证实细胞内的 HAP 纳米粒子成分并进行了亚细胞定位。采用同步辐射 X 射线荧光微探针(SR-XRF)技术检测了 HAP 作用前后细胞内钙元素相对含量的变化,间接证实 HAP 纳米粒子能够进入细胞内,发挥其抗肝癌作用。应用激光扫描共聚焦显微镜技术,定量研究了 HAP 纳米粒子在细胞内的作用靶点及其在内质网的含量变化,从亚细胞水平讨论了 HAP 纳米粒子对细胞功能状态的影响,为抗癌机理研究的提供实验依据。

结合透射电镜观察及电子衍射分析、同步辐射 X 射线荧光微探针分析及激光扫描共聚焦显微镜技术,认为外源性的 HAP 纳米粒子可以进入细胞质内,定位于内质网,使其形态、结构紊乱,导致内质网的功能障碍,细胞的内环境失衡,最后影响细胞的整体功能。而肝细胞和肝癌细胞之间对 HAP 纳米粒子的敏感性不同,推测与二者的细胞膜性系统本身的结构、功能状态有关。

本章还通过原位杂交细胞化学方法检测了 HAP 纳米粒子对肝癌细胞染色体端粒酶基因表达的影响,从端粒酶角度研究探讨了 HAP 纳米粒子对癌细胞的作用机理。

2.2   n-HAP 的细胞内定性、定位及亚细胞器的定量研究

外源性物质与细胞的相互作用主要通过两种方式[1],其一是作用于细胞膜上的受体,激活信号转导通路,再通过效应器、第二信使作用于细胞内的靶点,影响细胞的功能;其二是通过进入到细胞内,直接作用于细胞质的结构成分发挥作用。目前研究的抗肿瘤药物基本上也是通过上述两种机制发挥药理作用的。笔者在前期实验研究中发现,HAP 纳米粒子的体外抗肝癌作用主要通过第二种方式,即纳米粒子能够进入到细胞质。但 HAP 纳米粒子在细胞内的定性一直是研究的难点,其中 HAP 纳米粒子本身的表征就是难度较大的检测技术,期望通过透射电镜观察配合能谱检测技术证实细胞内的 HAP 纳米粒子成分,但可能因为进入细胞内

的 HAP 纳米粒子的量有限,最终得不出满意的结果;其次,考虑使 HAP 纳米粒子带上可检测的信号,通过现代先进的检测技术和方法,进行间接表征,但标记纳米粒子也存在技术难度,尤其是对粒径小于 100nm 的 HAP 纳米粒子而言就更加困难,还有检测的灵敏度等问题。鉴于此,笔者在近几年将上述问题进行了重点研究。

(1) 通过透射电镜观察及其电子衍射分析,证实细胞内的 HAP 纳米粒子成分并进行亚细胞定位。

(2) 采用同步辐射 X 射线荧光微探针技术,间接证实 HAP 纳米粒子能否进入细胞内,来发挥抗肝癌作用。

(3) 应用激光扫描共聚焦显微镜技术,定量研究 HAP 纳米粒子在细胞内的作用靶点及其含量的变化,提供抗癌机理研究的实验依据。

a. 研究方法

(1) 透射电镜观察及电子衍射分析。①取对数生长期的 Bel-7402 细胞和 L-02 细胞以 1×10^5 个/mL 分别接种于 T-12.5 的培养瓶中,待细胞贴壁后随机分为 HAP 纳米粒子未处理组和 H_{1-3} 处理组;②H_{1-3} 组加含 HAP 纳米粒子的培养液,HAP 纳米粒子未处理组加等量的溶媒,置于 37℃、5%CO_2 培养箱中培养 3d;③分别收集 HAP 纳米粒子未处理组和 H_{1-3} 组的细胞,离心成团,加入 2.5%戊二醛固定 30min;④1%锇酸 4℃后固定 1～2h;⑤逐级丙酮脱水;⑥Epon 812(DDSA,MNA,DMP-30)包埋;⑦超薄切片机切片,厚约 70nm;⑧乙酸双氧铀-柠檬酸铅双重染色;⑨在加速电压为 75kV 的透射电镜下观察及电子衍射分析并照相。

(2) 同步辐射 X 射线荧光微探针分析。①取对数生长期的 Bel-7402 细胞,以 1×10^5 个/mL 接种于 35mm 的培养皿中,待细胞贴壁后随机分为 HAP 纳米粒子未处理组和 H_{1-3} 处理组,每组各设 3 个重复皿;②H_{1-3} 组加含 HAP 纳米粒子的培养液,HAP 纳米粒子未处理组加等量的溶媒,置于 37℃、5%CO_2 培养箱中培养 3d;③逐日取样消化后制备单细胞悬液,用 PBS 洗涤细胞 2 次,加入 50%乙醇固定细胞 24h;④细胞计数,调整细胞密度为 3×10^7 个/mL。Kapton 膜经无水乙醇处理,平坦地铺在玻璃板上,用组化记号笔在膜上画一个直径为 1cm 的圆圈,加入 30μL 的细胞悬液,使细胞平坦均匀地覆盖在膜上。将于超净台内阴干的膜平坦地固定在幻灯片架子上即可上机检测;⑤同步辐射检测是在北京正负电子对撞机(Beijing Electron Positron Collider,BEPC)国家实验室完成的。BEPC 提供的同步辐射光源具有强度高、准直性好、频带宽、频谱连续可调和标准脉冲时间结构等特点。北京同步辐射装置(Beijing synchrotron radiation facility,BSRF)微区荧光分析工作站的高亮度 X 射线来自 3W1A 光束线,3W1A 为一条五周期永磁扭摆器白光束线。同步辐射检测条件为电子束能量 2.2GeV,束流注入结束时的束流强度 122.5mA,实验期间电子束的流强 80～120mA,X 射线能量范围 3.5～35keV,实验站距离光源点约 25m。光源水平和垂直发散角分别只有 1.0mrad 和

0.1mrad,具有高度的准直性。测试使用的光斑大小为 $10\mu m \times 10\mu m$,比人肝癌细胞 Bel-7402 小。实验所用的探测器是 ORTEC 生产的,探测器与样品间的距离为 25～50mm,从样品中射出的 X 射线由 Si(Li)探测器探测,信号经英国牛津公司生产的 Link ISIS 型 X 射线谱仪获取输出,输出的能谱由 AXIL 程序分析,与标样比较,可以得到元素的定量分析结果。探测限为 $\mu g/g$ 或 pg 量级,使用全反射方法可获得 ng/g(ppb)量级的最小探测限。在工作平台上安置有步进的四维(平面维度 X、Y、Z 和转动维度 θ)移动样品台、Si(Li)探测器和长焦距的显微镜。入射光所需的光斑尺寸通过水平和垂直狭缝组合调节得到,光斑位移为 $2\mu m$/步,转动精度 0.0025°/步。能量切割机和四维样品移动台均由计算机通过步进马达驱动控制,Si(Li)探测器在电子轨道平面内,与样品成 45°,即与入射束成 90°以降低散射本底,其能量分辨率为 134eV(在 5.9keV 处),且具有较高的计数率。每一样品检测 3～5 个以上的细胞,每一细胞测试点重复测试两次取平均值。⑥数据处理:样品中所含 Ca 元素被同步辐射光激发后产生的荧光产额以能谱形式记录,应用专用软件进行解谱,得到 Ca 元素的相对产额值。对每一样品 Ca 元素相对产额值按流强 40mA 和氩气(Ar)峰面积归一的方法进行处理和标准化,得到样品单位面积内各种元素的相对含量值。⑦统计学处理:测试所得 Ca 元素的相对含量值以 $\overline{X}\pm SD$ 表示,与 HAP 纳米粒子未处理组之间的统计比较采用 t 检验,应用 SPSS10.0 软件进行分析处理。

(3) 激光扫描共聚焦显微镜检测。

荧光探针溶液的配制:

DAPI[2]:①用三次蒸馏水配制成 1mg/mL 的储备液,分装后－20℃储存、避光。②配制 DAPI 缓冲液。在 500mL 三次蒸馏水中加入 8.5g NaCl 和 1.2g Tris 碱,用盐酸调 pH 至 7.4;再加入 4mL 500mmol/L 的 $CaCl_2$ 和 44mL 500mmol/L 的 $MgCl_2$ 以及 0.05g BSA;最后加入 100mL DMSO,定容至 1L,4℃保存。③使用时用 DAPI 缓冲液稀释成终浓度 $20\mu g/mL$,现用现配。

$DiOC_6(3)$[3]:①用无水乙醇配制成 0.5mg/mL 的储备液,分装后－20℃储存、避光。②使用时用无血清培养基稀释成终浓度 $0.5\mu g/mL$,现用现配。

Neutral Red[4]:①用三次蒸馏水配制成 4mg/mL 的储备液,分装后－20℃储存、避光。②使用时用无血清培养基稀释成终浓度 $10\mu g/mL$,现用现配。

荧光探针染色:①取对数生长期的 Bel-7402 细胞和 L-02 细胞,以 1×10^5 个/mL 分别接种于 35mm 特制的共聚焦显微镜专用培养皿中,培养 24h 后随机分为 HAP 纳米粒子未处理组和 H$_{1-3}$ 组;②H$_{1-3}$ 组加 HAP 纳米粒子的培养液,HAP 纳米粒子未处理组加等量的溶媒,置于 37℃、5%CO_2 培养箱中培养 3d;③选择 DAPI 作为细胞核特异性荧光探针,用 HBSS 充分洗涤后,37℃孵育 30min;④$DiOC_6$(3)作为内质网的特异性荧光探针,根据 Meyer 等[5]及 Terasaki[3]的方法,室温下孵育 1min;⑤Neutral Red 作为溶酶体的探针,室温下孵育 5min。

　　上述三种荧光探针分别与细胞在完全避光的条件下孵育,之后用 HBSS 洗3～6次,加入新鲜培养液上机检测。

　　图像采集:选择荧光探针标记的靶细胞在激光共聚焦显微镜下观察,采用63×油镜,数值孔径(NA)为 1.4。由光电倍增管接收信号并传输入计算机成像。具体方法是:使用二极管激光器在 405nm 激发 DAPI,氩离子激光器在 488nm 激发 $DiOC_6(3)$,氦氖绿激光器在 543nm 激发 Neutral Red。上述三种细胞器探针荧光图像分别显示为蓝色、绿色和红色的伪彩色输出图像。

　　每个标本随机选取 50 个高倍镜视野的细胞进行扫描,内质网相对荧光含量检测结果以两种形式表示:①平均荧光值是荧光积分值与细胞面积计算后的荧光值;②荧光强度地形分布立体图。每张图片定量分析 10 个细胞。

　　b. 统计学处理

　　实验重复 3 次。内质网平均荧光值以 $\bar{X}\pm SD$ 表示,与 HAP 纳米粒子未处理组之间的统计比较采用 t 检验,应用 SPSS10.0 软件进行分析。

2.2.1　HAP 纳米粒子的定性及亚细胞器定位分析

　　L-02 细胞的超微结构特征见图 2.1。HAP 纳米粒子未处理组肝细胞膜表面可见微绒毛,细胞膜结构完整;胞质内细胞器丰富,线粒体及内质网结构清晰;核膜完整,染色质分布均匀[图 2.1(a)]。经 H_{1-3}(0.56mmol/L,59.9nm)作用 3d 的肝细胞,胞质内出现了少量的空泡和电子密度较大的颗粒,线粒体清楚;细胞膜和细胞核仍然保持正常的结构特征;颗粒的 ED 测试与分析表明其成分为 HAP[图 2.1(b)]。

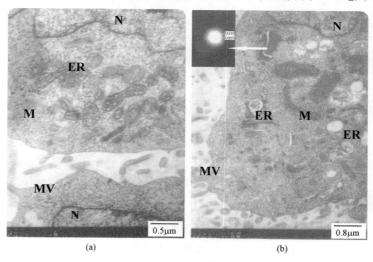

图 2.1　L-02 细胞的 TEM 及 ED 照片

(a) HAP 纳米粒子未处理组;(b) HAP 纳米粒子作用 3d。

(b)图可见细胞内 HAP 纳米粒子。N:细胞核;M:线粒体;ER:内质网

图 2.2 显示 HAP 纳米粒子 H_{1-3}（0.56mmol/L，59.9nm）组处理 3d 和 HAP

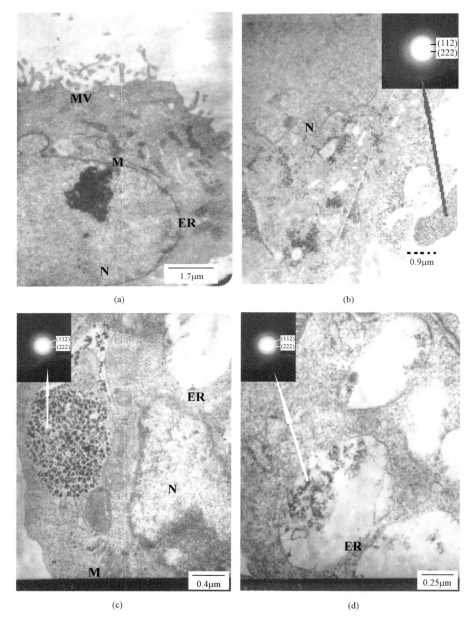

（a）

（b）

（c）

（d）

图 2.2　Bel-7402 细胞的 TEM 照片及 ED

（a）HAP 纳米粒子未处理组；（b）～（d）HAP 纳米粒子作用 3d。

（b）图可见细胞外 HAP 纳米粒子，（c）、（d）图可见细胞内 HAP 纳米粒子。

N:细胞核；M:线粒体；ER:内质网；MV:细胞表面的微绒毛

纳米粒子未处理组的肝癌细胞超微结构特征。HAP 纳米粒子未处理组呈现典型的肝癌细胞结构,线粒体清晰可见,细胞质基质密度比较均匀[图 2.2(a)]。

HAP 纳米粒子处理后,首先在细胞外侧靠近细胞膜表面发现有电子密度较大的颗粒,ED 检测分析其相应的电子衍射环[图 2.2(b)],通过计算其晶面间距,基本符合 HAP 的衍射环,但结晶度很低,衍射环明显变宽。其次,细胞内可见内质网扩张形成的大量胞质空泡,电子致密的颗粒存在于扩张的内质网腔中,线粒体结构完整;颗粒的 ED 分析证实为 HAP 成分[图 2.2(c)、(d)]。

2.2.2　细胞内钙元素的定量分析

应用同步辐射 X 射线荧光微探针分析技术检测 Bel-7402 细胞内 Ca 元素相对含量的变化见表 2.1、图 2.3。H_{1-3}(0.56mmol/L,59.9nm)处理组的肝癌细胞,在 HAP 纳米粒子作用的最初 24h,Ca 元素的相对含量没有明显增加,与 HAP 纳米粒子未

表 2.1　**Bel-7402 细胞的 Ca 元素的相对含量**($\overline{X}\pm$SD,$n=9$)

组别	细胞培养时间/d		
	1	2	3
对照	4.1±0.02	4.0±0.02	4.1±0.01
H_{1-3}	23.3±14.5	43.7±15.3	36.3±14.4*

注:与对照组比较,* $p<0.05$。

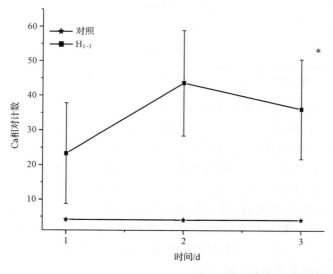

图 2.3　Bel-7402 细胞的 Ca 元素相对含量的变化

对照组:未处理;H_{1-3} 组:HAP 纳米粒子处理 3d

处理组比较 $p>0.05$;第 2 天其含量缓慢增加,但与同期 HAP 纳米粒子未处理组比较仍没有差异($p>0.05$);至第 3 天 Ca 元素的相对含量开始高于同期 HAP 纳米粒子未处理组($p<0.05$),维持在比较稳定的水平。间接提示,细胞内 Ca 元素相对含量的增加可能是由 HAP 纳米粒子进入细胞内所致。

2.2.3　细胞死亡作用靶点——内质网的定量分析

表 2.2 显示 LSCM 检测 Bel-7402 细胞内质网(endoplasmic reticulum,ER)平均荧光值的变化。肝癌细胞经 HAP 纳米粒子(0.56mmol/L,59.9nm)处理前后的一般形态学改变分别见图 2.4、图 2.5。未径 HAP 纳米粒子处理的组肝癌细胞大小不一,呈圆形、椭圆形或不规则形;胞核较大,异形性明显,以肾形核居多,核的一侧常见凹陷,核质比例大[图 2.4(a)、(d)];胞浆较少,内质网主要分布在细胞核的周边,以细胞核的凹陷侧居多[图 2.4(b)、(d)],含量比较丰富(表 2.2),溶酶体呈团簇状分布于细胞核的凹陷处[图 2.4(c)、(d)]。HAP 纳米粒子作用肝癌细胞3d 后,与 HAP 纳米粒子未处理组比较,内质网的平均荧光值下降($p<0.05$)[表 2.2,图 2.5(b)、(d)];细胞核及溶酶体变少,染色变浅[图 2.5(a)、(c)、(d)]。荧光强度地形分布立体图也显示了相同的变化趋势,HAP 纳米粒子未处理组肝癌细胞内质网荧光强度较高[图 2.6(a)],HAP 纳米粒子处理导致其荧光强度下降[图 2.6(b)]。

表 2.2　Bel-7402 细胞和 L-02 细胞的内质网平均荧光值($\overline{X}\pm SD$,$n=1500$)

组别	Bel-7402 细胞	L-02 细胞
对照	46.9±19.7	63.7±16.3**
H₁₋₃	37.4±21.6*	60.8±12.5

注:与 Bel-7402 细胞对照组比,* $p<0.05$;** $p<0.01$。

L-02 细胞内质网平均荧光值的变化见表 2.2。图 2.7、图 2.8 显示肝细胞经过 HAP 纳米粒子(0.56mmol/L,59.9nm)作用前后的形态学特点。未经 HAP 纳米粒子处理的肝细胞形态规则,呈圆形、多边形,大小均匀,核质比例很小[图 2.7(a)、(d)];胞浆非常丰富,内质网均匀分布于整个细胞质[图 2.7(b)、(d)];从表 2.2 中可见平均荧光值高、含量丰富,明显高于肝癌细胞的平均荧光值($p<0.01$)。在 HAP 纳米粒子的 H₁₋₃组,肝细胞形态、结构没有明显的改变,内质网的平均荧光值与 HAP 纳米粒子未处理组比较,没有明显变化($p>0.05$)[表 2.2,图 2.8(b)、(d)]。荧光强度立体分布地形图显示 HAP 纳米粒子作用与否不影响内质网的荧光强度(图 2.9)。

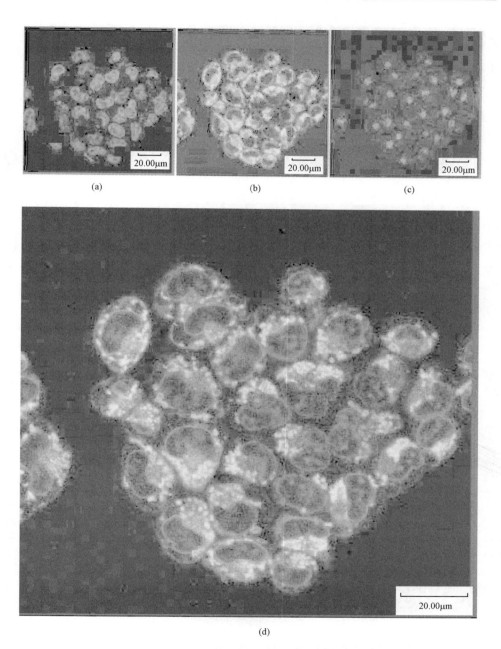

(a)　　　　　　　　　　(b)　　　　　　　　　　(c)

(d)

图 2.4　Bel-7402 细胞的 LSCM 照片(参见彩图)

(a) 细胞核(蓝色);(b) 内质网(绿色);(c) 溶酶体(红色);(d) 为(a)(b)(c)合并图

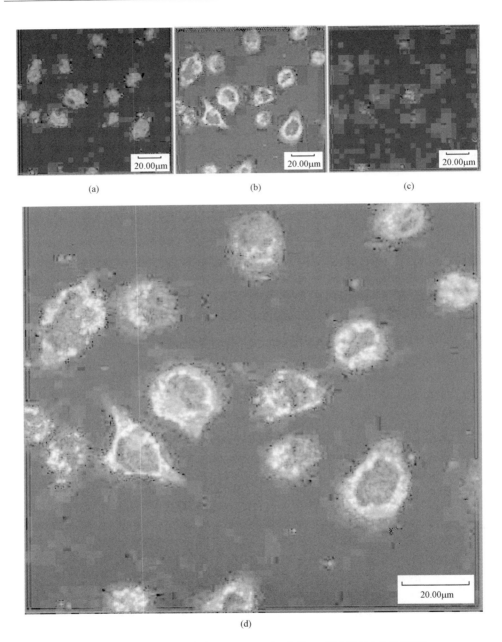

图 2.5　HAP 纳米粒子处理 Bel-7402 细胞的 LSCM 照片（参见彩图）

（a）细胞核（蓝色）；（b）内质网（绿色）；（c）溶酶体（红色）；（d）（a）（b）（c）合并图

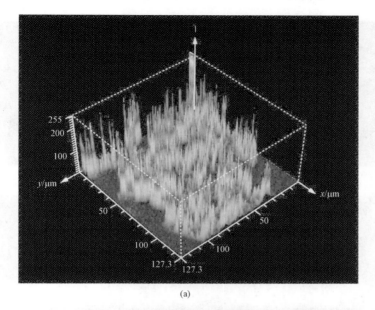

(a)

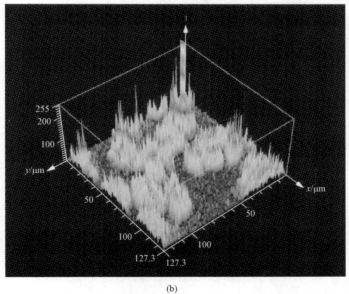

(b)

图 2.6　Bel-7402 细胞的 ER 荧光强度地形图(参见彩图)

(a) HAP 纳米粒子未处理组；(b) HAP 纳米粒子作用 3d,(b)图中细胞荧光强度降低

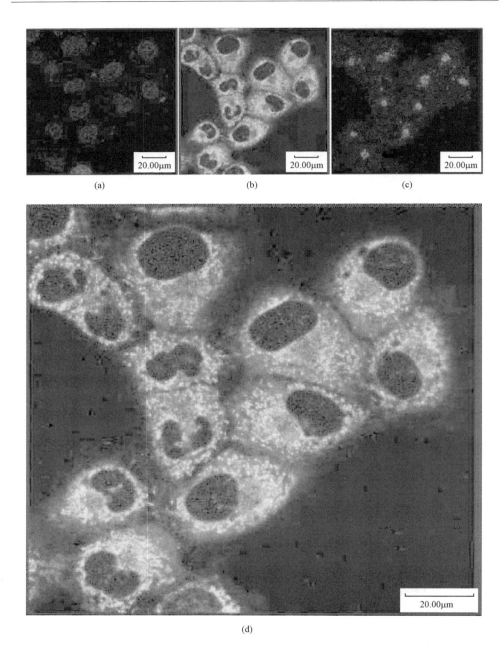

图 2.7　L-02 细胞的 LSCM 照片(参见彩图)

(a) 细胞核(蓝色);(b) 内质网(绿色);(c) 溶酶体(红色);(d) 为(a)(b)(c)合并图

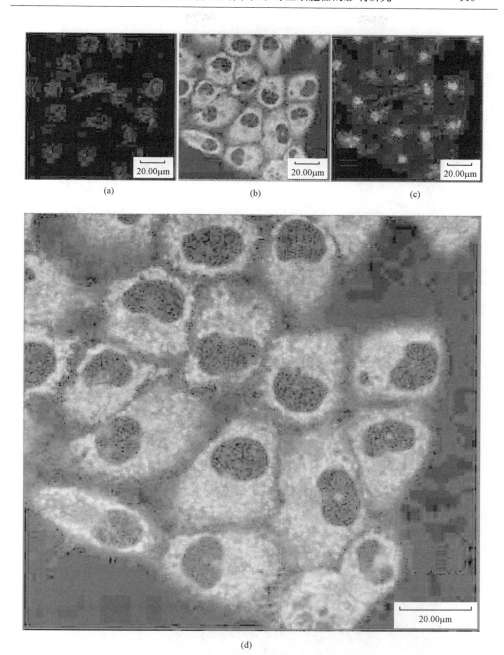

图 2.8　HAP 纳米粒子作用的 L-02 细胞 LSCM 照片(参见彩图)
(a) 细胞核(蓝色)；(b) 内质网(绿色)；(c) 溶酶体(红色)；(d)为(a)(b)(c)合并图

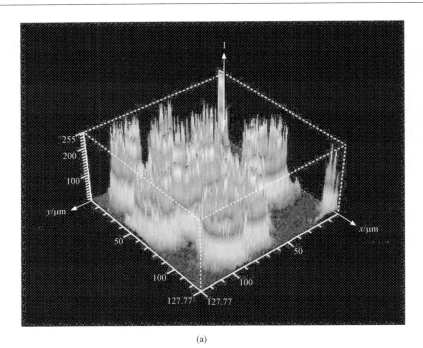

(a)

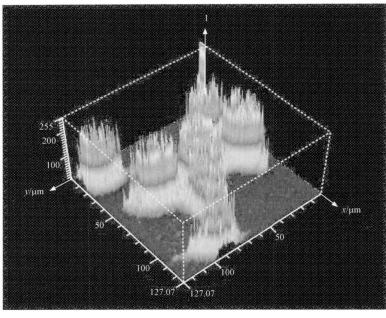

(b)

图 2.9　L-02 细胞的 ER 荧光强度地形图(参见彩图)
(a) HAP 纳米粒子未处理组；(b) HAP 纳米粒子作用 3d；(b) 图中细胞荧光强度降低

2.2.4 讨论

选择 HAP 纳米粒子作为干预因素,在体外与人肝癌 Bel-7402 细胞和人肝细胞 L-02 相互作用,应用透射电镜及电子衍射技术定性研究了分布在细胞内、细胞外的 HAP 纳米粒子成分。这里涉及细胞样品的透射电镜制备技术,必须保证细胞超微结构的完整,且过程繁琐复杂,影响因素较多。在观察时,细胞不能耐受较高的电压,而 HAP 纳米粒子由于制备工艺的原因,浓度较低,能够进入到细胞内的含量相对较少,需要高电压来提高衬度和清晰度,便于观察分析。因此,针对细胞内的外源性 HAP 纳米粒子定性检测的技术比较困难。应用透射电镜观察及电子衍射分析技术来尝试确定 HAP 纳米粒子的成分,结果是可行的。该项技术除了能够定性 HAP 纳米粒子的成分,同时还可以观察细胞的超微结构特征。研究中发现,经 HAP 纳米粒子处理的肝癌细胞,胞质中出现大量的空泡,为扩张的内质网,内含电子致密的颗粒,ED 分析虽然其衍射环宽化,但也能够基本确定为 HAP 成分;细胞核及线粒体结构正常。肝细胞也有类似的变化,只是空泡化程度较低。ED 检测的衍射环较宽是因为 HAP 纳米粒子的结晶度较低所致,通过晶面间距计算分析,符合 HAP 的衍射环。从 TEM 图片中还发现,HAP 纳米粒子分散在蒸馏水中和分布在细胞内、细胞外的形状有所不同,从极小棒状、短棒状向圆形过渡,推测是由于 HAP 纳米粒子在培养液中吸附了蛋白质成分,致使其溶解度增加。

同步辐射 X 射线荧光微探针(SR-XRF)技术可进行单细胞的微区、微量元素的无损成分分析。同步辐射具有强度高、准直性好、偏振性好、能谱广且连续的优点,使得 SR-XRF 分析比常规 X 射线荧光分析具有更高的灵敏度和更小的微区分析能力。在微束荧光分析方面,可以达到空间分辨 $10\mu m$,同时最小元素检测限为 $10^{-6}(\mu g/g)$ 量级,恰好与细胞内 Ca^{2+} 浓度在同一量级范围。应用该技术已成功地进行了孕期头发、血液成分与胎儿发育研究,以及肿瘤细胞凋亡、化疗药物在大鼠肝、肾中的分布等研究,取得了很好的效果。在研究中发现,HAP 纳米粒子 (0.56mmol/L,59.9nm)作用于肝癌细胞的第 3 天,细胞内 Ca 元素的相对含量已经高于同期 HAP 纳米粒子未处理组($p<0.05$)。Ca 元素含量的升高位于肝癌细胞的指数生长阶段,与 MTT 筛选实验结果一致,提示肝癌细胞在体外培养的 1～4d 内对 HAP 纳米粒子比较敏感,可为将来的临床用药提供参考。实验过程还发现,测试结果不是很稳定,数据波动较大,分析其形成的原因,最大可能是由于肝癌细胞对 HAP 纳米粒子的摄入量存在差异。抗癌药物的药理作用一般遵循一级动力学[6],即一定量的抗癌药物杀死一定比例的癌细胞,体外培养的肝癌细胞处于不同的生长周期,那么对药物的敏感性必然存在着差异,由此各个细胞内的 HAP 纳米粒子的进入量就会不同,细胞的检测又是随机选取的,所以导致了实验数据的波

动。该检测技术的优势在于能够辅助证实 HAP 纳米粒子进入了肝癌细胞内,因为检测的是细胞内的 Ca 元素相对含量,而不是细胞质游离 Ca^{2+} 浓度,提示细胞内 Ca 元素相对含量的升高与外源性的 Ca 有关,并不因为亚细胞器内的 Ca 转移所致。这也从另一方面说明了它的局限性,不能反映 Ca 存在状态及形式,而细胞内的 Ca 又经常以 Ca^{2+} 的形式发挥作用。

内质网是存在于真核细胞中的一个广泛的膜系统,膜分泌性蛋白、氨基多糖、磷脂、胆固醇及钙信号等的代谢均与内质网功能直接相关[7]。分泌性蛋白的合成与空间折叠、蛋白质糖基化修饰、蛋白质分泌等均在内质网内发生;作为细胞内重要的钙库,内质网对胞质中 Ca^{2+} 浓度的精确调控可以影响细胞死亡的发生。正常情况下,内质网内环境的稳定是实现内质网功能的基本条件,内质网在新合成蛋白质的折叠和加工中起着关键的作用,而且所有这些过程都是 Ca^{2+} 依赖性的,所以内质网内的 Ca^{2+} 稳态对维持细胞的功能很重要。由于某种原因,细胞内质网生理功能发生紊乱,内质网功能的内稳态失衡,形成内质网应激,是一种亚细胞器损伤的病理过程。既往研究表明[8],内质网发达程度可作为判断细胞分化程度和功能状况的一种形态指标,这一点在不同分化程度的肿瘤细胞中表现尤为显著。因此,通过激光扫描共聚焦显微镜技术对内质网形态结构的定性、定量检测,从亚细胞水平来讨论 HAP 纳米粒子对细胞功能状态的影响,为进一步进行细胞死亡机理的研究提供实验依据。

研究选用的内质网探针为 $DiOC_6(3)$,分子式为 $C_{29}H_{37}IN_2O_2$,相对分子质量为 572.53,属于短链羰花青苷染料,激发波长为 484nm,发射波长为 501nm,不被细胞代谢,能聚集于内质网中,呈现绿色荧光。内质网在病理情况下,会出现肿胀、增生、破坏,通过荧光探针标记后对内质网的观察,能从细胞的生物合成等许多方面对其进行研究。

断层扫描显示,人肝细胞 L-02 内质网含量丰富,反映内质网的大量绿色荧光颗粒均匀分布于胞浆内,其立体分布随胞浆形状变化而改变,荧光立体地形分布图显示胞浆中内质网分布地形高耸,有明显突起。实验中测量内质网平均荧光值处于较高水平(63.7 ± 16.3)。由于内质网为细胞内蛋白质、脂质合成运输和储存 Ca^{2+} 的重要细胞器,较高的平均荧光值说明肝细胞中内质网含量高,功能活跃;HAP 纳米粒子($0.56mmol/L$,$59.9nm$)作用 3d 后,肝细胞的内质网绿色荧光颗粒未见减少,平均荧光值与未处理组比较没有明显改变(60.8 ± 12.5)($p > 0.05$),荧光强度立体地形图与 HAP 纳米粒子未处理组相似。人肝癌 Bel-7402 细胞的内质网平均荧光值(46.9 ± 19.7)明显低于 L-02 细胞($p < 0.01$),绿色荧光颗粒分布不均,细胞质周边较少,中央靠近细胞核的一侧局限分布,荧光分布地形图偏于细胞一侧,且山峰相对低平,说明肝癌细胞的内质网不发达,与电镜观察一致;HAP 纳米粒子作用 3d 后更加降低了肝癌细胞的平均荧光值(37.4 ± 21.6),与

HAP 纳米粒子未处理组之间具有统计学上的差异（$p < 0.05$），立体分布地形图无明显突起。这提示 HAP 纳米粒子与肝癌细胞之间的相互作用，已经影响了其内质网的正常形态、结构，其结果必然导致功能的紊乱，进一步可能会诱导肝癌细胞的死亡，详细的机理需要进行深入研究。

综上所述，结合透射电镜观察、电子衍射分析、同步辐射 X 射线荧光微探针分析及激光扫描共聚焦显微镜技术，认为外源性的 HAP 纳米粒子可以进入细胞质内，定位于内质网，使其形态、结构紊乱，导致内质网的功能障碍，细胞的内环境失衡，最后影响细胞的整体功能。而肝细胞和肝癌细胞之间对 HAP 纳米粒子的敏感性不同，推测与二者的细胞膜性系统本身的结构、功能状态有关。

2.3　n-HAP 对肝癌细胞染色体端粒酶基因表达的影响

本节主要通过原位杂交细胞化学方法检测 HAP 纳米粒子对肝癌细胞染色体端粒酶基因表达的影响，从端粒酶角度研究探讨 HAP 纳米粒子对癌细胞的作用机制。

端粒酶是一种核糖核蛋白复合体，是一种专一的逆转录酶，它能以自身的 RNA 为模板从头合成端粒，以补偿细胞分裂时的染色体末端缩短，维持端粒长度。最近的研究表明[9~12]，端粒酶的活化在细胞癌变中起重要作用。由于端粒酶的活化，端粒的长度能维持一种动态平衡，细胞才得以无限制地增殖下去，从而导致了肿瘤的发生。

近年来研究证实[9~15]，端粒酶与细胞衰老及细胞分裂过程密切相关，尤其在恶性肿瘤组织中存在异常高的端粒酶活性，测定肿瘤组织、脱落细胞等端粒酶活性，可用于临床诊断、疗效观察、预后及肿瘤病理机制的研究。端粒酶活性已在人体绝大多数恶性肿瘤中检出，Shay 和 Bacchetti[16] 及黄礼年和汪和桥[17] 总结了近两年来文献报道的人肝癌细胞端粒酶活性研究，其阳性率为 86.1%（149/173），癌旁组织阳性率为 2.0%（1/50），而正常肝组织中未见端粒酶活性。

端粒酶检测包括两个方面：端粒酶长度和端粒酶活性。端粒酶检测可作为肿瘤诊断和预后判断的辅助手段。利用端粒酶末端限制片段（terminal restriction fragment，TRF）的检测可估量端粒的长度。利用端粒重复扩增法（telomeric repeat amplification protocal，TRAP）、RT-PCR 以及延伸 PCR（stretch PCR assay）可检测端粒酶活性。利用端粒长度可判断细胞的生长状态，端粒长度的维持需要端粒酶的激活。端粒酶是肿瘤细胞生长的必需因子。目前，测定端粒酶活性的方法很多，下面简要介绍一下测定 DNA 聚合酶活性的端粒重复扩增法以及原位杂交组织细胞化学方法等较为常用的端粒酶表达检测方法。

目前组织细胞端粒酶活性检测大多数以 TRAP 法为主。端粒酶在体外可以其自身 RNA 为模板，在适宜的寡核苷酸链的末端添加 6 个碱基的重复序列，通过放射性(或酶荧光等)核苷酸标记,聚丙烯酰胺(PAGE)凝胶电泳,经自显影可显示6个碱基差异的梯带。1994 年 Kim 建立了基于 PCR 基础的 TRAP 法,增加了检测的灵敏度,使其提高了 10^4 倍。

反应步骤如下:①用特殊缓冲液裂解待检细胞制备出含端粒酶的抽提物;②用抽提物延伸上游引物 18nt 的 TS(5′-ATTCCGTCGAGCAGAGTT-3′)。由于端粒酶表现为步进活性,每延伸一个 TTAGGG 系列便终止进入下一次延伸,因而产生了 6bp 差异的长度异质产物。③端粒酶反应产物用 24nt 的下游引物 CX(5′-CCCTTACCCTTACCCTTACCCTTA-3′)进行 PCR 扩增(94℃ 30min、50℃ 30min、72℃ 45min,31 个循环)。

1) 扩增产物的检测

利用不同的标记物(同位素、酶、染色、荧光等)对扩增产物进行检测:同位素法采用[α-^{32}P]dGTP、dCTP 掺入 TS 引物的 5′端,经 PAGE 凝胶电泳后在 X 光片上放射自显影或用磷屏成像系统扫描测定 3h;酶法采用生物素标记引物 5′端,PCR扩增后将产物变性,加入地高辛标记的可与扩增产物的重复片段特异结合的探针,杂交产物上的生物素与固定在微孔板上的卵白素相结合,而探针上的地高辛与过氧化物酶标记的抗地高辛抗体结合,然后加入底物显色后用酶标仪测定,染色法则是电泳后用 EB 或 SYBR Green 染色,然后在紫外灯下观察,荧光法是利用荧光素FAM、FITC 标记 TS 和(或)CX 引物扩增,经 PAGE 凝胶电泳,DNA 测序仪自动读取数值,通过片段管理系统检测软件,能自动检测很微弱的荧光信号,利用其扫描曲线的峰高和面积计算含量。由于它的低检测限,故对定量测定低水平的端粒酶活性并不可靠,只能判定有无低水平端粒酶的表达。

研究所用试剂盒采用多相寡核苷酸探针和高敏感标记技术,并配合使用敏感加强型的原位检测方法,使该法具有敏感性高、背景清晰、结果准确可靠的优点。可以检测出常规福尔马林固定、石蜡包埋标本的端粒酶 mRNA 系列。

研究中采用的细胞株 L-02 细胞及 Bel-7402 细胞同前,培养条件不变。

2) 试剂

(1) 端粒酶原位杂交试剂盒。内含胃蛋白酶(×10;Pepsin)2mL;预杂交液2mL;TERT 寡核苷酸探针杂交液 2mL;封闭液 5mL;生物素化鼠抗地高辛 5mL;SABC-POD 5mL;生物素化过氧化物酶 5mL。

(2) 多聚赖氨酸(Poly-L-lysine)。

(3) 顺铂。

(4) HAP 纳米溶胶。

(5) 3% 柠檬酸——100mL 蒸馏水中加柠檬酸($C_6H_8O_7 \cdot H_2O$)3g,pH2.0 左右。2×SSC——1000mL 蒸馏水中加氯化钠 17.6g,柠檬酸钠(相对分子质量为294)8.8g。0.5×SSC——300mL 蒸馏水加 100mL 2×SSC。0.2×SSC——

270mL 蒸馏水加 30mL 2×SSC。

（6）20％甘油——20mL 甘油加 80mL 蒸馏水。

（7）原位杂交用 PBS——0.02mol/L 磷酸盐；0.5mol/L NaCl（1000mL 蒸馏水加氯化钠 30g，$Na_2HPO_4 \cdot 12H_2O$ 6g，$NaH_2PO_4 \cdot 2H_2O$ 0.4g），pH7.2～7.6。

3）方法及步骤

（1）涂片固定。①取对数期生长的 L-02 细胞及 Bel-7402 细胞各 $1×10^6$ 个接种于 4 瓶 25mL 培养瓶内，分别编号为 1、2、3、4；1 号为 L-02 细胞，2、3、4 均为 Bel-7402 细胞。②待细胞贴壁生长后，1、2 号瓶换新鲜培养液，3 号换含顺铂药物（25μg/mL）培养液；4 号换 HAP 纳米粒子药物（0.7mg/mL）培养液。③待药物作用 4h 后去除药物培养液，更换为新鲜培养液继续培养 20h。④胰酶消化计数各取 $1×10^6$ 细胞，0.1mol/L PBS 洗涤 3 次，离心后涂片在多聚赖氨酸处理的载玻片上，电风扇迅速吹干。⑤尽可能快地将细胞和载玻片浸入 4％多聚甲醛固定液中。室温固定 30min。固定后将标本取出，蒸馏水洗涤 2～3 次后，电风扇迅速吹干，密封，－20℃冷冻备用。

（2）原位杂交。①新鲜配制 0.5％ H_2O/甲醇，室温处理 30min 以灭活内源性过氧化物酶。蒸馏水洗涤 3 次。②暴露 mRNA 核酸片段：切片上滴加 3％柠檬酸新鲜稀释的胃蛋白酶（1mL 3％柠檬酸加 2 滴浓缩型胃蛋白酶，混匀），37℃或室温消化 5～120s。有时也可以不消化。原位杂交用 PBS 洗 5min×3 次。蒸馏水洗 1 次。③预杂交：湿盒的准备——干的杂交盒底部加 20％的甘油 20mL 以保持湿度。按每张切片 20μL 加预杂交液。恒温箱 37～40℃ 2～4h。吸取多余液体，不洗。④杂交——按每张切片 20μL 杂交液，加在切片上。将原位杂交专用盖玻片的保护膜揭开后，盖在切片上。恒温箱 37～40℃杂交过夜。⑤杂交后洗涤：揭掉盖玻片，30～40℃水温的 2×SSC 洗涤 5min×2 次；0.5×SSC 洗涤 15min×1 次；0.2×SSC 洗涤 15min×1 次；洗涤（如果有非特异性染色，重复洗涤 0.2×SSC 15min 1～2 次）。⑥滴加封闭液：37℃ 30min。甩去多余液体，不洗。⑦滴加生物素化鼠抗地高辛：37℃ 60min 或室温 120min。原位杂交用 PBS 洗 5min×4 次。勿用其他缓冲液和蒸馏水洗涤。⑧滴加 SABC：37℃ 20min 或室温 30min。原位杂交用 PBS 洗 5min×3 次。勿用缓冲液和蒸馏水洗涤。⑨滴加生物素化过氧化物酶：37℃ 20min 或室温 30min。原位杂交用 PBS 洗 5min×4 次。⑩DAB 显色：使用 DAB 显色试剂盒。1mL 蒸馏水加显色剂 A、B、C 各一滴，混匀，加至标本上。一般显色 20～30min。若无背景出现则可继续显色。也可自配 DAB 显色剂后显色，充分水洗。⑪必要时苏木素复染，充分水洗。用乙醇脱水，二甲苯透明，封片。

4）图像采集及结果

采用计算机图像分析系统对经上述方法原位杂交后所得标本进行采集照片，结果如图 2.10～图 2.13 所示[（a）～（h）分别代表不同的 8 个视野]。

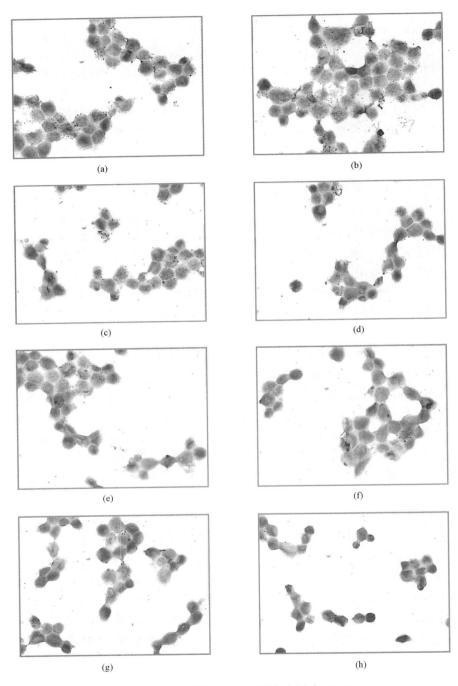

图 2.10　L-02 细胞对照组原位杂交图片(×400)

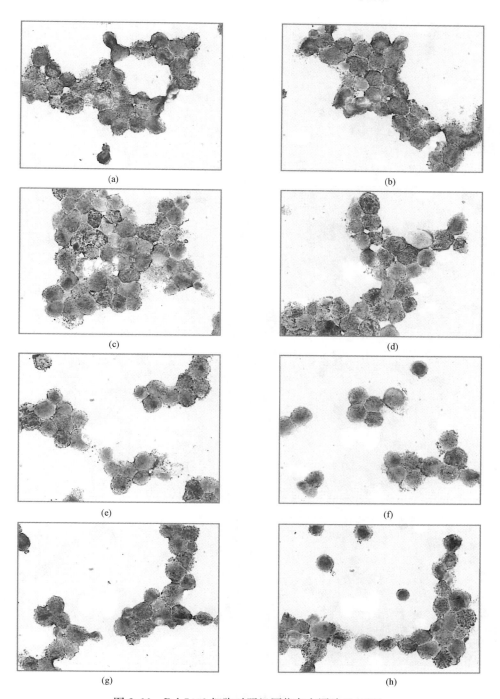

图 2.11　Bel-7402 细胞对照组原位杂交图片(×400)

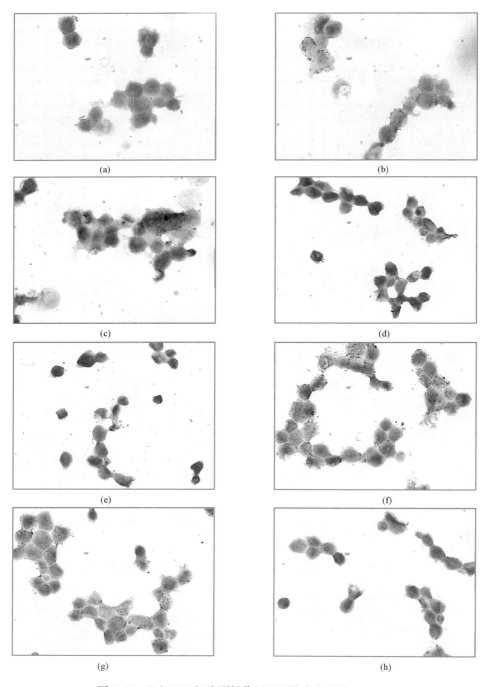

图 2.12　Bel-7402 细胞顺铂作用组原位杂交图片(×400)

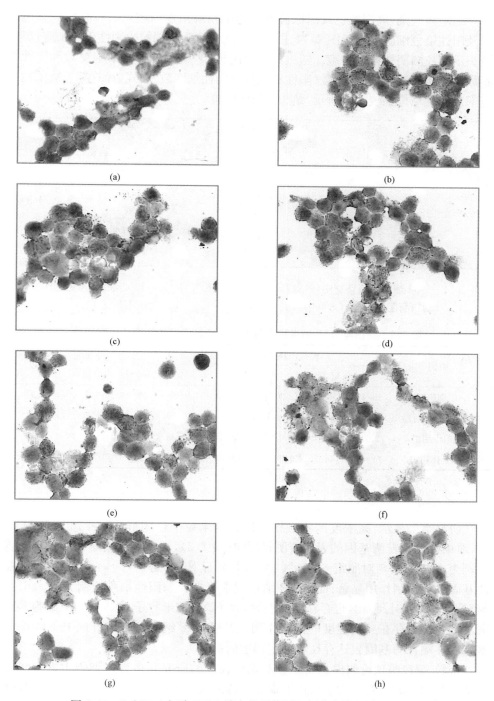

图 2.13 Bel-7402 细胞 HAP 纳米粒子作用组原位杂交图片(×400)

细胞核蓝染,周围黄色或深棕黄色者为端粒酶阳性细胞。端粒酶阴性染色细胞及阳性染色细胞示意于图 2.14、图 2.15:红色箭头示端粒酶阳性染色细胞;黑色箭头示端粒酶阴性染色细胞。随机数 8 个高倍(×400)视野的细胞总数和阳性细胞数。按阳性细胞/细胞总数(阳性细胞数+阴性细胞数)公式,计算端粒酶阳性细胞率。统计结果如表 2.3 所示,结果进行 t 检验。

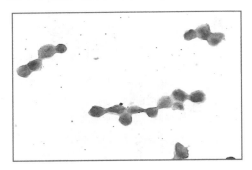

图 2.14　L-02 细胞原位杂交图(参见彩图)
（端粒酶阴性染色)(×400)

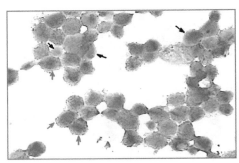

图 2.15　Bel-7402 细胞(参见彩图)
原位杂交图(×400)

表 2.3　顺铂与 HAP 纳米粒子对 Bel-7402 细胞端粒酶表达影响结果

组别	图片阳性细胞数/细胞总数								总阳性细胞数/总细胞数	平均阳性细胞百分数
	a	b	c	d	e	f	g	h		
L-02 细胞对照	13/47	6/36	4/29	2/41	0/36	3/43	0/30	4/59	32/321	9.97
Bel-7402 细胞对照组	32/35	40/44	65/70	38/42	25/30	16/20	26/29	27/34	269/304	88.49*
顺铂作用组	9/15	8/15	5/21	4/28	3/22	10/37	10/38	2/23	51/199	25.62*
HAP 作用组	11/40	21/44	30/42	35/49	31/46	30/43	49/63	33/50	240/377	63.66*

* $p < 0.05$。

5) 结果

研究结果显示,高浓度药物顺铂、HAP 纳米粒子作用肝癌 Bel-7402 细胞 4h 后,对染色体端粒酶基因的表达有明显影响(表 2.3),顺铂作用组端粒酶阳性细胞比例为 25.62%,与对照组 88.49% 相比,差异显著,表明它对 Bel-7402 细胞端粒酶基因表达抑制作用显著;而 HAP 纳米粒子组端粒酶阳性细胞比例为 63.66%,与对照组 88.49% 相比,也存在明显差异,故 HAP 纳米粒子对 Bel-7402 细胞端粒酶基因表达也存在一定程度的抑制作用,表明 HAP 纳米粒子对肝癌 Bel-7402 细胞染色体端粒酶基因表达存在着一定程度的影响。

端粒-端粒酶理论假说是建立在对端粒长度的研究和多数体细胞中端粒酶活性缺失基础上的。在绝大多数进展期和转移的人类恶性肿瘤中均可探测到端粒酶的活性,而多数体细胞中却探测不到,这表明有端粒酶依赖性的细胞永生化现象有助于细胞恶性变的发生。因此,研究中通过原位杂交方法检测药物作用前后端粒酶基因表达,间接反映药物对肿瘤细胞增殖和恶性程度影响的方法,对药物作用机制的研究有着一定的积极意义。

早期探测端粒酶的方法,受人类细胞中端粒酶水平低和不易获得大量肿瘤标本的限制。随着 TRAP 技术和原位杂交技术的发展,端粒酶检测的敏感度有了上万倍的提高,它允许检测少到数个细胞的端粒酶活性。人体绝大多数恶性肿瘤中端粒酶活性均已检出,国内外文献均有报道。本研究通过原位杂交方法测得 Bel-7402 细胞药物作用前端粒酶阳性率约为 88.49%,与文献[18]报道通过 TRAP 方法测得原发性肝癌的端粒酶阳性率数值 90.9% 接近,说明该方法还是较准确和可靠的。

端粒酶原位杂交虽方法很多,但基本原理是相同的,最后所得结果与所采用方法的灵敏度相关。最敏感的检测方法是用同位素标记。但同位素标记探针的放射自显影检测与所用同位素及其特异性有关,并存在放射性污染、要求的设备费用高等缺点。本法操作简便,能在普通光学显微镜下观察结果,有很多难得的优点。尽管如此,由于原位杂交方法本身操作步骤一般都较为复杂,对技术要求也较高,任何一个环节都有可能对实验结果产生影响。上述实验结果中(表 2.3),L-02 细胞对照组也有少量的端粒酶基因表达,可能与实验过程中染色技术存在一定的关系,也有可能为 L-02 细胞的某些变异细胞产生的阳性染色。顺铂对照组,作用前为 88.49%,作用后为 25.62%,差异显著,表明顺铂对 Bel-7402 细胞的增殖或恶性程度的抑制作用显著,这和顺铂作为一种端粒酶抑制剂的药理作用结果相符。而对于 HAP 纳米粒子组,作用前 Bel-7402 细胞端粒酶阳性率为 88.49%,作用后为 63.66%,存在着显著性差异,表明它对 Bel-7402 细胞的增殖或恶性程度存在一定的抑制作用,因此,推测这些都是通过某种途径去影响细胞染色体端粒酶基因表达来实现的,可能为 HAP 纳米粒子对肝癌细胞作用机理的一部分。

参 考 文 献

[1] 谭鲁鲁,周柔丽. 医学细胞生物学. 北京:北京医科大学和中国协和医科大学联合出版社,1992. 198~204
[2] 杜正通,黄东标,凌志强. 顺铂诱导人骨肉瘤细胞凋亡及其分子机制的初步研究. 中国误诊学杂志, 2003,3(3):329~331
[3] Terasaki M. Labeling of the endoplasmic reticulum with DiO$_6$(3). In:Celis J E. Cell Biology:A Laboratory Handbook. New York:Elsevier Academic,1998. 501~506
[4] Dufrace D, Cornu O, Delloye C,et al. Physical and chemical processing for a human dura mater substitute. Biomaterials, 2002,23:2979~2988
[5] Meyer J, Mack A F, Gummer A W. Pronounced infracuticular endocytosis in mammalian outer hair cells. Hear Res, 2001,161:10~22
[6] 韩锐. 抗癌药物研究与实验技术. 北京:北京医科大学和中国协和医科大学联合出版社,1999: 281~287

［7］章静波. 细胞生物学实用方法与技术. 北京：北京医科大学和中国协和医科大学联合出版社，1995

［8］冯树，张福会，苏岩平等. 培养的不同分化程度的人大肠癌细胞内质网结构特点. 中国医科大学学报，2000，29(3)：161～163

［9］贾林，袁世珍. 端粒-端粒酶的临床研究进展. 广州医药，1997，28(6)：7，8

［10］万水玲. 端粒酶与肿瘤治疗的研究进展. 国外医学药学分册，1998，25(1)：1～4

［11］白经修，段芳龄. 端粒、端粒酶与消化系肿瘤. 胃肠病学和肝病学杂志，2001，10 (1)：78～81

［12］周旭. 端粒、端粒酶和肿瘤. 中国肿瘤，2001，10(5)：289，290

［13］许兰涛. 端粒酶反义寡聚脱氢核营酸对人肝癌细胞株端粒酶活性作用的实验研究. 临床肝胆病杂志，2001，17(2)：107～109

［14］李孝麟，刘东海，张乐鸣. 胃肠道恶性肿瘤及其切缘组织中 $c\text{-}myc$ 基因 mRNA 和端粒酶活性的表达. 宁波大学学报，2001，14(1)：96～99

［15］刘秀华，许兰涛. 端粒、端粒酶、端粒酶抑制剂与消化系统肿瘤的研究进展. 宁夏医学杂志，2001，23(6)：382，383

［16］Shay J W, Bacchetti S. A survey of telomerase activity in human cancer. Eur J Cancer, 1997, 33：787～791

［17］黄礼年，汪和桥. 肝癌组织中端粒酶活性研究. 肿瘤防治研究，2001，28(1)：13，14

［18］傅建民，张伟，金顺钱. 肝癌及癌旁组织中端粒酶检测的临床意义. 中华肿瘤杂志，1998，20(6)：434～436

第3章 羟基磷灰石纳米粒子抑癌动物实验研究

3.1 本章内容简介

肿瘤模型的建立是肿瘤基础研究和治疗研究的重要基础,本研究以 Bel-7402 肝癌细胞系建立裸鼠人肝癌皮下模型,进行局部瘤内注射治疗,以观察 HAP 纳米粒子在体内的抑瘤作用。取对数生长期的 Bel-7402 细胞,离心后制成细胞悬液,接种于状态良好的裸鼠左右两侧颈背部皮下,在接种后 15 天左右出现肿瘤,呈节结状或类圆形实体瘤,成功建立了符合肝癌形态学特征的人肝癌裸鼠移植瘤模型,然后采用 HAP 纳米粒子进行局部治疗。对每只处死后的荷瘤裸鼠移植瘤组织做石蜡切片,Feulgen 染色、AgNOR 染色以及免疫组织化学 PCNA 染色,做大体解剖,肉眼观察移植瘤的形态,有无胸水、腹水,各脏器表面有无转移瘤节结。通过光镜观察治疗前后的肿瘤组织的亚细胞结构,电镜观察治疗前后的肿瘤组织的超微结构,治疗后对两组瘤组织制作石蜡切片经 HE 染色光镜观察,发现经 HAP 纳米粒子治疗后注射中心处组织的细胞已大部分死亡,造成光镜所见的空隙。近肿瘤中心处的组织及细胞也有明显的变化,细胞核着色加深,细胞排列不紧密,窦周隙增宽,组织结构松散,可见细胞的增殖功能明显受到抑制,相应的肿瘤体积会增加缓慢,恶病质出现的时间也会较晚。由于随着瘤体的不断增大,维持其生长需要的血供增加,因此两组荷瘤鼠最终因衰竭而先后死亡。最后使 HAP 纳米粒子对移植瘤的疗效并不十分满意,通过增加注射位点,可能会使纳米粒子尽可能多的与癌细胞接触,从而可提高疗效。

人肝癌裸鼠移植瘤模型的建立实现了 HAP 纳米粒子体内抗肝癌研究的目的,并且证实了 HAP 纳米粒子经局部瘤内注射治疗肝癌移植瘤,有明显的治疗效果,能显著抑制肿瘤的生长,这与其体外能显著抑制肝癌细胞的增殖作用相符。由于体内外肝癌细胞所处的环境不同,体外培养的肝癌细胞呈贴壁性单层生长,而体内是实体瘤,因此,HAP 纳米粒子对肝癌组织中的癌细胞的作用机理或导致其死亡方式可能会与体外存在一定的差异。为此,研究了 HAP 纳米粒子对体内肝癌细胞核 DNA 含量、AgNOR 含量、PCNA 表达的影响以及对肝癌组织超微结构的影响。研究仍然选用与体外实验相同的生物学指标以及通过电镜观察细胞的超微结构变化来探讨 HAP 纳米粒子的体内抑癌机理及细胞死亡方式,为 HAP 纳米粒子成为抗肝癌药物提供实验依据。

3.2　肝癌模型的建立及羟基磷灰石纳米粒子的抑癌疗效观察

　　肝细胞性肝癌(HCC)发展快,手术切除率低,故非手术治疗受到人们的极大重视。传统抗癌药物虽然体外抗癌实验效果好,但存在对正常细胞毒副作用大的缺点,许多体外实验明确显示出 HAP 纳米粒子对肝癌细胞有抑制作用,从抑制率可知其抑制作用较传统抗癌药物略低,但对正常细胞生长的影响很小,若能作为一种抗癌药物,这将是它难得的优点,与传统抗癌药物相比,存在着优越性。

　　体外药物敏感检测方法虽然快速、简便,与临床相关性及可重复性较好,但均存在着某些不足,特别是不能确切反映药物在体内对肿瘤的杀伤情况,往往需要进行体内试验,进一步测试药物的抗癌作用以及作用机理等。

　　肿瘤模型的建立是肿瘤基础研究和治疗研究的重要基础,利用肝癌实验性动物模型开展肝癌的实验性治疗研究日益受到重视。自 1969 年[1]在裸鼠体内异种移植人类恶性肿瘤以来,裸鼠人瘤模型已成为人们恶性肿瘤生物学特性和筛选抗癌药物必不可少的工具。裸鼠皮下模型操作技术简便,复制迅速,成功率高,重复性好,肿瘤以单发性为主,且肝癌细胞系能用于建立肝癌动物模型,以便于体内研究肝癌。多年来的动物实验和临床观察表明,应用不同制剂和方法直接对瘤体本身进行治疗,具有局部提高药物浓度因而疗效确切的优点。本研究以 Bel-7402 肝癌细胞系建立裸鼠人肝癌皮下模型,进行局部瘤内注射治疗,以观察 HAP 纳米粒子在体内的抑瘤作用。

　　细胞及动物:

　　(1) 细胞及其培养。

　　Bel-7402 细胞:人肝癌细胞系(CCTCC GDC 035),Bel-7402 细胞用含 10%新生牛血清(NCS)、100IU/mL 青霉素、100IU/mL 的链霉素的 RPMI-1640 培养基,在 37℃含 5%CO_2 培养箱中培养,用 0.25%胰蛋白酶消化传代。

　　(2) 动物及其饲养。

　　BALB/c 雄性 5~6 周龄裸小鼠(体重 20g±2g)。购回裸鼠后饲养于独立净化笼具 IVC 系统中,房间空气经自动灭菌机每日连续消毒 8h,恒温(24~27℃)、相对湿度 40%~60%,裸鼠饲料、饮水、垫料、鼠笼及所有用具均按规定标准消毒,实验室符合 SPF 条件。实验室还设有超净工作台,添加饲料、饮水及更换垫料均在超净工作台内进行,实验人员严格按规定进行无菌操作。

3.2.1　建立人肝癌裸鼠移植瘤模型

（1）购回裸鼠，饲养 2d 观察状态良好后用于实验；

（2）取对数生长期的 Bel-7402 细胞，离心后制成 1×10^7 个/mL 细胞悬液，接种于状态良好的裸鼠左右两侧颈背部皮下；

（3）待肿瘤体积约 1cm³ 时，处死裸鼠；

（4）无菌取其瘤组织，用眼科剪剪碎制成悬液，再分别接种于实验裸鼠右侧颈背部皮下，每日观察成瘤情况。

人肝癌裸鼠移植瘤模型的病理检查：

（1）裸鼠人肝癌模型的大体观察。

对每只处死后的荷瘤裸鼠做大体解剖，肉眼观察移植瘤的形态，有无胸水、腹水，各脏器表面有无转移瘤节结。

（2）裸鼠人肝癌模型的光镜观察。

常规制作石蜡切片。①取材：处死荷瘤鼠，剥离移植瘤的包膜，取其瘤组织；②固定：加入 4% 多聚甲醛溶液中固定；③脱水：冲洗组织块，加入 60%、70%、80%、90%、95% 梯度乙醇各 2h，100% 乙醇Ⅰ（Ⅰ仅表序号，余同）和 100% 乙醇Ⅱ各 1h；④透明：加入二甲苯Ⅰ15～30min，二甲苯Ⅱ15min；⑤浸蜡：将 56～58℃ 的石蜡于 60℃ 的烤箱中预先熔化，组织块于石蜡Ⅰ中 30min，石蜡Ⅱ和石蜡Ⅲ中各 1h；⑥切片：用切片机将石蜡包埋好的组织切成 5μm 厚的切片，展片于载玻片上。

石蜡切片 HE 染色。①将石蜡切片放入二甲苯Ⅰ和二甲苯Ⅱ各脱蜡 10～15min；②100% 乙醇Ⅰ和 100% 乙醇Ⅱ脱二甲苯各 1min；③95%、90%、85%、70% 乙醇各 1min；④自来水冲洗 1min，苏木素染液染色 1～5min；⑤自来水冲洗 1min，0.5%～1% 盐酸乙醇分化 20s；⑥自来水冲洗 1min，1% 淡氨水返蓝数秒；⑦自来水洗或蒸馏水洗 1 min，伊红染色 1～5 min；⑧自来水洗，80% 乙醇脱水 20s、90% 乙醇脱水 30s、95% 乙醇Ⅰ和 95% 乙醇Ⅱ各 1 min，100% 乙醇Ⅰ和 100% 乙醇Ⅱ各 2min；⑨二甲苯Ⅰ和二甲苯Ⅱ各 2min；⑩中性树胶封片，光学显微镜下观察。

（3）裸鼠人肝癌模型的电镜观察。①处死荷瘤鼠，取其瘤组织，放入 2.5% 戊二醛固定 2h；②1% 锇酸 4℃ 后固定 1～2h；③逐级丙酮脱水；④Epon 812 (DDSA, MNA, DMP-30) 包埋；⑤超薄切片机切片，厚约 70nm；⑥乙酸双氧铀-柠檬酸铅双重染色；⑦透射电镜下观察。

3.2.2　HAP 纳米粒子对肝癌模型的局部注射治疗

待裸鼠移植瘤生长至直径为 0.8cm 左右时，将荷瘤鼠随机分为 2 组，每组 13 只，对照组瘤内注射生理盐水每天一次，治疗组瘤内注射高压灭菌过的 HAP₁ 溶胶（1.4mmol/L），每天一次，每次 0.2mL。

HAP 纳米粒子对肝癌模型的疗效评价：

（1）肿瘤生长抑制率测定。在超净工作台内，用紫外线消毒过的游标卡尺测量治疗前、治疗 7d 以及 14d 后瘤体的长径（a）和短径（b），计算肿瘤体积 $v=ab^2/2$，根据公式计算肿瘤生长抑制率，抑瘤率＝[对照组（dn－do）－给药组（dn－do）]/对照组（dn－do）×100％。dn 为治疗后的肿瘤体积，do 为治疗前的肿瘤体积。

（2）光学显微镜观察。处死治疗 14d 的两组荷瘤鼠，取瘤组织，按常规石蜡切片 HE 染色法制作光学显微镜标本，在光学显微镜下观察并拍照。

（3）荷瘤裸鼠的生存时间。HAP$_1$ 纳米粒子经瘤内注射 14d 后停止，观察荷瘤裸鼠的生活状况，计算从治疗开始至其死亡的平均生存时间。

（4）统计方法。实验数据用 $\overline{X}\pm SD$ 表示，均数差异用 t 检验进行显著性比较。

3.2.3　实验结果

（1）裸鼠人肝癌模型的建立。皮下注射 Bel-7402 人肝癌细胞后，平均 19d 左右，裸小鼠颈背部皮下出现移植瘤，直径为 0.3～0.4cm，成瘤率为 96％（26/27）。

（2）大体观察。活体移植瘤生长快，呈节结状或类圆形，皮下血管丰富。处死荷瘤鼠后解剖，移植瘤为实体瘤，有完整的纤维胞膜，切面为淡红色，质地脆软。无腹水、胸水，各脏器表面无转移瘤节结即无转移灶发生（图 3.1）。

（3）肝癌移植瘤组织的光镜结构。移植瘤的病理形态为上皮样结构。中央静脉明显，癌细胞排列紧密，但紊乱，也可见癌细胞呈不明显的单行、双行排列，且行间被窦状隙所分隔，窦状隙衬覆的内皮细胞不太明显。癌细胞较大，胞浆呈嗜酸性，胞核大，呈嗜碱性，可见到双核、巨核和奇异型核，核浆比例明显较大（图 3.2）。

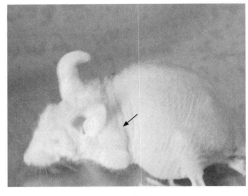

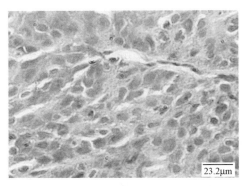

图 3.1　荷瘤鼠　　　　　　　　　图 3.2　肝癌移植瘤组织 HE
　箭头所指为瘤　　　　　　　　　染色的光镜照片

1. 肝癌移植瘤组织的超微结构

癌细胞排列紧密，相邻细胞间连接结构少，细胞血窦面有大量的微绒毛，存在于窦间隙。癌细胞形态极不规则，大部分癌细胞呈多边形，核大，核外形不规则，多有皱褶、凹陷或突起。核染色质分布不均，常堆积于核膜内侧，核仁明显，较大，有时可见多个核仁，胞浆中细胞器不发达，可见畸形线粒体，如图 3.3 所示。

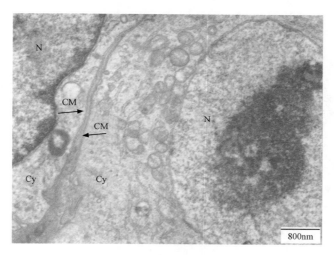

图 3.3　肝癌移植瘤组织的电镜照片
N:细胞核；CM:细胞膜；Cy:细胞质

从大体观察、光镜观察和电镜观察可知，Bel-7402 人肝癌细胞经皮下注射后，在裸小鼠皮下成功建立了符合肿瘤形态、肝癌组织特点及肝癌细胞超微结构的移植瘤模型。此移植瘤不发生转移。

2. HAP 纳米粒子对肝癌移植瘤生长的抑制作用

HAP_1 纳米粒子经瘤内连续注射 2 周，分别在治疗前、治疗 1 周和 2 周后测得了肿瘤平均体积，由体积计算了肿瘤生长抑制率见表 3.1。从表可知，HAP_1 粒子治疗 1 周和 2 周，分别与对照组比较，肿瘤体积均明显减小（$p < 0.01$），治疗 7d 的肿瘤生长抑制率为 77.21%，治疗 14d 的为 51.32%。图 3.4 显示对照组移植瘤体积增加速率快，治疗组移植瘤的体积增加速率明显减慢。

表 3.1　移植瘤体积和肿瘤生长抑制率（$\overline{X} \pm SD$，$n=13$）

组别	do/cm³	注射 7 天		注射 14 天	
		dn/cm³	GIR	dn/cm³	GIR
对照组	0.2843±0.0168	0.9579±0.0521	0.00	2.2453±0.3854	0.00
处理组	0.2869±0.0308	0.4410±0.0433*	77.21%	1.2416±0.1227*	51.32%

注：与对照组比较，* $p<0.01$。

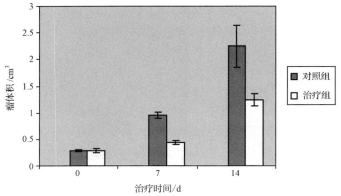

图 3.4　治疗前和治疗 7d 及 14d 后肿瘤体积的变化

3. HAP 纳米粒子对肝癌移植瘤组织结构的影响

光学显微镜下可见对照组的癌细胞显示出旺盛的增殖能力。肿瘤组织细胞排列紧密，细胞行间可见窦状间隙。癌细胞较大；细胞质少，嗜酸性，呈粉红色；细胞核大，嗜碱性，呈紫蓝色。治疗组的边缘组织细胞排列紧密；近中心处瘤组织松散，细胞排列不紧密，窦间隙明显增宽，还可见许多空隙，其间有少量组织（图 3.5）；大

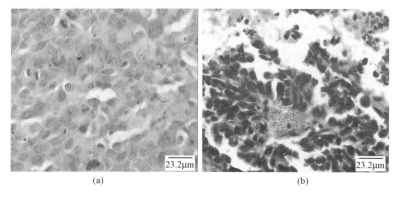

图 3.5　瘤内注射治疗 14d 后的移植瘤组织 HE 染色（参见彩图）
（a）生理盐水对照组；（b）HAP 纳米粒子治疗组

部分癌细胞较对照组减小,细胞质减少,胞核浓染呈紫黑色。瘤组织的中心处可见许多空隙,组织成分少。

4. HAP 纳米粒子对荷瘤鼠生存期的影响

经 HAP 纳米粒子粒子瘤内注射治疗 14d 后,荷瘤鼠活动状况明显好于对照组,而且恶病质出现得较晚,荷瘤鼠的平均生存时间明显延长(表 3.2)。

表 3.2　荷瘤鼠的平均生存时间($\overline{X}\pm$SD, $n=8$)

组别	存活时间/d
对照组	72.25±7.264
处理组	104.875±6.244*

注:与对照组比较,* $p<0.01$。

3.2.4　讨论

肝癌的防治是非常迫切的课题。对肝癌进行实验研究往往不能直接在人体进行,因而需要建立便于体内研究的动物模型。1934 年,Yoshida 首先用邻位氨基偶氮甲苯(o-AAT)成功地诱发了大鼠肝细胞癌[2,3]。其后 40～60 年代,各种化学物(二乙基亚硝胺、黄曲霉毒素 B 等)诱发的及移植性大小鼠肝癌模型不断问世。但在化学致癌剂诱发的模型中,肿瘤是弥漫性的,易出血、坏死甚至转移,使该模型的应用具有一定的局限性[4,5]。70 年代后期相继出现了裸鼠人肝癌异种移植性模型,将人肝癌切除标本移植于裸鼠皮下、腹腔或肝内建立的裸鼠人肝癌模型。目前采用多种方法建立的肝癌动物模型多种多样,各有千秋,正广泛用于各种形式的实验研究[6]。裸鼠人肝癌是最接近于人肝癌的肿瘤模型,该模型有助于从不同角度探讨肝癌发病机理和开展实验性治疗。汤钊猷[7]、包炎明等[8]将人肝癌在裸大鼠皮下、腹腔及肝内的移植进行比较,发现在组织形态学和细胞分泌 AFP 功能上,三种移植均保持原来特征。皮下移植成功率高,潜伏期短,肿瘤生长速率快,而腹腔移植成功率低,潜伏期长,肿瘤生长速率慢。与腹腔移植比较,肝内移植成功率相对较高,肿瘤生长潜伏期短、速率快。腹腔和肝内移植在技术操作方面具有一定难度,易引起腹腔播种和形成多灶。

本研究采用 Bel-7402 细胞株接种裸小鼠皮下,在接种后 15d 左右出现肿瘤,呈节结状或类圆形实体瘤,接种成功率为 96%,肿瘤生长速率快。从大体观察、光镜观察和电镜观察可知,Bel-7402 人肝癌细胞经皮下注射后,在裸小鼠皮下成功建立了符合肿瘤形态、肝癌组织特点及肝癌细胞超微结构的移植瘤模型。此移植瘤为单发性,不发生转移,因而影响实验结果的因素较少。对于采用局部治疗是一种理想的肝癌动物模型。在此模型上进行治疗肝癌的实验结果比其他模型方法更具有科学性和说服力。

　　研究中体外实验证实 HAP 纳米粒子对培养的人肝癌 Bel-7402 细胞具有明显的抑制作用。有研究证明体外测定某新药对肝癌细胞系有杀伤作用,不能认为其在体内一定有效,因为细胞系的体外培养条件与肝癌体内生长环境不同,体外实验直接将药物加入培养液中,而肝癌是实体瘤,在体内有许多影响因素,如屏障作用可能使药物被清除或阻止药物到达癌细胞;该药或者该药物浓度对周围组织或重要脏器有损伤,毒副作用可能大于疗效。在动物实验中,HAP 纳米粒子对人肝癌 Bel-7402 细胞的裸鼠皮下移植瘤的抑瘤率达 51%～77%,说明有明显的抑制作用,这与体外实验结果相符。而且能明显延长荷瘤鼠的生存时间,这说明对裸鼠的毒副作用弱或无毒副作用。

　　HAP 纳米粒子具有大的比表面积、表面能,很强的吸附性等独特的性能,且 HAP 纳米粒子对唾液酸有很强的吸附作用,而肝癌细胞表面有更多的唾液酸,也是其不同于正常肝细胞的原因之一。在体外实验中也发现 HAP 纳米粒子对肝癌细胞具有吸附作用,同时也发现有大量的 HAP 纳米粒子在 2h 之内进入肝癌细胞。因此,在本研究的动物实验中,HAP 纳米粒子经瘤内注射后,可能有大量的纳米粒子与肝癌细胞相吸附,进而很快进入癌细胞,从而抑制癌细胞的生长增殖,甚至导致癌细胞死亡。瘤内注射 HAP 纳米粒子 7d 比注射 14d 的抑瘤率高,可能是注射入肿瘤中心处的 HAP 纳米粒子很难到达肿瘤的边缘,使得边缘的癌细胞仍能继续增殖而造成的。

　　治疗后对两组瘤组织制作石蜡切片经 HE 染色光镜观察,发现经 HAP 纳米粒子治疗后注射中心处组织的细胞已大部分死亡,造成光镜所见的空隙。近肿瘤中心处的组织及细胞也有明显的变化,细胞核着色加深,细胞排列不紧密,窦周隙增宽,组织结构松散,可见细胞的增殖功能明显受到抑制,相应的肿瘤体积增加缓慢,恶病质出现的时间较晚。由于随着瘤体的不断增大,维持其生长需要的血供增加,因此两组荷瘤鼠最终因衰竭而先后死亡。最后使 HAP 纳米粒子对移植瘤的疗效并不十分满意,通过增加注射位点,可能会使纳米粒子尽可能多的与癌细胞接触,从而可提高疗效。

　　笔者用 HAP 纳米粒子经静脉注入治疗诱发的大鼠肝癌模型,发现有明显疗效。静脉注入的 HAP 纳米粒子随血循环经历一个长而复杂的生物动态过程,最终到达肿瘤部位的 HAP 纳米粒子数量十分有限,瘤内注射方式可大大提高肿瘤组织中 HAP 纳米粒子的浓度,直接与瘤组织接触并充分吸附而进入癌细胞,因而大大减少了 HAP 纳米粒子的用量,更重要的是可提高疗效,缩短治疗时间。局部瘤内注射法不如静脉给药方式应用方便,但在现代医学实践中,借助影像定位技术已能对绝大多数实体瘤进行穿刺注射治疗。

　　(1)用人肝癌 Bel-7402 细胞建立裸鼠皮下肝癌模型,经形态学观察此模型具有人肝细胞型肝癌的典型形态学特征。

（2）HAP 纳米粒子瘤内注射治疗裸鼠皮下肝癌模型，有明显的疗效，肿瘤的生长能力明显受到抑制，治疗 7d 的抑瘤率为 77％，治疗 14d 的为 51％；可明显延长荷瘤鼠的存活时间。

3.3　n-HAP 对体内肝癌细胞的抑制机理

人肝癌裸鼠移植瘤模型的建立实现了 HAP 纳米粒子体内抗肝癌研究的目的，并且证实了 HAP 纳米粒子经局部瘤内注射治疗肝癌移植瘤，有明显的治疗效果，能显著抑制肿瘤的生长，这与其体外能显著抑制肝癌细胞的增殖作用相符。由于体内外肝癌细胞所处的环境不同，体外培养的肝癌细胞呈贴壁性单层生长，而体内是实体瘤，因此，HAP 纳米粒子对肝癌组织中的癌细胞的作用机理或导致其死亡方式可能会与体外存在一定的差异。因此，研究仍然选用与体外实验相同的生物学指标以及通过电镜观察细胞的超微结构变化来探讨 HAP 纳米粒子的体内抑癌机理及细胞死亡方式，为 HAP 纳米粒子成为抗肝癌药物提供实验依据。

3.3.1　实验方法

处死瘤内注射 14d 后的荷瘤鼠，剥离瘤组织，两组分别取少量近中心处瘤组织，戊二醛固定，用于制作电镜标本，其余部分用多聚甲醛溶液固定，石蜡包埋，用于以下生物学指标测定实验。

3.3.2　DNA 含量测定

1）试剂配制

① 0.5％亚硫酸盐溶液：10％偏重亚硫酸钠溶液 5mL 加入 1mol/L HCl 5mL，再加入去离子水 90mL。

② Schiff 试剂：碱性品红 0.5g 溶于 100mL 煮沸的去离子水中，自然冷至60℃时，加入 1mol/L HCl 10mL，再冷却至 35℃时加入偏重亚硫酸钠 1g，塞紧瓶口过夜。次日再加入 0.5g 活性炭，振荡摇匀，过滤，即得清亮无色的 Schiff 试剂，棕色瓶保存。

③ Carnoy 固定液：无水乙醇、氯仿与冰醋酸三者以 6∶3∶1 的比例混合，配制后 4℃保存备用。

2）标本制备

采用组织 Feulgen 染色法：①将石蜡包埋过的治疗组和对照组的瘤组织，用切片机切成 4μm 厚的切片；②切片脱蜡至蒸馏水；③1mol/L 盐酸稍洗（60℃）；④1mol/L 盐酸 60℃温箱水解 8min；⑤蒸馏水稍洗（室温）；⑥Schiff 液作用 40min

（室温避光）；⑦0.5％亚硫酸盐溶液洗三次，每次 2min；⑧流水冲洗 5～10min；⑨常规脱水，透明，封固。

Feulgen 染色结果判定：细胞核呈紫红色。

3）图像采集及 DNA 图像分析

应用光学显微镜观察标本，并应用配套的图文分析系统采集图像，实验重复染色三次。应用图像分析软件的 DNA 质量测量软件对肝癌细胞核 DNA 含量进行定量分析。

3.3.3　核仁组成区嗜银蛋白（AgNOR）测定

1）试剂配制

① AgNOR 染色液。2％明胶甲酸溶液：2g 明胶溶于 99mL 蒸馏水中，加温至 60℃，完全溶解后，再加入纯甲酸 1mL，混匀备用。50％硝酸银溶液：50g 硝酸银充分溶解于 100mL 蒸馏水中，储存于 4℃备用。

② AgNOR 工作液。临用时取 2％明胶甲酸溶液 10mL，50％硝酸银溶液 20mL，充分混匀。

2）标本制备

采用石蜡切片 AgNOR 染色法：①将石蜡包埋过的治疗组和对照组的瘤组织，用切片机切成 $4\mu m$ 厚的切片；②石蜡切片脱蜡至水，三次蒸馏水洗 2～3 次；③放入 AgNOR 工作液浸染，25℃，30min 左右，当染色进行至 25 min 左右时，用显微镜控制染色程度；④三次蒸馏水洗 3 次后，无水乙醇浸洗 2 次，每次 1min；⑤放入碳酸二甲苯 1min，二甲苯 1min，中性树胶封固。

AgNOR 染色结果判定：核仁组成区嗜银蛋白（AgNOR）定位于细胞核，AgNOR为核内黑色颗粒。

3）图像采集及图像分析

应用光学显微镜油镜观察标本，并应用配套的图文分析系统采集图像，实验重复染色 3 次。应用图像分析软件的核仁测量软件对肝癌细胞 AgNOR 进行定量分析。

3.3.4　增殖细胞核抗原测定

1）标本制备

按增殖细胞核抗原测定试剂盒说明进行：①将上述多聚甲醛固定，石蜡包埋过的治疗组和对照组的瘤组织，用切片机切成 $4\mu m$ 厚的切片；②石蜡切片用二甲苯脱蜡，乙醇梯度水化；③切片置于 10mmol 柠檬酸缓冲液中（pH6.0）煮 10～20min，然后室温冷却 20min；④切片用 3％H_2O_2 处理 5min，用 PBS 洗 3 次，每次 2min；⑤加一滴一抗鼠抗人增殖细胞核抗原单克隆抗体（R-0437），室温放置

60min,PBS 洗 3 次,每次 2min;⑥加一滴检测试剂(D-3001),室温放置 30min,PBS 洗 3 次,每次 2min;⑦液体 DAB 酶底物显色 5～10min;⑧脱水、透明、封片。

免疫组化 PCNA 染色结果判定:增殖细胞核抗原(PCNA)阳性表达物质为棕黄色,定位于细胞核。

2) 图像采集及图像分析

应用光学显微镜观察标本,并应用配套的图文分析系统采集图像,实验重复染色 3 次。应用图像分析软件的细胞测量软件对肝癌细胞 PCNA 表达进行定量分析。

3) 透射电镜观察

取戊二醛固定的治疗组和对照组的瘤组织制作电镜标本,方法同上。电子显微镜下观察并照相。

以上所有定量实验的数据以 $\bar{X} \pm SD$ 表示,与 HAP 未处理组之间差异的比较采用 t 检验。应用 SPSS10.0 软件进行显著性分析。

3.3.5　研究结果

1. n-HAP 对体内肝癌细胞核 DNA 含量的影响

光学显微镜下可见 Feulgen 染色显示肝癌组织中肝癌细胞核为紫红色,胞浆呈浅的粉色。生理盐水对照组的大部分肝癌细胞核大,染色深,呈圆形、椭圆形、肾形及不规则形,分布密集,胞浆呈浅粉色[图 3.6(a)];少部分近中心处组织的细胞核较近边缘处的略减小,而且分布略稀疏,胞浆呈极浅粉色[图 3.6(b)]。HAP 纳米粒子治疗组的肝癌组织只有少部分的边缘处组织,细胞核大,染色深,分布密集,核的形态呈圆形、椭圆形、肾形及不规则形,胞浆呈浅粉色[图 3.6(c)];而大部分组织发生了明显的变化,细胞核染色渐浅,分布渐稀疏[图 3.6(d)],并有许多无胞核的空隙,空隙周围的组织可见有不同的现象[图 3.6(e)和图 3.6(f)]。图 3.6(e)显示细胞核明显减小,大部分变为圆形,染色也浅,但其中有部分细胞核染色深,尤其核的边缘部分染色更深,比浅粉色的胞浆明显。图 3.6(f)显示细胞核染色浅,分布极稀疏,形态也极不规则。

图文分析系统 DNA 测量软件测得两组肝癌细胞的核 DNA 平均含量。HAP_1 纳米粒子治疗组与生理盐水对照组比较,Feulgen 染色的肝癌细胞平均核面积(NA)明显减小($p < 0.01$),平均积分光密度(integral OD)明显下降($p < 0.01$),DNA 质量明显降低($p < 0.01$)(表 3.3)。这些用于检测 DNA 含量的指标都显示 HAP_1 纳米粒子作用肝癌细胞后 DNA 含量明显下降。

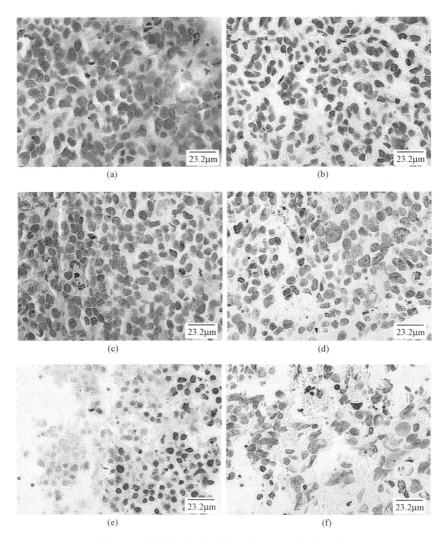

图 3.6　肝癌组织的石蜡切片 Feulgen 染色图像

(a)、(b) 生理盐水对照组；(c)～(f) HAP₁ 纳米粒子治疗组，治疗 14d

表 3.3　肝癌移植瘤组织的肝癌细胞核 DNA 含量($\bar{X}\pm$SD, $n=500$)

组别	细胞核面积/μm²	DNA 含量/pg	OD 值
对照组	47.38±18.27	1938±745.7	270±103.9
HAP	28.86±8.329*	1230±556.4*	171.3±55.23*

注：与对照组比，* $p<0.01$。

2. n-HAP 对体内肝癌细胞 AgNOR 含量的影响

　　光学显微镜下可见 AgNOR 染色显示肝癌组织中肝癌细胞核为淡黄色,细胞质不着色,AgNOR 为大小不等的黑色颗粒,呈圆形或椭圆形。生理盐水对照组的肝癌细胞核内 AgNOR 颗粒多而且分散[图 3.7(a)],近中心处组织的细胞核内 AgNOR 颗粒也未见明显减少[图 3.7(b)];HAP 纳米粒子治疗组只有少部分边缘处组织的肝癌细胞核内 AgNOR 颗粒多[图 3.7(c)],而大部分组织的肝癌细胞核

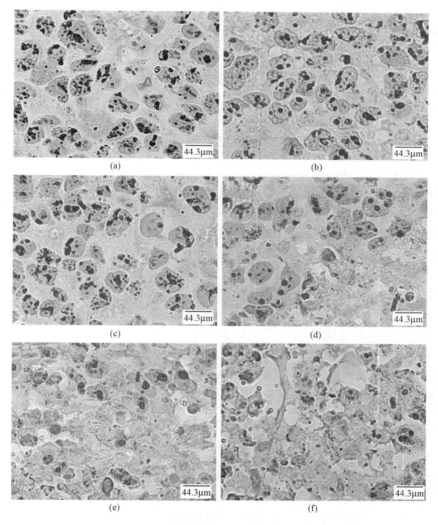

图 3.7　肝癌组织的石蜡切片 AgNOR 染色图像(×100)

(a)、(b) 生理盐水对照组;(c)～(f) HAP₁ 纳米粒子治疗组,治疗 14d

内 AgNOR 颗粒明显减少而且颗粒减小［图 3.7(d)］，有许多肝癌细胞核内无 AgNOR 颗粒［图 3.7(e)］，有少部分组织有空隙，细胞核轮廓不清晰，无明显的 AgNOR 颗粒［图 3.7(f)］。

图文分析系统核仁测量软件测得肝癌细胞 AgNOR 计数的平均值变化。HAP 纳米粒子治疗组与生理盐水对照组比较，每个肝癌细胞的平均 AgNOR 面积明显减小($p<0.01$)，每个肝癌细胞的平均 AgNOR 数量明显减少($p<0.01$)(表 3.4)。

表 3.4　肝癌移植瘤组织的肝癌细胞 AgNOR 含量($\bar{X}\pm$SD, $n=300$)

组别	AgNOR 面积/μm^2	AgNOR 数目
对照组	62.24±9.75	6.68±1.53
HAP	27.68±4.08*	2.66±0.99*

注：与对照组比较，* $p<0.01$。

3. n-HAP 对体内肝癌细胞 PCNA 表达的影响

免疫组织化学 PCNA 染色后，光学显微镜下可见肝癌组织的肝癌细胞核为棕色，胞质也由于吸附作用轻微着色，PCNA 为细颗粒状或片状位于核内，PCNA 阳性细胞的着色深浅不一。生理盐水对照组的肝癌组织的细胞核内 PCNA 呈强阳性表达的细胞多，弱阳性表达的细胞少［图 3.8(a)］，近中心处组织的细胞核内 PCNA 表达略减弱［图 3.8(b)］；HAP 纳米粒子治疗组的肝癌组织从边缘到组织中心 PCNA 强阳性表达的细胞逐渐减少，弱阳性的细胞增多［图 3.8(c)～(e)］，有空隙处组织极少有 PCNA 表达的细胞［图 3.8(f)］。

表 3.5 显示了图文分析系统细胞测量软件测得肝癌组织中肝癌细胞 PCNA 蛋白表达平均值的变化。HAP 纳米粒子治疗组与生理盐水对照组相比，免疫组织化学 PCNA 染色细胞的平均核面积(NA)明显减小($p<0.01$)，细胞的平均灰度面积明显减小($p<0.01$)。这些反映 PCNA 表达量的参数显示 HAP 纳米粒子治疗后肝癌细胞的 PCNA 表达量逐渐下降。

4. n-HAP 对肝癌组织超微结构的影响

肝癌移植瘤进行瘤内注射 14d 后，电镜下可见生理盐水对照组肝癌细胞排列紧密，相邻细胞之间可见紧密连接，血窦面有大量微绒毛；肝癌细胞呈典型的癌细胞超微结构特点。而 HAP 纳米粒子治疗组，可见部分肝癌组织的结构发生明显的变化。肝癌细胞之间关系松散，没有明显的连接结构，甚至有宽的间隙；部分肝癌细胞的超微结构发生明显的变化。

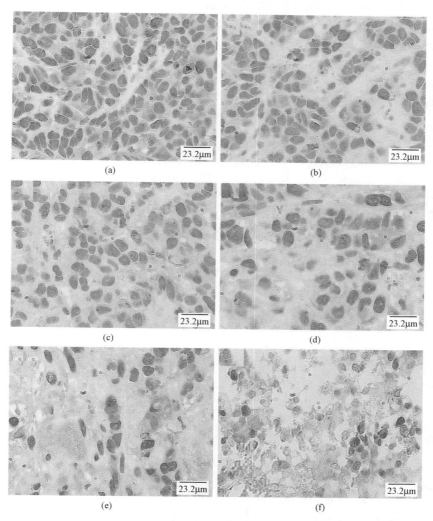

图 3.8　肝癌组织的石蜡切片免疫组化 PCNA 染色图像（参见彩图）

(a)、(b) 生理盐水对照组；(c)～(f) HAP₁ 纳米粒子治疗组，治疗 14d

表 3.5　肝癌移植瘤组织的肝癌细胞内 PCNA 表达量（$\bar{X}\pm$SD, $n=550$）

组别	细胞核面积/μm²	平均灰度	OD 值
对照	63.89±27.1	94.31±8.494	29.71±13.85
HAP	41.66±18.12*	91.93±14.73*	20.52±10.51*

注：与对照组比较，* $p<0.01$。

图 3.9(a)、(b)显示肝癌细胞形态不规则,胞质中基质分布均匀,细胞器少,但可见结构清晰的线粒体和内质网等细胞器,细胞核大,核间隙均匀一致,核基质密度略低于胞质基质密度,核仁明显。

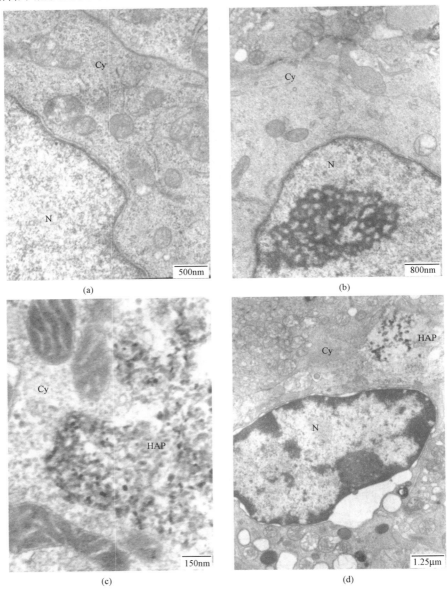

图 3.9　肝癌组织中肝癌细胞的 TEM 照片

(a)、(b) 生理盐水对照组;(c)、(d) HAP 纳米粒子治疗组,治疗 14d

Cy:细胞质;N:细胞核

图 3.9(c)显示胞质内有大的囊泡,内含许多电子密度高的颗粒,周围有畸形线粒体。

图 3.9(d)显示胞质内有中等大小的囊泡体,囊泡边界不清晰,周围基质少,囊泡内含电子密度高的颗粒,胞质未见明显水肿现象,有空泡,线粒体嵴模糊、断裂,内质网扩张成小泡聚集于核周,核染色质凝集、边集。

图 3.10(a)显示胞质内有许多小囊泡,大部分囊泡边界清晰,其内含 1～2 个电子密度高的颗粒,部分胞质水肿,细胞器极少见,染色质凝集、边集,核膜不完整。

图 3.10(b)显示部分胞质水肿,核周有少量扩张成空泡的内质网及嵴模糊不清的线粒体,核染色质凝集呈半月形,核膜不完整。

图 3.10(c)显示胞质水肿,空泡化,细胞器消失,核染色质凝集成粗大的团块状,边集,核仁明显,核膜不完整。

图 3.10(d)显示部分胞膜破裂,胞质丢失,仅剩少量的胞质围绕胞核,于相邻细胞的连接处的胞质略多些,胞核未见明显的变化,仅核间隙间断性增宽。

肝细胞性肝癌(HCC)是肝脏最常见的恶性肿瘤。细胞增殖和细胞凋亡平衡的破坏可促使细胞的恶性转化,最终导致肿瘤的发生、发展。抗肝癌药物的研究已经历了一个漫长的过程,对大多数药物的作用机制都有所了解,通过作用于细胞膜、细胞质或细胞核内遗传物质,抑制肿瘤细胞增殖、诱导肿瘤细胞凋亡或诱导肿瘤细胞分化发挥抗肝癌作用。

有关分子生物学技术应用于肝癌的病理形态研究乃是近几年来的发展,对分子生物学指标既可定性观察,也可定量测定。本研究通过图像分析软件测得结果显示,与对照组比较 HAP 纳米粒子能明显减少肝癌组织中肝癌细胞的核 DNA 的平均含量,减少细胞核仁内的 AgNOR 颗粒的平均数目,降低细胞 PCNA 的平均表达量,这些说明 HAP 纳米粒子对肝癌组织有明显的影响。

5. n-HAP 抑制肝癌细胞增殖机理探讨

DNA 定量指标已被应用于许多实体恶性肿瘤及其癌前病变的研究。细胞 DNA 含量反映细胞生长及分化状态,其含量的测定对判断肿瘤性质、预后具有重要意义[9,10]。肿瘤的恶性程度越高,分化程度越差,其 DNA 含量就越高。许多报道表明肿瘤 DNA 含量测定可以客观地反映 HCC 细胞的增殖能力。因此,HAP 纳米粒子使肝癌组织的肝癌细胞核 DNA 含量下降,说明 HAP 纳米粒子抑制了肝癌细胞的增殖,并可能促进其分化。肿瘤细胞增殖的实质是 DNA 的合成,而药物抑制细胞 DNA 合成是药物抑制肿瘤细胞增殖的主要原因。

PCNA 是一种核蛋白,有 DNA 聚合酶延伸的能力,为 DNA 复制的必需物质,与肿瘤细胞的增殖密切相关;PCNA 在细胞增殖分期中是由 G_0 期或 G_1 期进入 S 期所必需的,又称周期蛋白[11]。因此 PCNA 是 DNA 合成和细胞周期顺利进行所

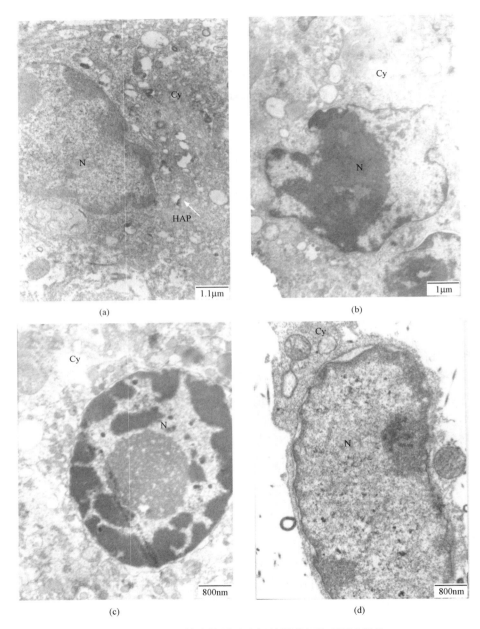

图 3.10　HAP 纳米粒子治疗组的肝癌细胞 TEM 照片

（a）～（c）呈凋亡形态学特征；（d）呈胞体割裂形态学特征

Cy:细胞质；N:细胞核

必需的物质[12]。许多学者采用免疫组化技术对多种肿瘤进行研究,结果表明在生长迅速的肿瘤组织中 PCNA 均呈阳性反应,作为评价细胞增殖状态的有效指标,已被广泛用于肿瘤的研究[13]。HAP 纳米粒子使肝癌组织中肝癌细胞的 PCNA 表达下降,将影响细胞的增殖周期。细胞失控性生长是恶性肿瘤所共有的特征,而细胞的分裂、生长和增殖必须有细胞周期才能得以实现。许多抗肿瘤药物能使恶性细胞阻滞于 G_1 期、S 期或 G_2/M 期,使细胞向 S 期移行受阻,细胞不能继续增殖,或使恶性细胞处于分裂中期而不能继续增殖。同时 PCNA 表达下降也影响细胞核 DNA 的合成,是肝癌细胞核 DNA 含量下降必不可少的原因。PCNA 不仅可反映肿瘤细胞的增殖活性,同时也与肿瘤细胞的分化程度有关[14]。分化程度越高,其 PCNA 阳性表达越低;分化程度越低,其 PCNA 阳性表达越高[15]。因此,PCNA 表达下降也可能是 HAP 纳米粒子同时具有促进肝癌细胞分化的作用。

AgNOR 是近年来用于区别良性肿瘤、恶性肿瘤和对肿瘤分型、分级,甚至是推测肿瘤预后的一种有效指标[16]。AgNOR 是与 RNA 相关的酸性非组蛋白,其生化性质调控 rDNA 转录或是 RNA 聚合酶 I 的亚单位,起保证 rRNA 链伸展的作用,对核蛋白体的形成及细胞内蛋白质的合成至关重要[17,18]。在正常的分裂间期的二倍体细胞中,通常有 1 个或 2 个 AgNOR 颗粒存在,而在恶性转化时 AgNOR 颗粒数目增加。细胞内 AgNOR 平均数增加的原因有[19]:①细胞增殖活跃以致许多细胞核核仁分解,AgNOR 颗粒分散;②核仁融合有缺陷,使 AgNOR 分散;③细胞染色体的倍体数增加,也会导致含核仁组织区染色体的数目增多;④rDNA 转录活动增加,使本来不明显的 AgNOR 重现。HAP 纳米粒子使肝癌组织中肝癌细胞的平均每核颗粒数都明显减少,说明 HAP 纳米粒子抑制了细胞的增殖,可能是通过抑制 rDNA 的转录活动实现的。生理盐水对照组的肝癌细胞的平均每核颗粒数为 6.68 个,而 HAP 纳米粒子治疗组的为 2.66 个,HAP_1 纳米粒子也可能同时诱导了肝癌细胞向正常细胞分化。

1) HAP 纳米粒子可能诱导肝癌细胞分化

本研究通过对石蜡切片的光学显微镜观察,发现 HAP 纳米粒子瘤内注射后对肝癌组织造成不同程度的影响。从组织的边缘到近中心处肝癌细胞的核 DNA 含量、核仁内 AgNOR 数量以及细胞的 PCNA 表达都有递减的趋势。这是因为药物发挥药效与达到的药物浓度有关,而且体外研究也证实 HAP 纳米粒子对肝癌细胞的抑制有明显的剂量依赖性作用,注射入肿瘤中心部位的 HAP 纳米粒子溶胶,对于实体瘤组织,在中心处与边缘处的分布一定有所不同。从 Feulgen 染色、AgNOR 染色以及免疫组织化学 PCNA 染色的图像观察,HAP 纳米粒子治疗后稍远离中心处的组织结构较完整,而各种染色后核面积都减小,细胞着色深的细胞都较对照组少,此部位 HAP 纳米粒子的浓度可能有促进肝癌细胞分化的作用,这有待于通过肝癌细胞的分化酶进一步证实;近中心处的组织结构多已破坏,可能是 HAP 纳米粒子的浓度高,导致了细胞死亡。

2) 肝癌组织及肝癌细胞的超微结构变化

体外研究已发现 HAP 纳米粒子能被肝癌细胞以细胞膜穴样内陷的途径胞吞入细胞,并在胞质内形成囊泡体,电镜下囊泡体内的 HAP 纳米粒子呈电子密度高的颗粒,结合电子衍射技术证实高电子密度的颗粒为 HAP 成分;本研究通过电镜在肝癌组织也观察到肝癌细胞的胞质内有类似体外实验所观察到的不同大小的囊泡体,内有比细胞质基质电子密度高的数量不等的颗粒,从颗粒的大小、呈球形或短棒状的形态以及颗粒聚集的现象,可断定囊泡内电子密度高的颗粒是 HAP 纳米粒子,也可见有 1～2 个粒子存在于囊泡内。因此可说明 HAP 纳米粒子也能进入组织中的肝癌细胞内。Yeh 和 Zhang[20]通过扫描电镜和透射电镜分析发现肿瘤的非特异性吞噬能力与肿瘤细胞和材料黏附能力密切相关。纳米材料由于粒径小,具有更大的表面能,而且 HAP 纳米粒子容易与细胞表面的唾液酸结合,因而 HAP 纳米粒子更易被恶性肿瘤细胞所吞噬。此外他们还发现恶性程度高的肿瘤细胞摄取的纳米颗粒比恶性程度低的细胞多,而分裂相对较慢的正常细胞的摄取量几乎可以忽略不计。Radoslav 等[21]对于纳米材料进入肿瘤细胞后的分布进行了研究,发现纳米颗粒主要分布在细胞质内,溶酶体、线粒体、高尔基体及内吞小体内均有分布,而在细胞核内未发现。

在肝癌细胞内可观察到存在于囊泡内的纳米粒子,不易观察到脱离囊泡的分散的纳米粒子。总之,根据体外实验分析,注射入肝癌组织以及进入肝癌细胞的 HAP 纳米粒子一定在体液以及细胞质内发生降解,其降解产物影响细胞质内一些细胞器的功能以及核内复杂的生物化学反应。也可能是 HAP 纳米粒子吸附于某些细胞器上,或吸附胞浆内的核酸或蛋白质影响其功能,表现出电镜下细胞超微结构的变化。受到严重影响的细胞最终死亡。

3) 体内肝癌细胞的死亡方式

在抗肿瘤药物的研究中,尽管对许多抗肿瘤药物的作用机制有所了解,但对药物作用于肿瘤后,如何导致细胞快速或缓慢死亡的机制还不十分清楚。目前研究认为抗肿瘤药物可引起细胞死亡的方式不仅仅是传统的两种细胞死亡方式。

本研究通过电镜观察发现,HAP 纳米粒子可引起肝癌细胞呈凋亡的形态学变化特征。胞质空泡化,细胞器逐渐消失,核染色质凝集成团块状,边集或成半月形。细胞凋亡是一个连续的过程,同一时间可以看到发育不同时期的凋亡细胞。同时也观察到 HAP 纳米粒子可引起肝癌细胞的另一种细胞死亡方式,部分胞膜破裂,胞质丢失,仅剩少量胞质围绕胞核,于相邻细胞的连接处的胞质略多些,胞核未见明显的变化,仅核间隙间断性增宽。有研究者认为胞体割裂是不同于凋亡的另一种细胞死亡方式,主要形态学特征是:有细胞膜损伤,导致进行性胞质脱落,最后仅剩由一层薄薄的无细胞器的胞质包围一个完整的胞核。实验所观察到的现象与胞体割裂的死亡方式相似,由此可见另一种细胞死亡方式是胞体割裂。同时有两种细胞死亡方式并存的现象较少有报道,而且又与 HAP 纳米粒子诱导体外培养肝癌细胞的死亡方式不同。细胞以何种方式死亡,由内因、外因两方面决定。肝癌组织是实体瘤,注射入的 HAP_1 纳米粒子在肝癌组织的浓度高低分布一定不同,可能是导致两种不同细胞死亡方式的主要原因,而且体内外环境不同也是导致细胞死亡方式不同的原因。此外,从细胞内因来看,一个群体中各个细胞的状态并不均一,新生细胞或衰老细胞结构基础薄弱,对药物耐受性差,也是其死亡方式不同的可能原因之一。

3.4　本 章 小 结

(1) HAP 纳米粒子能降低肝癌细胞的平均 DNA 含量,抑制细胞核 DNA 的合成,肿瘤细胞增殖的实质是 DNA 的合成,HAP 纳米粒子抑制细胞核 DNA 合成是其抑制肝癌细胞增殖的主要原因。

(2) PCNA 为 DNA 复制的必需物质,而且与细胞增殖周期有关,在细胞增殖分期中是由 G_0 期或 G_1 期进入 S 期所必需的,HAP 纳米粒子使肝癌细胞 PCNA 表达减弱,从而使细胞增殖周期阻滞于 G_1 期,也是 DNA 合成抑制不可缺少的原因。

(3) AgNOR 与 rDNA 转录有关,对核蛋白体的形成及细胞内蛋白质的合成至关重要,HAP 纳米粒子能使肝癌细胞的 AgNOR 颗粒数目减少,说明其抑制了 rDNA 转录,抑制了 rRNA 的合成,进一步抑制了细胞内蛋白质的合成。

(4) 恶性肿瘤 DNA 含量、PCNA 表达以及 AgNOR 颗粒数目都与细胞的分化有关,HAP 纳米粒子能使肝癌细胞的平均 DNA 含量下降、PCNA 表达减弱以及 AgNOR 颗粒数目减少,可能是因为一定浓度的 HAP 纳米粒子也能诱导肝癌细胞分化。

(5) 肝癌细胞的胞质内发现有膜包的高电子密度颗粒,推测 HAP 纳米粒子进入体内肝癌细胞与进入体外培养肝癌细胞的方式相同,即细胞膜穴样内陷途径,而且也在体内肝癌细胞的胞质内降解,可能同样以其降解产物及粒子本身影响体内肝癌细胞的功能。

(6) HAP 纳米粒子能导致肝癌细胞的超微结构呈明显的凋亡及胞体割裂的形态学变化特征,使肝癌细胞可能以凋亡及胞体割裂两种方式死亡。

(7) HAP 纳米粒子体内抑制肝癌的机理:①具有抑制肝癌细胞增殖的作用,通过抑制 DNA 合成,主要是抑制 DNA 合成过程中所需的 DNA 聚合酶 PCNA 的活性,干扰 DNA 的合成。通过抑制 rDNA 的转录活性,抑制 rRNA 的合成,进一步抑制蛋白质的合成。通过抑制 PCNA 的活性,阻滞细胞增殖周期。②也可能具有诱导肝癌细胞分化的作用。③诱导肝癌细胞以凋亡及胞体割裂两种方式死亡。

参 考 文 献

［1］Jamison J M，Gilloteaux J，Taper H S，et al. Autoschizis：a novel cell death. Biochem Pharmacol，2002，63：1773～1783

［2］马曾辰. 可供临床研究的常用鼠肝癌模型. 国外医学肿瘤分册，1982，（1）：13

［3］Rygaard J. Hetero transplantation of a human malignant tumor to "nude" mice. Acta Pathol Microbidl Scand，1969，77：756

［4］Ishida T，Murakami T，Kato N，et al. Superparamagnetic iron oxide enhanced magnetic resonance imaging of rat liver with hepatocellular carcinoma and benign hyperplastic nodule. Invest Radiol，1997，32：282～287

［5］Coudemant J F，Beers B E，Demeure R，et al. Comparison of unenhanced and gadoxetate disodium-enhanced spin-echo magnetic resonance imaging for the detection of experimental hepatocellular carcinoma in the rat. Invest Radiol，1998，33：80～84

［6］韩锐. 抗癌药物研究与实验技术. 北京医科大学和中国协和医科大学联合出版社，1999：281～287

［7］汤钊猷. 现代肿瘤学. 上海：上海医科大学出版社，1986：177～188

［8］包炎明，汤钊猷，马曾辰等. 人肝癌在裸鼠皮下、腹腔和肝内移植的比较. 中华肿瘤杂志，1989，11（5）：329

［9］Collin F，Salmon I，Rahier I，et al. Quantitative nuclear cell image analyses of thyroid tumor from material. Hum Pathol，1991，22：191～196

［10］Rijken A，Dekker A，Taylor S，et al. Diagnostic value of DNA analysis in effusions by flow cytometry and image analysis. Am J Clin Pathol，1991，95：6～12

［11］谭鲁鲁，周柔丽. 医学细胞生物学. 北京：北京医科大学和中国协和医科大学联合出版社，1992：198～204

［12］李代强，刘淑华. 原发性肝细胞癌 EGFR、PCNA 表达及相互关系的研究. 临床肝胆病杂志，1996，12（2）：70

［13］李晓菊，晏培松. 卵巢浆液性癌 HSP70 及 PCNA 的表达及其意义. 第四军医大学学报，2003，24（16）：1504～1506

［14］Mitsunobun M，Toyosaka A，Orilams T，et al. Intrahepatic metastases in hepatocellular carcinoma：the role of the portal vein as an efferent vessel. Clin Exp Metastasis，1996，14（6）：520～525

［15］Tanaka K，Nakamura S，Numata K，et al. The long term efficacy of combined transcatheter arterial embolization and percutaneous ethanol injection in the treatment of patients with large hepatocellular carcinoma and cirrhosis. Cancer，1998，82（1）：78～82

［16］周丁华. 肿瘤增殖动力学研究和方法学. 国外医学肿瘤分册，1995，22（3）：136

［17］余景瑞. 胃癌及异性增生细胞的核和 AgNOR 的图像分析定量研究. 临床与实验病理学杂志，1993，9（3）：397

［18］张素华. AgNOR 在肿瘤研究中应用的国内概况. 实用癌症杂志，1991，6（4）：336～338

［19］Underwood J C E，Ciri D D. Nucleolar organizer regions as diagnostic discriminants for malignancy. J Pathol，1988，155：95

［20］Yeh T，Zhang W. Intracellular labeling of T-cells with superparamagneic contract agents. Magnet Reson Med，1993，30（5）：617～625

［21］Radoslav S，Luo L B，Eisenberg A，et al. Micellar nanocotainers distribute to defined cytoplasmic organelles. Science，2003，300（25）：615～618

第4章 羟基磷灰石纳米材料的其他生物医学应用

4.1 本章内容简介

目前生物医用无机与有机高分子复合材料的研究和开发还处于研究阶段,用于临床的复合材料较少。聚乳酸[poly(D,L-lactic acid),PDLLA]具有良好的生物相容性和可降解性,是一种中等强度的聚合物,基本能满足在骨组织和软骨组织的再生与修复等骨组织工程领域中作为载体材料的要求。将 PDLLA 与 HAP 复合有助于提高材料的初始硬度和刚性,延缓材料的早期降解速度,便于骨折早期愈合,从而提高材料的骨结合能力;其力学性能优良,无需二次手术,不会释放金属离子而带来系列不良反应;PDLLA 与 HAP 纳米粒子复合后,随着 PDLLA 的吸收,HAP 在体内逐渐转化为自然骨组织,可提高材料的生物相容性;此外还可以提高材料对 X 射线的阻拒作用,便于临床显影观察。

本章首先研究了 HAP/PDLLA 复合骨钉的骨内长期植入试验。通过大体及影像学监测及使用盐酸四环素进行双标记示踪,借以观察植入材料的成骨过程。通过四环素与新骨特异性结合的特点,从计量学上得出了 HAP/PDLLA 复合材料植入区的成骨速率趋势,对合成材料到有机骨组织的这一生物转化过程进行定量分析,为 HAP/PDLLA 复合材料在机体内降解和新骨形成提供了理论依据。

支架材料在组织工程修复中起着重要作用,多孔支架材料能为细胞吸附、增殖、分化和最终神经组织的再生提供可靠的环境。而纳米羟基磷灰石/聚乳酸复合支架材料可以模拟出与人体组织相似的细胞基质微环境,使种植的细胞保持良好的活性和增殖能力,是目前组织工程支架材料研究的重点内容之一。

将 n-HAP 粉与外消旋聚乳酸(PDLLA)溶液共混复合,并结合一种新的相分离/糖球滤沥复合法制备出 n-HAP/PDLLA 多孔支架材料,为了进行对比分析,制备了 5 组不同 n-HAP 含量的支架材料和纯 PDLLA 支架对照组。支架具有高孔隙率、高连通性结构,通过扫描电镜、傅里叶红外光谱分析、孔隙率及力学性能的测试对多孔复合支架进行表征;还通过体外降解试验及细胞相容性试验,对 n-HAP/PDLLA 复合多孔支架进行了生物医学评价。

4.2　n-HAP 作为植入材料的应用：与 PDLLA 复合植入材料复合骨钉

聚乳酸具有良好生物相容性和生物降解特性，基本能满足在骨组织和软骨组织的再生与修复等骨组织工程领域中作为载体材料的要求。中间产物乳酸是体内的正常糖，故而 PDLLA 在生物体内降解后不会对生物体有不良影响。但是如果材料降解速率与组织再生速率不能很好地匹配，材料降解形成的酸性产物会对周围组织有不良刺激，则有时可能会导致无菌性炎症。HAP 是自然骨的主要成分，其生物相容性好，具有生物降解性和生物吸收性，故作为良好的骨修复材料而被广泛应用，但其脆性大，抗折及抗冲击性能难以满足骨修复的要求。由此可见，两种材料单独应用都不是理想的骨替代材料。而研制 HAP/PDLLA 复合材料，一方面可以提高材料的韧性，满足骨植入替代材料的机械强度要求；另一方面，PDLLA 的酸性降解产物可被 HAP 缓冲，同时 HAP 的骨诱导性可以提供良好的骨细胞生长环境，以供细胞生长、组织再生及血管化，从而更加符合骨组织工程材料的生物学要求。基于这一目的，Verheyen 等[1~3]、Shikinami 等[4] 在 20 世纪 90 年代初首先开始了 HAP/PDLLA 骨折内固定复合材料方面的研究工作，最近几年研究相当活跃，研究内容涉及该复合材料的制备、机械性能、界面组织结构、生物相容性及生物降解行为等方面。国内在这方面也有较多研究，全大萍等[5,9]在 HAP/PDLLA 复合材料的制备、降解行为及生物相容性等方面也进行了初步的探讨。试验结果表明，HAP/PDLLA 复合材料具有很好的生物相容性和骨传导性，而且 HAP 与 PDLLA 复合后，HAP 既可从三维方向均匀增强材料强度，又可减慢 PDLLA 的降解速率。但是，HAP/PDLLA 复合材料也存在着自身的不足。例如，由于作为填充体的 HAP 纳米粒子与 PDLLA 两者的界面结合力较弱，在应用时其复合界面处首先遭到破坏，从而导致该复合材料机械强度丧失过快等。因此，提高 HAP 与 PDLLA 之间的界面相容性和分散性成为制备性能优异的 HAP/PDLLA 骨折内固定材料的关键技术。

将 PDLLA 与 HAP 复合有助于提高材料的初始硬度和刚性，延缓材料的早期降解速率，便于骨折早期愈合，从而提高材料的骨结合能力；其力学性能优良，无需二次手术，不会释放金属离子而带来系列不良反应；PDLLA 与 HAP 纳米粒子复合后，随着 PDLLA 的吸收，HAP 在体内逐渐转化为自然骨组织，可提高材料的生物相容性；此外还可以提高材料对 X 射线的阻拒作用，便于临床显影观察。

目前常见的 HAP/PDLLA 复合材料的制备方法有以下几种。

（1）熔融共混法[10]。HAP 粉末经表面处理后加入 PDLLA 中，在高于 PDLLA 玻璃化温度条件下熔融共混。物理共混法是依靠物理作用实现无机填料与有机高分子共混的方法,旨在机械力作用下将 HAP 微晶直接加入到聚合物基体中进行混合。按照物料形态分类,可具体分为干粉共混、溶液共混、乳液共混、熔融共混等四类。共混法将 HAP 与材料的合成分步进行,其优点在于合成过程中可以控制粒子的形态、尺寸,其难点是粒子的分散问题。因此,控制粒子微区相尺寸及尺寸分布是其成败的关键。在共混时,除采用分散剂、偶联剂、功能改性剂等综合处理外,还可采用超声波等措施进行辅助分散,是一种传统的方法,也是最常用、最简单的制备复合材料的方法。

（2）溶液分散法。将经过超声振荡处理的 HAP 颗粒悬浮液加入已溶解 PDLLA 的三氯甲烷之类的溶液中,通过搅拌和超声波作用使 HAP 粒子均匀分散在 PDLLA 溶液中,最后除去溶剂。目前,聚乳酸类复合材料制备过程中使用最多的仍然是溶液分散法,但溶剂去除的方法不同,并且在后加工中有进一步使用热压成型工艺的趋势。

（3）原位共聚法。原位共聚法是近年为了增强复合材料的界面结合强度,改善无机物在有机介质中的分散程度而发展起来的。它是将聚合物单体溶液与无机相混合均匀后,加入引发剂,在一定的条件下进行聚合反应而得到复合材料。但这种方法对聚合单体和聚合反应条件有严格要求,若控制不好,聚合不完全,单体会游离出来从而影响材料的生物相容性和力学性能。

原位共聚法可以得到 HAP 与 PDLLA 之间存在化学结合力的复合材料,具有很高的压缩强度和抗张强度。制备工艺:采用经过特殊处理的 HAP 微粒与丙交酯混合,在一定温度和真空度下用引发剂引发丙交酯的开环聚合[11]。这种新的复合方式,不仅改善了两种材料界面间结合力差的问题,而且所获得的 HAP/PLLA 复合材料在体内降解速率较慢。不同降解速率可以通过改变聚合条件、HAP/PDLLA 比例进行控制。

（4）液相吸附复合法。前面几种方法有着各自的优点,但也有许多不足之处,如容易混入其他化学杂质、复合不均匀、复合后 PDLLA 的相对分子质量不高、无法批量生产等,限制了 HAP/PDLLA 的应用。笔者经多年研究,采用液相吸附复合法制备 HAP/PDLLA 复合材料,工艺简便,成本低,不引入有毒化学物质,材料的力学性能和降解性能均能满足临床使用要求,并可用于大量生产[12]。笔者较早在生物材料领域中采用这种制备方法,取得了满意的效果。

4.2.1　材料的制备

1. PDLLA 的合成

按配方设计将丙交酯和辛酸亚锡装入安瓿瓶中,抽真空封管后置于温度 142℃的油浴中聚合 48h,冷却后得透明固体 PDLLA。

2. HAP 的制备

采用酸碱中和法制备 HAP 纳米粒子。

3. 复合材料的制备

将 PDLLA 棒状固体物通过加工制成宽 0.5mm、厚 0.1mm 的条状物。将 HAP 纳米粒子溶于乙醇,配置出 HAP 的乙醇溶液,并超声振荡,使 HAP 纳米粒子均匀悬浮于乙醇中。将 PDLLA 条状物浸泡于 HAP 的乙醇悬浮液中并搅拌,然后取出条状物。由于吸附作用,HAP 纳米粒子附着于 PDLLA 条状物上,将其放入真空干燥箱中于 80℃干燥。将干燥后的 HAP/PDLLA 混合物放入混炼机中混炼复合,得到块状 HAP/PDLLA 复合材料,在 150℃下模压挤出制得直径为 3.5mm 的 HAP/PDLLA 复合材料以用于材料性能测试及体外试验。通过调节乙醇溶液的浓度可以得到不同 HAP 质量含量的复合材料,试验选取 HAP 质量含量为 10% 的复合材料。

4.2.2 材料性能及体外降解

1. 力学性能的测试

将直径为 3.5mm 的 HAP/PDLLA 复合材料棒材制成长度为 30mm 的样条,使用 MTS-858 Mini bionix 生物力学测试机,测定其拉伸强度、弯曲强度和弯曲模量。

2. 复合材料的 pH 变化

取 HAP 纳米粒子质量含量为 10% 的 HAP/PDLLA 复合材料、纯 PDLLA 材料各 6 块,分别置于装有 pH7.4 的 50mL PBS 液的容器中,37℃保存,用 pH 计每周测一次 pH。

3. 复合材料体外降解

分别将 36 个已知质量含有 10% HAP 的 HAP/PDLLA 复合材料和纯 PDLLA样品放入 pH7.4 的 PBS 液中,在 37℃下观察其降解。每 7 天更换液一次。每周取样品三个,用滤纸除去表面水分,37℃下真空干燥 3d,电子天平称量,记数。计算失重百分率。

$$失重百分率＝[(初重－现重)/初重]×100\%$$

4. 结果

表 4.1 给出了纯 PDLLA 和含 10% HAP 的 PDLLA 复合材料的拉伸强度、弯

曲强度和弯曲模量。

表 4.1　机械力学强度测试结果

HAP 含量/%	拉伸强度/MPa	弯曲强度/MPa	弯曲模量/GPa
0	43.6	136.8	2.3
10	39.8	146.2	2.5

5. 材料溶液的 pH 变化

纯 PDLLA 溶液的 pH 在 3 周内轻度下降,而后下降明显,在 9 周后 pH 维持在 3.9 附近。HAP/PDLLA 溶液的 pH 在第 4 周为 6.7,而后较快地下降,但下降程度不及纯 PDLLA,最后维持在 4.4 附近(图 4.1)。

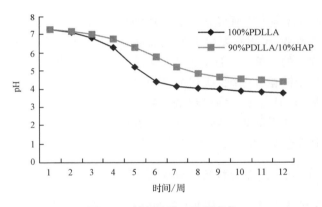

图 4.1　材料溶液 pH 的变化

6. 材料降解的质量变化

纯 PDLLA 在第 4 周时质量损失为 1%,而后加速降解,在第 12 周时,降解损失为 8.4%。含 10% HAP 的 HAP/PDLLA 复合材料在第 7 周时才出现 1% 的质量损失,从第 5 周开始,同期复合材料要比纯 PDLLA 质量损失少 1%～2%,在第 11 周时两种材料的损失差距最大,达到 3.29%,复合材料在 12 周时的降解损失为 5.4%(图 4.2)。

7. HAP/PDLLA 复合材料的力学性能

通过力学测试,纯 PDLLA 的拉伸强度要高于 HAP/PDLLA 复合材料,这是由于 HAP 纳米粒子与 PDLLA 基体之间的结合较弱,更容易遭到破坏[13]。不过在 HAP 纳米粒子含量小于 10% 时,拉伸强度损失并不明显,当 HAP 纳米粒子含

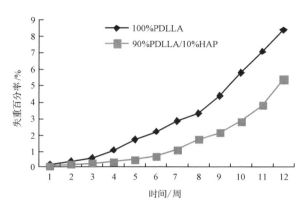

图 4.2　材料降解的质量变化

量超过 10％时，拉伸强度下降较快。由于增强材料 HAP 与基体间呈现物理结合，导致界面结合力较弱，可以在复合前使用偶联剂处理 HAP 纳米粒子，使 HAP 中的羟基与偶联剂上的官能团反应，形成化学键结合，然后再进行复合，偶联剂的疏水端与聚乳酸分子链相互缠绕，偶联剂发挥桥梁作用[14]，这样对提高复合材料的性能有很大的帮助，但由于生物材料的特殊性，笔者不推荐采用。弯曲强度随着 HAP 含量的提高，增强效果加强。弯曲模量在加入 HAP 纳米粒子后出现提高。综合比较，HAP 含量为 10％时有着优异的性能。

8. HAP/PDLLA 复合材料的降解性

　　纯 PDLLA 植入人体，随着 PDLLA 的降解，释放的酸性产物会引起无菌性炎性反应，而 HAP 降解产物呈碱性，可中和部分酸性产物，改变局部 pH，减少或消除无菌性炎性反应。有研究表明，PDLLA 降解存在自催化现象，产生的酸性物质会加速降解的发生[15]，导致在短期内出现较明显的力学损失，而 HAP 纳米粒子在复合材料中类似一种物理屏障作用，可减慢水分子等降解介质的进入和降解产物的释放速率[16]，从而将降解速率控制在较合理的范围，这点从复合材料体外降解失量百分率中也可看出。纯 PDLLA 在第 4 周就发生了明显的质量损失，而 HAP 含量为 10％的复合材料在第 7 周才出现明显的质量损失，避免了早期过多的力学损失，这对于骨折患者早期的愈合有帮助[17]。

　　在 HAP/PDLLA 复合材料中，由于表面均匀分布的 HAP 纳米粒子，部分阻挡了 H_2O 分子向材料本体的扩散，因此，在降解初期，HAP/PDLLA 复合材料的相对分子质量以及抗剪强度的下降速率比 PDLLA 材料的慢。随着材料中聚合物的裂解，材料内部低聚物和单体浓度的增加，孔隙内部 pH 明显下降。HAP 在中性介质中溶解度很低，但在酸性介质中是可溶的，pH≈4 的溶液中，HAP 的溶解度仍然不高,但当 pH = 2.05 时,HAP 的溶解度开始迅速增加[17]。因此,随着聚合物的降解,材料内部孔隙中酸度增加,HAP 开始溶解并有轻度的 Ca^{2+} 析出,溶解所产生的 OH^- 对孔隙中的酸度可起一定的中和作用。链端羧基浓度减少,自催化降解速率则有所抑制。

HAP/PDLLA 初始强度虽然并不是特别高,但是在体内其强度下降较缓慢,因此 HAP/PDLLA 的初始强度足够用来固定松质骨的骨折。

4.2.3　HAP/PDLLA 复合材料的体内成骨过程

无论是骨充填材料还是骨组织工程支架材料,降解性能和成骨能力是其成功应用的关键因素。材料的降解速率会影响细胞的反应过程,包括细胞长入、组织更新和宿主反应。理想的降解速率不应该超过新骨组织形成的速率,同时,随着植入体降解导致的强度下降应该与新骨组织强度上升相匹配,否则过度的压力对骨愈合有阻碍作用,材料的过快降解就使它失去了支架的支持功能。本节从组织学角度研究 HAP/PDLLA 复合材料在体内的成骨过程和实际愈合效果,以探讨其成骨机制,为 HAP/PDLLA 复合材料的临床应用提供理论依据。

1. 材料与方法

以上述的方法制备 PDLLA 及 HAP/PDLLA ,两种材料分别加工制成 $\phi5mm \times 8mm$ 的棒材,分装后环氧乙烷消毒,放置 2 周后备用。

1) 骨内长期植入试验

健康日本大耳白兔 66 只,体重 2.0~2.5kg,雌雄各半。随机分成 3 组:①HAP/PDLLA 组;②PDLLA 组;③对照组。试验时,首先进行动物手术。将分笼饲养 7d 后的日本大耳白兔,肌注氯胺酮(1mL/kg)加异丙嗪(1mL/kg)麻醉,兔取腹卧位固定于手术台上。外科手术常规备皮,消毒,铺巾。于兔股骨髁部弧形切开皮肤、皮下和骨膜,向后翻起皮肤及骨膜瓣,显露股骨髁间,在髁间凹钻 $\phi5mm \times 8mm$ 的骨腔洞。试验组分别将材料圆柱体植入骨腔洞内,圆柱体可略高于骨质表面。用骨膜覆盖样本材料,复位皮肤及骨膜组织瓣。生理盐水冲洗伤口后,间断分层缝合骨膜、皮肤;对照组同样手术,但不植入材料,缝合伤口。术后动物自由活动,不用外固定。肌肉注射青霉素 40 万 IU/d 与庆大霉素 8 万 IU/d 抗感染,连续3d。各组 3 周、6 周、12 周及 24 周时各处死 5 只动物。各组在处死前 14d、7d 分别按 30mg/kg 的剂量耳缘静脉注射 15% 四环素溶液。将植入材料及周围骨组织完整取出,用 10% 中性福尔马林溶液固定。四环素标记动物取材后用 70% 乙醇溶液固定。

2) 大体及影像学监测

术后观察实验动物的饮食、活动、步态及伤口愈合情况,有无继发性骨折等。

处死前分别在 42kV、100mA、0.04s、100cm 的条件下进行 X 射线摄片,可直观材料植入后的外形尺寸、界面消涨变化、光密度变化等。取材后观察缺损部位的变化。

3)组织学制样

标本经修整后置于 10％缓冲的福尔马林溶液中固定 72h。用于苏木精-伊红染色 HE 的样品,15％EDTA 脱钙完全,流水冲洗,50％、70％、80％、90％、95％、100％乙醇上行逐级脱水,二甲苯透明,石蜡包埋。切成 5μm 石蜡切片后,二甲苯脱净石蜡,经乙醇下行(从高浓度至低浓度)入水,苏木精和伊红分别染色,经乙醇上行(由低浓度至高浓度)脱水,二甲苯透明,树胶封片。

2. 结果

1)活体观察

术后,兔精神较差,未进食,次日即可正常进食,术腿活动轻微受限。术后 3d 可见术区局部轻微肿胀,无明显出血及分泌物;1 周左右肿胀消失,伤口一期愈合;2 周内缝线自行脱落,切口愈合良好,无脓肿和窦道形成。观察期内,动物进食、活动未见异常。有少许动物有轻微自残行为,外科换药等处理后未再发展。

2)X 射线观察

材料移植后于各取材时间点,每组各取 1 只动物于 X 射线下行影像学观察。PDLLA 棒为 X 射线透射性。3 周时,PDLLA 组可明显看到棒材孔道,HAP/PDLLA 组可以看到植入材料处与周围骨密度不同(图 4.3)。6 周时,PDLLA 组可以看到明显的孔道,HAP/PDLLA 组可以看到材料明显显影,与周围骨组织有明显界限(图 4.4)。

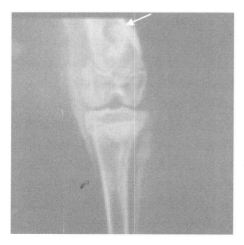 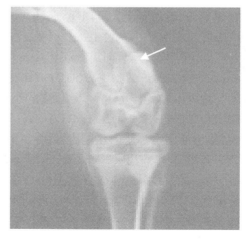

图 4.3　植入 3 周 X 射线观察,　　　　　图 4.4　植入 6 周 X 射线观察,
　　　　PDLLA 组　　　　　　　　　　　　　HAP/PDLLA 组

3) 大体解剖学观察

植入第 3 周。HAP/PDLLA 组材料完整,表面光滑,呈乳白色,强度无明显变化,材料周围有纤维软组织包裹,包膜厚而疏松,表现为无菌性炎症,渗出液较少(图 4.5);PDLLA 组材料由植入时的透明转为乳白色,材料已经稍有降解,强度下降,材料周围也有纤维结缔组织包裹,但炎症反应明显,有大量渗出液;空白组大量血肿充填,创口呈暗红色(图 4.6);空白组见图 4.7。

植入第 6 周。HAP/PDLLA 组材料仍为乳白色,表面光滑,与周围组织结合紧密,纤维包裹完整,较 3 周时致密,渗出液较少(图 4.8);PDLLA 组材料降解较为明显,材料表面凸凹不平,强度明显下降,纤维结缔组织包裹,炎性渗出较多;空白组创口已有缩小,血肿机化纤维组织包裹,表层有软骨组织向中心生长(图 4.9);空白组见图 4.10。

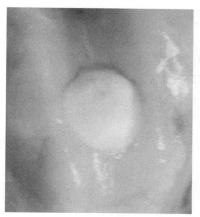

图 4.5　HAP/PDLLA 组,3 周(参见彩图)

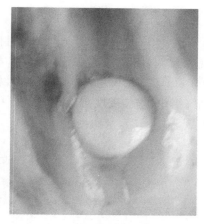

图 4.6　PDLLA,3 周(参见彩图)

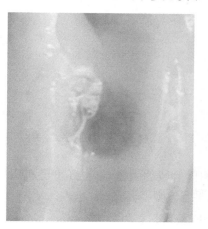

图 4.7　空白组,3 周(参见彩图)

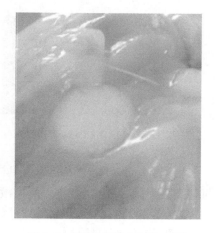

图 4.8　HAP/PDLLA 组,6 周

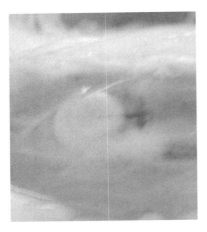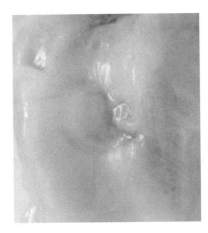

图 4.9　PDLLA,6 周　　　　　　　　图 4.10　空白组,6 周

　　植入第 12 周。HAP/PDLLA 组材料与周围组织结合紧密,纤维包裹完整,仍呈现为无菌性炎症,但渗出液较少,材料呈明显淡黄色,表面不平滑,呈凸凹状(图 4.11);PDLLA 组材料降解明显,材料强度明显下降,已不能维持棒体形状,纤维结缔组织包裹,炎性渗出较多;空白组创口已经恢复到 2cm 左右,表面平坦,无渗出液(图 4.12);空白组见图 4.13。

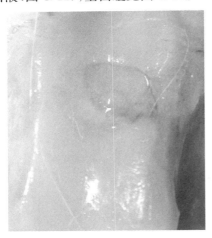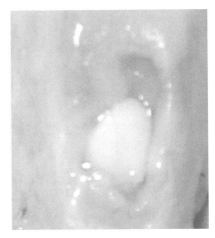

图 4.11　HAP/PDLLA,12 周　　　　　　图 4.12　PDLLA,12 周

　　植入第 24 周。HAP/PDLLA 组材料降解较为明显,材料强度已有明显下降,但与周围组织结合紧密,基本无渗出液,纤维包膜菲薄柔韧,色、形、质与周围结缔组织相近(图 4.14);PDLLA 组材料降解明显,材料强度明显下降,已经没有植入时的棒体形状,转而呈胶体状,纤维结缔组织包裹,炎性反应明显,渗出液很多;空

白组创口几不可见,表面平滑,缺损已基本愈合(图 4.15);空白组见图 4.16。

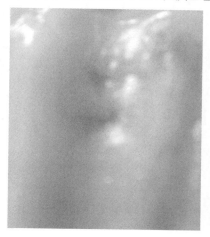

图 4.13　空白组,12 周

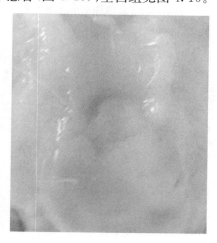

图 4.14　HAP/PDLLA,24 周(参见彩图)

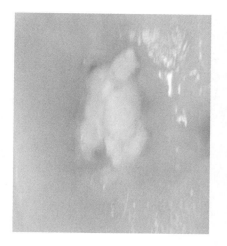

图 4.15　PDLLA,24 周(参见彩图)

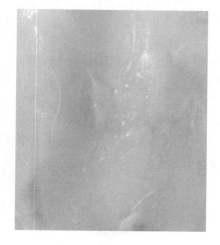

图 4.16　空白组,24 周(参见彩图)

4) 组织学观察

3 周时 HAP/PDLLA 组材料在髁部与骨组织直接接触,无纤维组织分隔,在髓腔中材料周围形成薄层纤维组织膜,膜外有少许新骨生成,骨表面覆盖活跃的成骨细胞(图 4.17、图 4.18)。PDLLA 组螺钉周围可以观察到少量成骨细胞,但无骨样组织形成(图 4.19)。空白组可见较多的纤维组织,有少许新骨形成,但成骨细胞并不活跃(图 4.20)。

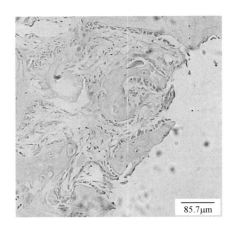

85.7μm

图 4.17　HAP/PDLLA 组,3 周,HE×10
（参见彩图）

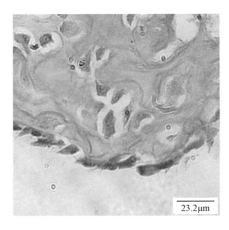

23.2μm

图 4.18　HAP/PDLLA 组,3 周,HE×40

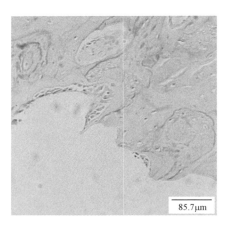

85.7μm

图 4.19　PDLLA 组,3 周,HE×10
（参见彩图）

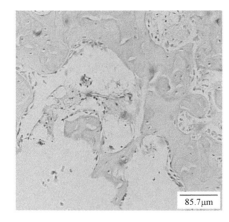

85.7μm

图 4.20　空白组,3 周,HE×10
（参见彩图）

　　6 周时 HAP/PDLLA 组髓腔中材料周围纤维膜无明显增厚,膜外新骨增多
（图 4.21、图 4.22）。PDLLA 组有少许新骨形成（图 4.23）,空白组可见较多新骨
和新生血管,高倍镜下可见活跃的成骨细胞和少许中性粒细胞、巨噬细胞
（图 4.24）。12 周时,材料进一步降解中,复合螺钉周围已有少量新生骨小梁形成,
边缘附有大量的成骨细胞（图 4.25、图 4.26）。PDLLA 组在螺钉周围仅见少量骨
样组织,成骨细胞活跃（图 4.27）。空白组新生骨小梁较多,仍可见少许炎性细胞
及巨噬细胞（图 4.28）。

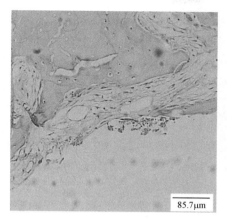

图 4.21　HAP/PDLLA 组,6 周,HE×10
（参见彩图）

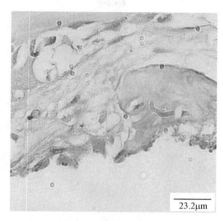

图 4.22　HAP/PDLLA 组,6 周,HE×40

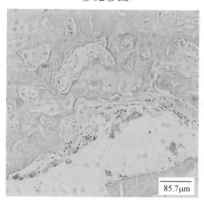

图 4.23　PDLLA 组,6 周,HE×10
（参见彩图）

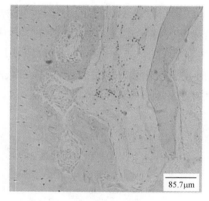

图 4.24　空白组,6 周,HE×10
（参见彩图）

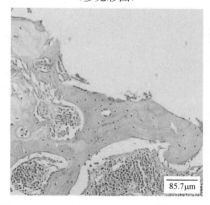

图 4.25　HAP/PDLLA 组,12 周,HE×10
（参见彩图）

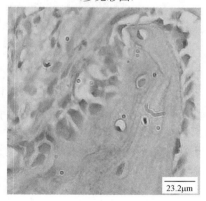

图 4.26　HAP/PDLLA 组,12 周,HE×40

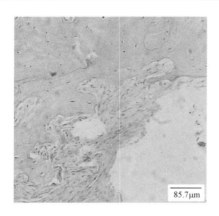

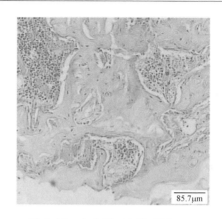

图 4.27　PDLLA 组,12 周,HE×10
（参见彩图）

图 4.28　空白组,12 周,HE×10
（参见彩图）

　　24 周时,HAP/PDLLA 组可见材料与组织之间结合紧密,有成纤维组织长入材料,将材料分割成较小的部分。形成的不规则骨小梁较多,高倍镜下可见较多的新生血管(图 4.29~图 4.31)。PDLLA 组边界上可见成骨细胞,同时可见中性粒细胞、巨噬细胞等炎性细胞(图 4.32、图 4.33)。空白组骨小梁进行改建,可见致密的板层骨,排列方向与邻近骨质一致,但仍有较多腔隙(图 4.34)。

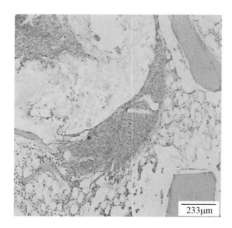

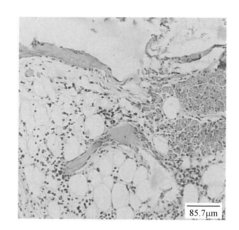

图 4.29　HAP/PDLLA 组,24 周,HE×4

图 4.30　HAP/PDLLA 组,24 周,HE×10
（参见彩图）

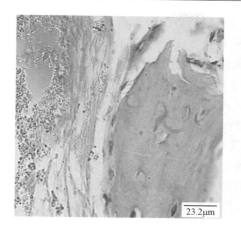

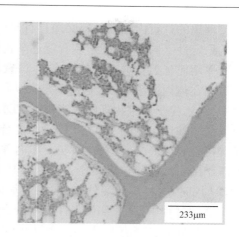

图 4.31　HAP/PDLLA 组,24 周,HE×40

图 4.32　PDLLA 组,24 周,HE×4

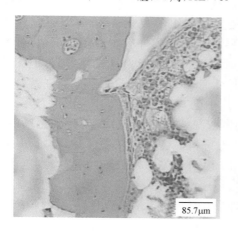

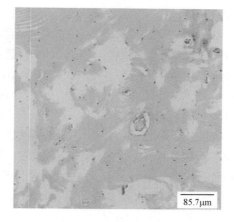

图 4.33　PDLLA 组,24 周,HE×10
（参见彩图）

图 4.34　空白组,24 周,HE×10
（参见彩图）

3. 讨论

在研发新的生物材料的过程中,必须首先考虑材料移植组织的结构和性能。骨骼是天然的复合材料,是生物骨折内固定材料的模板。在纳米和微米水平,骨组织由 HAP 和胶原的独立的薄片状结构组成[17]。正因为微观上骨骼是磷灰石-胶原组成的复合材料,因此选用一种聚合物作为基质,与一种生物活性成分组成骨折固定生物复合材料是很自然的。因为活性成分具有材料和移植组织的连接特性,所以生物复合内固定材料在移植后可以与骨骼形成紧密而牢固的连接。由于骨骼中的无机成分为生物磷酸化盐,因此采用与骨组织成分相同的合成 HAP 将具有其他材料无法比拟的优势。

理想的骨折内固定材料必须具有足够的机械强度,以保证其在早期愈合过程中的稳定性。同时,内固定装置能逐渐丧失其强度,以避免其在骨折愈合后期应力阻断作用而延迟骨愈合。外消旋 D,L-聚乳酸为无定形物质。以往研究表明[5],无定形物在体内并发症少,但降解较快,强度较低,结晶度越高则降解越慢。加入 HAP 纳米粒子后生物降解速率较纯 PDLLA 明显降低。

试验使用自制的 HAP/PDLLA 复合材料用于骨折内固定材料。从体内植入试验可以看出:复合材料在最初 6 周内并没有明显的降解,与周围组织结合良好,纤维结缔组织包膜包裹紧密,直到 12 周时,材料变成淡黄色,表面呈现凸凹不平状,24 周时,材料质地变软,有向中心塌陷的趋势,但仍可勉强保持棒体的形状。整个降解过程中,植入部位炎性反应较少,材料与周围组织结合紧密。纯 PDLLA 材料组 6 周时已经有明显形变,12 周时强度下降明显,棒体形状已经不能维持,24 周时降解的聚乳酸向中心塌陷,呈不规则状,周围有淡黄色的渗出液。该组在降解过程中炎性反应一直比较明显,渗出液较多。组织学观察表明:3 周时髓腔中 HAP/PDLLA 组复合材料周围形成薄层纤维组织膜,膜外有少许新骨生成,骨表面覆盖活跃的成骨细胞。PDLLA 组螺钉周围可以观察到少量成骨细胞,但无骨样组织形成。6 周时 HAP/PDLLA 组膜外新骨增多。PDLLA 组有少许新骨形成。12 周时,材料进一步降解中,复合材料周围已有少量新生骨小梁形成,边缘附有大量的成骨细胞。PDLLA 组在材料周围仅见少量骨样组织,成骨细胞活跃。24 周时,HAP/PDLLA 组可见纤维组织长入材料,材料与组织之间结合紧密,有较多新生骨小梁,可见较多新生血管。PDLLA 组可见中性粒细胞、巨噬细胞等。在骨折愈合过程中伴随骨痂的形成与改建,属于继发性骨愈合。虽然以无骨痂形成,通过骨小梁直接愈合为特征的原发性骨愈合是理论上的愈合过程,但在临床及试验中得以实现的却不多。综上所述可以看出,HAP/PDLLA 复合材料作为骨折内固定材料具有较好的力学性质,体内试验显示出良好的组织相容性,其降解产物均可被组织利用以形成新生骨组织。同时,与纯 PDLLA 相比,由于 HAP 纳米粒子的加入,机械强度增强,生物降解速率明显变慢,足以适应骨折内固定材料的要求,而在 24 周时,材料强度又已经有了明显的下降,避免了由于材料本身刚性引起的应力遮挡对骨组织愈合的影响,使骨组织可以顺利地完成修复和重塑。

单纯 PDLLA 材料降解较快,HAP 与 PDLLA 复合后,复合材料的生物降解率明显低于单纯 PDLLA 材料,降解速率减慢。分析其原因,可能是由于:①复合材料中有均匀分布的 HAP 纳米粒子,类似一种物理屏障,可减慢水分子等降解介质的进入和降解产物的释放速率;②HAP 在酸性介质中溶解度提高,形成微碱性环境[18],可与酸性降解产物发生反应,降低了材料内部酸性降解产物的自催化效应及其产生速率,也对材料周围 pH 下降有一定缓冲作用。

HAP 与 PDLLA 复合后降解速率减慢,仅少量酸性降解产物缓慢释放,不会引起大量炎性细胞集聚,生物相容性提高,对骨折愈合进程无抑制作用。大量实验研究表明,可吸收内固定材料释放的少量降解产物具有刺激成骨能力,骨折愈合早期存在加速现象[19]。HAP 与 PDLLA 复合后使内固定材料可能具有一定程度的骨结合能力[20,21],早期可刺激成骨,这是单纯 PDLLA 所不具备的。HAP 与 PDL-LA 复合后,溶解度提高,释放的 Ca^{2+}、PO_4^{3-} 在新骨形成过程中可以被利用,对新骨形成有促进作用,同时也提高了材料的生物活性,可改善材料-骨界面的生物相容性[22,23]。

复合材料的降解速率减慢,一方面可提高材料的强度维持时间;另一方面也可避免短期内大量酸性降解产物释放,从而可提高材料的生物相容性。因此,HAP 与 PDLLA 复合后,可以明显提高材料的初始强度,减慢降解速率,提高强度维持时间及生物相容性,可保证松质骨骨折正常愈合,作为应用于临床的可吸收内固定材料是非常理想的。

4.2.4 四环素双标观察成骨过程

四环素类药物是一种无毒、非放射性荧光材料,能选择性地整合入新骨组织中,并与新骨组织中 HAP 的钙相结合,形成较为稳定的螯合物。不脱钙的切片经一定波长的紫外光激发后可以发出黄绿色荧光,以显示新骨的生长部位[24]。四环素荧光标记示踪法简易、可靠,目前已广泛应用于骨生长代谢,新骨生长定位及速率测定等方面。本研究使用盐酸四环素进行双标记示踪,借以观察植入材料的成骨过程。在固定时间间隔内对实验动物进行给药,通过四环素与新骨特异性结合,可以定量地观察不同时间长度新骨的生长速率,即骨缺损修复的情况,借以评价植入材料的生物降解性能和对骨组织生长的作用。

1. 方法

动物实验同上,各组动物在处死前 7d、14d 分别按 30mg/kg 的剂量耳缘静脉注射 15% 的四环素溶液。处死动物后,将植入材料及周围骨组织完整取出,70% 乙醇溶液固定。

四环素双标记(tetracycline double labelling,TDL)的试样固定后逐级上行脱水,在纯二甲苯中充分透明后,用甲基丙烯酸甲酯(MMA)包埋。包埋后样本使用 Leica SP1600 锯片机进行锯片,片厚度为 $100\mu m$。碳化硅砂纸处理一侧表面后直接封片。

使用激光扫描共聚焦成像显微镜(LSCM)对四环素标记的不脱钙切片进行观察,并通过图像分析系统对之进行形态计量学测量和分析。每一标本测量 2 张切片,每张切片至少测量 5 点。

2. 结果

由于 LSCM 灵敏度较高,故而在扫描结果中可以看到骨组织都呈现出一种淡黄色,表现为高亮度的金黄色环形双标。PDLLA 属于有机物,根据有机物相似相溶的原理,它溶于大多数有机溶剂。由于医学已经成熟的制样方法使用的都是有机溶剂,如不同浓度的乙醇溶液、二甲苯等,故而在制样过程中,降解后的残余材料均被有机溶剂溶解。图片中凹陷方向为已溶解的材料,空白组则是缺损后自身填充的纤维组织等。

由图 4.35 可知,HAP/PDLLA 组中两条金黄色四环素标记线间距均匀,且间距较大,说明新骨生成速率稳定,且生成速率较高。如图 4.36 所示,标线清楚,间距稍有变窄,说明新骨生成稳定,但速率已有下降。图 4.37 显示,HAP/PDLLA 组新骨生成速率明显变慢,双标间距与空白组基本相等。

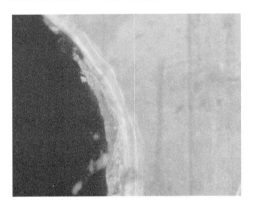 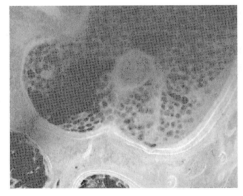

图 4.35　HAP/PDLLA 组,6 周,TDL
（参见彩图）

图 4.36　HAP/PDLLA 组,12 周,TDL
（参见彩图）

由图 4.38 可以看出 PDLLA 组中,金黄色四环素双标记线清晰,但形状并不规则,且间距比较均匀,说明新骨生成速率基本稳定。如图 4.39 所示,双标线清晰,间距稍窄,说明新骨生成稳定且速率已有下降。图 4.40 显示,PDLLA 组新骨生成速率明显变慢。

由图 4.41～图 4.43 可以看出,空白组双环标记间距一直比较均匀,且间距较窄,说明新骨生成速率稳定,且生成速率较低,并随时间的进展逐渐呈变慢趋势。

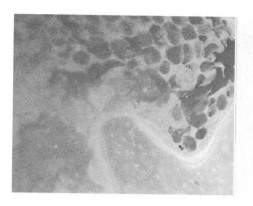

图 4.37　HAP/PDLLA 组,24 周,TDL
（参见彩图）

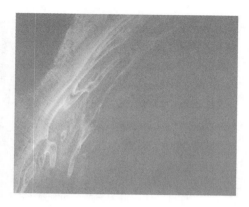

图 4.38　PDLLA 组,6 周,TDL
（参见彩图）

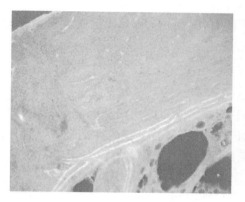

图 4.39　PDLLA 组,12 周,TDL
（参见彩图）

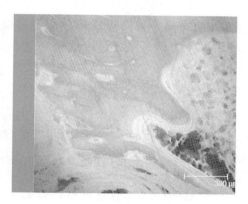

图 4.40　PDLLA 组,24 周,TDL
（参见彩图）

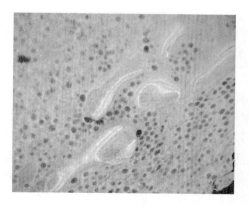

图 4.41　空白组,6 周,TDL(参见彩图)

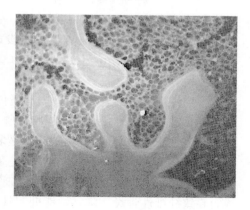

图 4.42　空白组,12 周,TDL(参见彩图)

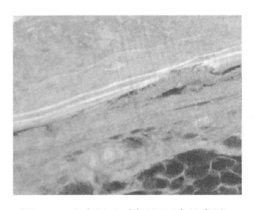

图 4.43　空白组,24 周,TDL(参见彩图)

　　四环素双标记组切片用激光扫描共聚焦成像显微镜观察均可见金黄色双标记线,用激光扫描共聚焦成像显微镜离线软件对切片进行形态计量学测量,按照 Parffit 等[25]的方法进行计算:

$$V = \frac{L \times \frac{\pi}{4}}{\Delta t}$$

式中,V 为矿化沉积速率(2 条标记带间的平均距离除以两次给药间隔的天数,即每天矿化类骨质的多少);L 为四环素双标记线间的平均距离(内标记带内缘到外标记带内缘之间的平均距离,表明 2 次给药期间形成的矿化骨厚度);Δt 为 2 次给药的间隔天数。

　　HAP/PDLLA 复合材料组材料植入后 6 周,新骨的生长速率很高,达到了 $2.044\mu m/d$,与同期的 PDLLA 和空白对照相比,PDLLA 为 $1.456\mu m/d$,空白组为 $1.001\mu m/d$,分别为其他两组的 1.4 倍和 2 倍;12 周,HAP/PDLLA 复合材料组新骨的生长速率为 $1.413\mu m/d$,PDLLA 为 $1.283\mu m/d$,空白组为 $1.151\mu m/d$,其新骨生成速率出现下降,其后也越来越慢;24 周时,HAP/PDLLA 复合材料组新骨的生长速率为 $0.746\mu m/d$,PDLLA 为 $0.742\mu m/d$,空白组为 $0.908\mu m/d$,呈进一步下降趋势。

　　影响骨生长的因素很多,内因有遗传基因的表达和激素的作用等,外因有营养及维生素供应等。生长激素和甲状旁腺素可明显促进骨生长:若生长激素分泌少,新骨的生长速率则慢;若生长激素分泌多,新骨的生长速率则快。甲状旁腺素通过反馈机制调节血钙水平,其调节方式是激活骨细胞和破骨细胞,通过溶骨作用分解骨盐,释放 Ca^{2+} 入血,从而提高血钙水平。甲状旁腺素过多,有可能因骨盐大量分解而导致纤维性骨炎。降钙素能抑制骨盐溶解,并刺激骨原细胞分化为成骨细胞,增强成骨活动,使血钙入骨形成骨盐。

实验研究中，HAP/PDLLA 复合材料植入后新骨生长速率发生变化，一方面可能是由于人为造成的骨缺损刺激了骨组织的形成过程。因为骨发生是由骨组织形成与骨组织分解吸收两部分完成的。骨发育完善而无外来损害时，骨发生保持形成与分解吸收交替进行的内部改建。一旦人为造成骨缺损后，即打破了骨形成与骨分解的动态平衡，于是骨形成速率上升，骨形成的速率远大于骨分解的速率。随着新骨量的增多，骨形成与骨分解又趋向于平衡。另一方面，材料植入体内后，受体液和细胞的作用发生降解，释放出的 Ca^{2+}、PO_4^{3-} 使局部钙磷浓度较高，从而引发钙盐沉积或刺激骨组织的生长。

由实验数据可以看出，随着植入时间的延长，HAP/PDLLA 复合材料新骨生成的速率也在不断下降，但是 HAP 纳米粒子的存在减慢了复合材料的降解速率，使其降解过程缓慢而平和，而且由于 HAP 纳米粒子是骨组织的重要组成部分，因此可以为新骨的形成提供必要的物质基础。PDLLA 组由于材料降解比较快，因此随着时间的推移，新骨生成速率不断下降，结合组织学染色图片观察可以推断，由于过多的酸性降解产物乳酸的存在，既给植入体周围组织带来了较大的炎性反应，也使新骨生成的速率大大下降。空白对照组由于不添加任何填充材料，因此基本上成骨速率为正常骨缺损修复速率，新骨形成比较稳定，随时间的推移呈现缓慢下降的趋势。由此可见，HAP/PDLLA 复合材料作为一种支架材料能更好地适应骨折内固定的需要。

HAP/PDLLA 复合材料早期的成骨速率要高于 PDLLA 组和空白组，说明复合材料在成骨性能上比较优越，6 个月时新骨生成速率与空白组基本上可以保持一致，说明骨形成和骨分解趋于平衡，即可以保持体内骨组织代谢的动态平衡。PDLLA 组虽然在早期成骨速率也比较快，但是还是要稍慢于 HAP/PDLLA 复合材料。而且，从同时结合大体观察和组织学 HE 染色观察的结果来看，PDLLA 在体内降解的速率要明显快于 HAP/PDLLA 复合材料，在 12 周时就已经不能维持植入时的棒体形状。这就意味着 PDLLA 材料在体内会过早地丧失其力学强度，对骨折内固定的固定要求不能给予很好的满足。另外，由于 PDLLA 降解速率较快，降解后的酸性产物不能及时地被机体吸收加以利用，因此堆积在植入部位，一来酸性环境加速了材料的自身降解速率，另一方面则给机体造成了无菌性炎症，表现为大量的渗出液，光学显微镜下可以看到中性粒细胞和巨噬细胞等炎性细胞。

4.2.5　植入后界面及结构的变化

生物可吸收材料植入骨组织后，在体内通过系列的生化反应，一部分排出体外，另一部分参与新骨的形成。理想的可吸收骨折内固定材料应该具有较高的初始强度，适当的弹性模量，良好的可塑性[5]。内固定材料在骨折复位之后，必须具备足够的初始强度来承受来自外部、肌肉及骨组织的压力，其支撑强度要维持到骨折愈合。最后,材料又要能尽可能快地被降解,在无害的作用下被机体吸收,无延缓骨生长的不利反应发生。

前面从组织学的角度探讨了 HAP/PDLLA 材料的成骨过程,为了进一步揭示其骨生成和生物降解机制,本节拟利用扫描电子显微镜对 HAP/PDLLA 材料体内植入后随时间变更的界面及结构的变化进行观察,为临床应用提供材料学方面的依据。

材料与方法如下所述。

动物实验同上。在各取材时间点取材,动物处死后将植入材料及周围骨组织完整取出,2.5%戊二醛磷酸缓冲液固定 24h,液氮淬冷分块,0.1mol/L PBS 溶液清洗 3～4 次,1%锇酸 4℃后固定,PBS 溶液清洗 3～4 次,然后经 50%、60%、70%、80%、90%、95%、100%丙酮逐级脱水。脱水后的样品,临界点干燥,镀金,使用武汉理工大学测试中心 JSM-5610LV 扫描电子显微镜(日本电子有限公司)进行观察。

扫描电镜结果显示:HAP/PDLLA 复合材料植入体内 3 周后,材料与骨组织之间结合良好,属于自然过渡,但两者的界限还比较清晰,有纤维组织连于两者之间,材料上可以看到完整的 HAP 粒子(图 4.44);HAP 纳米粒子均匀分布,材料表面比较粗糙,有大小不等的孔隙出现(图 4.45);组织部分有成纤维细胞向材料方面长入(图 4.46)。PDLLA 组材料与组织之间连接不如 HAP/PDLLA 复合材料组结合紧密,材料上可以看到大量较小的孔隙(图 4.47～图 4.49)。

植入体内 6 周后,HAP/PDLLA 复合材料组材料与骨组织之间结合紧密,界限开始变得模糊,两者之间有纤维组织相连(图 4.50);材料有明显的形变,表面粗糙,有不同程度的孔隙和空隙出现(图 4.51);组织部分表面有细胞出现,同时有 HAP 纳米粒子在表面附着(图 4.52)。PDLLA 组材料与组织之间界限也变得极为模糊,材料中远离界面的部位,即材料内部可以看到大量大小不等的孔隙,组织表面可以看到大量的纤维结缔组织对材料进行包裹(图 4.53～图 4.55)。

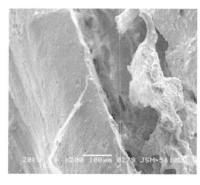

图 4.44　PDLLA 组,3 周,材料

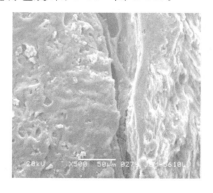

图 4.45　HAP/PDLLA 组,3 周,界面

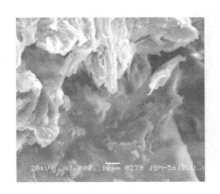

图 4.46 HAP/PDLLA 组,3 周,组织

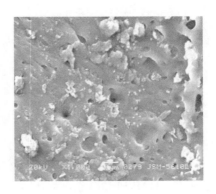

图 4.47 HAP/PDLLA 组,3 周,材料

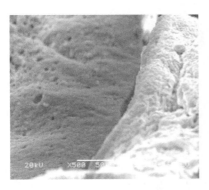

图 4.48 PDLLA 组,3 周,界面

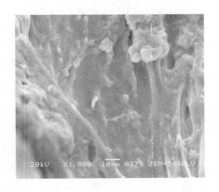

图 4.49 PDLLA 组,3 周,组织

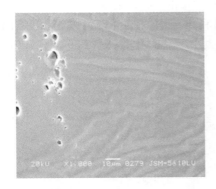

图 4.50 PDLLA 组,6 周,材料

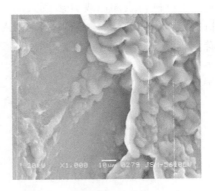

图 4.51 HAP/PDLLA 组,6 周,界面

图 4.52　HAP/PDLLA 组,6 周,组织

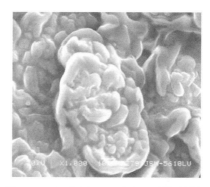

图 4.53　HAP/PDLLA 组,6 周,材料

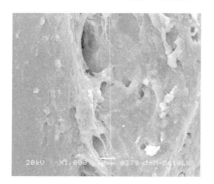

图 4.54　PDLLA 组,6 周,界面

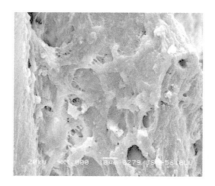

图 4.55　PDLLA 组,6 周,组织

　　随着时间的延长,植入材料与骨组织的边界开始变得模糊,12 周时可以看到植入的 HAP/PDLLA 复合材料与骨组织进一步结合,两者已没有清晰的分界线(图 4.56);材料表面出现许多较大的空洞,有大量的 HAP 纳米粒子位于空洞之间的材料上(图 4.57、图 4.58)。PDLLA 组材料与组织间结合较为紧密,但是仍可以看到界限,靠近组织的材料也出现了大量大小不一的孔隙(图 4.59~图 4.61)。

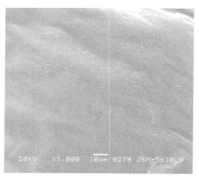

图 4.56　PDLLA 组,12 周,材料

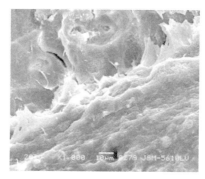

图 4.57　PDLLA 组,12 周,界面

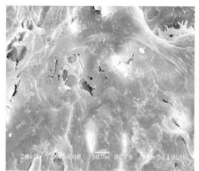

图 4.58 HAP/PDLLA 组,12 周,组织

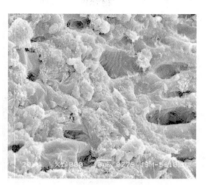

图 4.59 PDLLA 组,12 周,材料

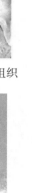

图 4.60 PDLLA 组,12 周,界面

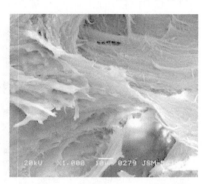

图 4.61 PDLLA 组,12 周,组织

  植入 6 个月后,HAP/PDLLA 复合材料与组织之间已经没有界限,骨组织与材料直接连接(图 4.62);材料开始断裂,骨组织向材料内部长入,靠近材料的组织被降解的低聚物包绕(图 4.63、图 4.64)。PDLLA 组界面出现断裂,可能是由于内部材料降解过快,导致材料形成了壳状结构,膨胀时受组织的反作用力而塌陷,从而导致界面的断裂,材料出现了大量的空隙,呈明显的不规则形(图 4.65～图 4.67)。

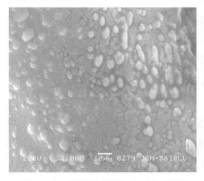

图 4.62 PDLLA 组,24 周,材料

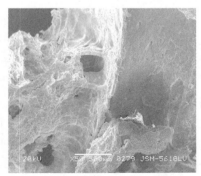

图 4.63 HAP/PDLLA 组,24 周,界面

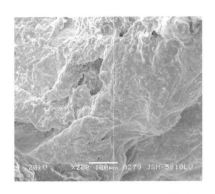

图 4.64　HAP/PDLLA 组,24 周,组织

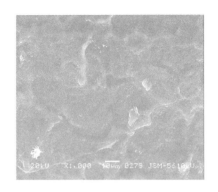

图 4.65　HAP/PDLLA 组,24 周,材料

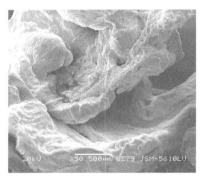

图 4.66　PDLLA 组,24 周,界面

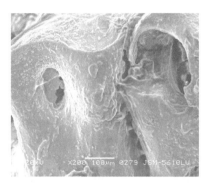

图 4.67　PDLLA 组,24 周,组织

　　一般来说,材料在体内的降解有两个途径:一方面是体液的作用。材料植入体内后,这个作用始终存在,在降解的初始阶段起关键的作用。另一方面是由于细胞的介导作用。随着体液的浸入,大量的巨噬细胞、多核巨细胞会进入材料降解所产生的孔内,这些细胞将材料识别为异物而吞噬材料颗粒或在接触区释放酸性水解酶形成局部的微酸性环境,进行细胞内外降解使材料不断地离解;而破骨细胞也可能被激活,对材料进行类似于自体骨发生过程中的分解而加速材料的降解。生物无机和高分子复合材料有较好的生物相容性,不会像生物惰性材料那样使机体对它产生排异性从而被纤维体包裹,材料与骨组织结合较为紧密,这有利于骨组织向材料内部长入。其次,在体液的浸蚀下,大量的体液浸入材料内部,这是促使材料最初发生降解的主要因素。

　　对于生物可降解高分子 PDLLA 而言,水解是在体内最主要的降解机制。水在此起重要的作用[17]。虽然单纯的 PDLLA 材料降解较快,但 HAP 与 PDLLA复合后,复合材料的生物降解率、失重率均明显低于单纯 PDLLA 材料,降解速率减慢。这可能是由于:①HAP 在酸性介质中溶解度提高,形成微碱性环境,可与酸性降解产物发生反应,降低了材料内部的酸性降解产物的自催化效应及其产生速率,也对材料周围 pH 的下降有一定的缓冲作用;②SEM 图片[5]显示,复合材料表面有均匀分布的 HAP 纳米粒子,类似一种物理屏障,可减慢水分子等降解介质的进入和降解产物的释放速率。Verheyen 等[1~3]也证实 HAP/PDLLA 材料的乳酸释放速率和 pH 下降明显低于单纯 PDLLA 材料。复合材料的降解速率减慢一方面可以提高材料的强度维持时间;另一方面也可避免短期内大量降解产物的释放,从而提高材料的生物相容性。

由于 HAP 纳米粒子与基质之间无化学键连接,因此表面基质的降解必然伴有表面 HAP 纳米粒子的脱落。反之,HAP 纳米粒子脱落后在材料表面遗留的孔隙可以使水分子进入材料的内部,继续进行水解作用。SEM 实验结果可以看到,HAP 纳米粒子从材料表面脱落后,成纤维细胞向组织内长入,并伴有少量新生骨痂的形成,显示 HAP/PDLLA 复合材料具有一定的成骨性和骨连接性。由于 PDLLA 这类高分子材料的降解特性,因此通常先吸收大量的水,然后进行膨胀,自内部进行降解,表面虽然也有降解,但数量较少,所以不能按照常规的生物降解材料的降解规律进行评价,而主要观察其界面的变化情况和对组织的影响。SEM 可以看到在 HAP/PDLLA 组中早期时,界面很清晰,随着时间的推移,界面逐渐变得模糊,直到 24 周时完全看不清楚界限。虽然 PDLLA 体内降解较快,但由于与 HAP 复合,加强了其力学强度,延缓了降解速率。在 24 周时,可以看到有组织长入材料;大体观察可以看到,与 PDLLA 组相比较,复合材料组几乎没有炎性渗出液,而且可以看到,材料仍然可以维持棒状,但材料中心已经发生了降解,因为受到骨组织的反作用力,还没有降解的壳状外壳向中心塌陷,但仍有一定的强度。同时,组织学的光学显微镜观察可以看到有成纤维组织长入材料,将材料分割成较大的块状,并在此部位中发现有血管样结构,可见 HAP/PDLLA 复合材料生物相容性良好,可以在体内一定时期内保持力学性能,可被机体持续吸收利用。PDLLA 组降解较快,6 周时材料就出现了程度较大的降解,SEM 可以看到在此期间,材料上出现了大量的空洞,应为 PDLLA 降解所致。在 12 周时,与组织接触的表面也出现了大量大小不一的空洞;24 周时,材料已经坍塌,呈胶状覆盖于骨组织上。大体观察可以看到,在 24 周时,PDLLA 组材料已经不能维持结构形态,即已经完全不具备力学性能,但是,未降解完全的产物仍然堆积在骨缺损处,产生的酸性代谢物质使得组织产生无菌性炎症,表现大量的炎性渗出液。组织学观察显示,过快降解导致酸性代谢产物的沉积,使得组织中存在着较多的炎症细胞,从而延缓了骨组织的正常代谢,使得骨组织的愈合延缓。

4.2.6　本节小结

(1) 对材料的测试表明当复合材料中 HAP 纳米粒子含量为 10% 时,拉伸强度损失并不明显,弯曲强度随着 HAP 含量的提高,增强效果加强。体外降解可看出,HAP 含量为 10% 的复合材料在第 7 周才出现明显的质量损失,避免了早期过多的力学损失。

(2) 组织学观察表明 HAP/PDLLA 复合材料具有良好的生物相容性、适度的生物降解性和生物学活性。与 PDLLA 材料相比可以看到,HAP/PDLLA 复合材料的植入并未引起机体的任何不良反应,随时间的延长,材料不断变小,机械强度逐渐下降,其降解产物均可被组织利用以形成新生骨组织。但与纯 PDLLA 相比,降解速率较慢,能更好地满足骨折内固定的力学需要。而在 24 周时,材料强度又已经有了明显的下降,避免了由于材料本身刚性引起的应力遮挡对骨组织愈合的影响,使骨组织可以顺利地完成修复和重塑。新骨形成过程中,成骨细胞一直活跃在材料和骨组织界面,24 周时,HAP/PDLLA 组可见纤维组织长入材料,材料与组织之间结合紧密,有较多新生骨小梁,可见较多新生血管。

(3) 通过运用先进的图像分析系统对四环素双标记荧光图片进行观察和分析,从计量学上得出了 HAP/PDLLA 复合材料植入区的成骨速率趋势。HAP/PDLLA 复合材料早期的成骨速率要高于 PDLLA 组和空白组,说明复合材料在成骨性能上比较优越,6 个月时新骨生成速率与空白组基本上可以保持一致,说明骨形成和骨分解趋于平衡。PDLLA 组虽然在早期成骨速率也比较快,但是还是要稍慢于 HAP/PDLLA 复合材料。定量观察合成材料到新骨形成过程,为 HAP/PDLLA 复合材料在机体内降解和新骨形成提供了理论依据。

(4) 扫描电子显微镜对 HAP/PDLLA 复合材料研究表明,HAP/PDLLA 复合材料具有一定的成骨性和骨连接性。HAP 纳米粒子从材料表面脱落后,成纤维细胞向组织内长入,并伴有少量新生骨痂的形成。中早期时,界面很清楚,随着时间的推移,界面逐渐变得模糊,直到 24 周时完全看不清楚界限。PDLLA 组降解较快,早期材料上即出现大量的空洞,为 PDLLA 降解后所致。24 周时,材料已经坍塌,呈胶状覆盖于骨组织上。比较而言,HAP/PDLLA 复合材料更适合应用于临床的可吸收内固定材料。

4.3　n-HAP 作为组织工程材料的应用: 与 PDLLA 复合细胞支架材料

4.3.1　n-HAP/PDLLA 复合细胞支架材料的制备与表征

细胞支架材料在组织工程修复中起着重要作用,多孔支架材料能为细胞吸附、增殖、分化和最终神经组织的再生提供可靠的环境。而纳米羟基磷灰石/聚乳酸复合支架材料可以模拟出与人体组织相似的细胞基质微环境,使种植的细胞保持良好的活性和增殖能力,是目前组织工程支架材料研究的重点内容之一。

本研究采用溶胶-凝胶法,结合冷冻干燥技术制备出纳米羟基磷灰石(n-HAP),再将制得的 n-HAP 粉与外消旋聚乳酸(PDLLA)溶液共混复合,并结合一种新的相分离/糖球滤沥复合法制备出 n-HAP/PDLLA 多孔支架材料,为了进行对比分析,本研究制备了 5 组不同 n-HAP 含量(10%、20%、30%、40%、50%)的支架材料和纯 PDLLA 支架对照组。通过粒度分析、X 射线衍射(XRD)及透射电镜(TEM)对 n-HAP 进行了表征;通过扫描电镜(SEM)、傅里叶红外光谱(FT-IR)分析、孔隙率及力学性能的测试对多孔复合支架进行表征;还通过体外降解实验及细胞相容性实验,对 n-HAP/PDLLA 复合多孔支架进行了生物医学评价。

PLA 属 α-聚酯类,是目前研究较多,也是最为成功的人工合成高分子材料,具有良好的生物相容性、可降解性和可吸收性。乳酸有两种旋光异构体,即左旋(LLA)和右旋(DLA)乳酸。PLLA 是具有光学活性的有规立构聚合物,玻璃态转化温度 T_g 和熔融温度 T_m 分别为 65℃、178℃;PDLLA 是不定形非晶态,T_g 为 58℃,无熔融温度。一般认为,PDLLA 降解吸收较 PLLA 快,PDLLA 体内完全吸收需 24 周～18 月,PLLA 则需 32 周～4 年。

PLA 由丙交酯开环聚合制备,降解后生成乳酸,由于乳酸是体内三羟酸循环的中间产物,最终以二氧化碳和水的形式排出体外,具有无毒、可靠的生物安全性,被美国食品药品监督管理局(FDA)批准用于临床,是迄今研究最广泛、应用最多的可降解生物材料[26]。

聚乳酸作为骨修复材料,这类材料还存在本质缺陷:①降解单体集中释放,会使培养环境酸度过高,降解产物容易引起周围组织的无菌性炎症反应;②细胞亲和力弱,往往需要物理方法处理或加入某些因子才能黏附细胞;③机械强度较低;④亲水性差等。

目前针对这些材料的缺点,通过复合的方法取长补短,是现阶段组织工程支架材料研究的必然选择。Saito 等[27]用不同分子量的 PLA 与聚乙二醇(PEG)制成了 PLA-PEG 共聚物作为骨形态蛋白(BMP)的载体,其中 PLA 6500-PEG 3000 共聚物具有一定的弹性,是较好的 BMP 载体。但是这种高聚物降解速率不易控制,其降解速率难与骨生长速率相匹配,以及其还具有一定的疏水性、细胞黏附性差[28,29]等缺点,其临床应用难于推广。因此,为了满足在新生的骨组织长出来之前力学性能要求,克服早期降解速率快、中期降解速率慢等缺点,导致了自增强高聚物或高聚物/无机复合材料的开发研制。

然而研究最多的复合材料是聚乳酸-羟基磷灰石(或 β-磷酸三钙),该材料在强度、降解性、多孔度、可加工性等方面结合了这两类材料的优点。

20 世纪 90 年代初,Verheyen 等[30]首先开始了 HAP/PLA 骨折内固定复合材料的研究。较早期的 HAP/PLA 复合材料主要由低分子量 PLA 和 HAP 颗粒在加热加压下共混制得,强度较低。多种制备因素对复合物的性能产生重要影响,如复合方法、HAP颗粒形状及大小、聚乳酸分子量及其分布、HAP和PLA的混合比及热处理过程参数等。最近几年对其研究相当活跃,内容涉及该复合材料的制备方法和工艺、机械性能、生物相容性、界面组织结构、生物降解行为等方面。20世纪90年代末,国内亦有HAP/PLA内固定复合材料的报道[31,32]。国内外研究表明,HAP/PLA复合材料具有很好的生物相容性和骨结合能力,而骨结合能力这一特点是PLA(包括自增强PLA,SR-PLA)等骨折内固定材料所没有的。此外,HAP/PLA复合材料对X射线显影,与纯PLA材料相比,其力学性能和降解吸收性能均有不同程度改善。目前HAP/PLA复合材料已扩展到骨组织工程领域[33~35]。但是,当这类复合材料暴露于生理环境时,未等材料完全降解而易于过早地丧失其机械强度[36],阻碍了材料临床应用的进程。

在组织工程用多孔支架应用的材料中,尽管聚乳酸在支架研究应用中存在亲水性差、在体内降解过程中会产生局部酸性积累而诱发无菌炎症等问题,但是作为第一批被美国食品药品监督管理局(FDA)批准用于临床的生物材料,生物相容性良好、可被生物体降解吸收、具有一定力学强度等优点仍然使得它在组织工程用多孔支架的研究中占很大一部分比例。而且,随着研究的深入,各种改性技术、无机-聚合物复合技术不断发展,这些问题也在逐渐解决。但不论何种工艺,制备出孔隙结构良好的多孔支架是第一步的工作。所以,本研究是对现有多孔支架制备工艺进行探索和改进,以PDLLA为基体,复合纳米羟基磷灰石,通过一种新的相分离/糖球沥滤复合法制备出具有高孔隙率、高连通性结构的组织工程复合支架材料,并改善了单一聚乳酸支架降解酸性和低机械性能的缺点。为其在现代医学中的临床应用作准备。

1. n-HAP/PDLLA复合多孔支架制备研究

本研究采用溶胶-凝胶法,结合冷冻干燥技术制备出纳米羟基磷灰石(n-HAP),再将制得的n-HAP粉与外消旋聚乳酸(PDLLA)溶液共混复合,结合一种新的相分离/糖球滤沥复合法制备出n-HAP/PDLLA多孔支架材料。工艺流程如图4.68所示。

(1) n-HAP的制备:取定量的分析纯氢氧化钙粉末溶于去离子水制成饱和溶液。实验时,将一定量的实验室自制磷酸二氢钙粉末溶于去离子水,反复搅拌直至完全溶解后,加入定量的饱和氢氧化钙溶液,以肝素钠为分散剂,通过$NH_3 \cdot H_2O$调节其pH = 9.8,在室温下不断搅拌制备纳米羟基磷灰石溶胶,并在3~5 d内利用超声发生器每天超声分散1~2次保持溶胶的稳定。待溶胶稳定后,在-20℃下制冷24h,取出后冷冻干燥得到n-HAP粉末。

(2) n-HAP与PDLLA的复合:将不同质量PDLLA(0.90g、0.80g、0.70g、0.60g、0.50g)溶于四氢呋喃(THF)配制10%的PDLLA溶液,再称量0.10g、

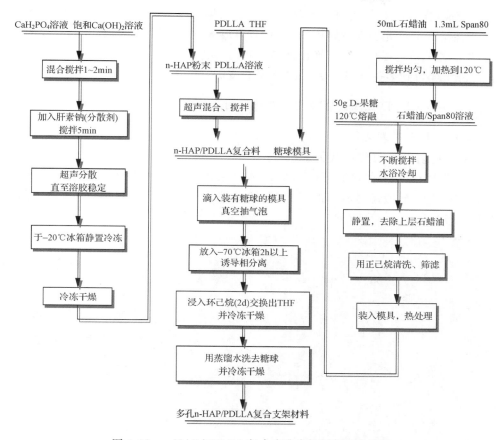

图 4.68　n-HAP/PDLLA 复合多孔支架制备工艺流程

0.20g、0.30g、0.40g、0.50g n-HAP 粉末分别加入 PDLLA 溶液超声分散，并搅拌均匀，得到 5 种不同配比（n-HAP 的含量分别为 10%、20%、30%、40%、50%）的混合浆料。

2. n-HAP/PDLLA 复合多孔支架的制备成型

（1）糖球的制备：称量 50g D-果糖在 120℃下熔融，直至呈亮黄色，用烧杯量取 50mL 石蜡油，并向其中滴加 1.3mL Span 80，搅拌均匀后升温至 120℃，在不断搅拌下，将熔融的 D-果糖倒入其中，用冰浴冷却便形成了固态的糖球颗粒，待完全冷却后静置 10min，倒掉上层石蜡油，并用正己烷清洗三次，筛取所需尺寸的糖球装入模具盒内，热处理以形成相互黏结的糖球模板，最后除去正己烷，真空干燥得到糖球模板备用。

（2）相分离/糖球沥滤复合法制备多孔支架：将前述准备好的 n-HAP/PDLLA

共混溶液,在 50～60℃ 温度下搅拌 2h 后,滴入糖球模板内,并在一定真空度下使 PLA 溶液充分填充到糖球模板的空隙中,再放入到−70℃ 冰箱 2h 以上诱导相分离,然后浸入环己烷中 2d,交换出溶剂 THF,冷冻干燥后,用蒸馏水洗滤掉糖球,再冷冻干燥得到多孔 n-HAP/PDLLA 复合支架。

3. n-HAP/PDLLA 复合多孔支架材料测试与表征

1) n-HAP 材料表征

(1) 透射电镜(TEM)表征。

为考察 n-HAP 的微观形貌和大小,本节采用 H-600 STEM/EDX PV9100 型分析透射电子显微镜对制得的 n-HAP 粉末进行观察分析,n-HAP 的 TEM 照片如图 4.69 所示。

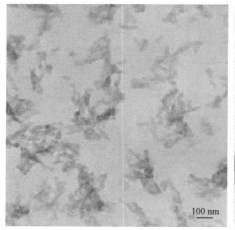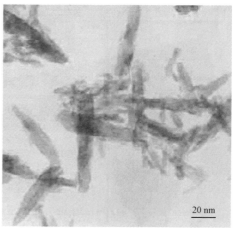

图 4.69　n-HAP 粒子的 TEM 照片

由图可以看到 n-HAP 粒子呈针状,平均尺寸约为 10nm×50nm,从材料学观点来看,填充增强粒子外形的不规则将使复合材料体系的模量增大[37],故 HAP 纳米针状晶形状有助于提高力学体系的性能。同时也观察到在水溶液中的 HAP 纳米粒子有明显的团聚现象。

因而在纳米粒子之间,化学键合力、范德华色散力和库仑力的作用非常强烈,纳米粒子极易团聚。在干燥状态下,纳米粒子几乎不可能以一次粒子形态存在,普遍呈现出以下两种团聚态:①软团聚态/附聚体(agglomerate),纳米粒子以边角相接的方式团聚,粒子间的作用力主要是范德华力和库仑力;②硬团聚态/凝聚体(aggregate),纳米粒子以面-面相接的方式团聚,粒子间的作用力除范德华力和库仑力外,还有化学键合力。

从前面 n-HAP 粒径分析和透射电镜照片可以看出,采用冷冻干燥技术制备

n-HAP 能有效避免硬团聚的产生,在后续工艺(n-HAP 与 PDLLA 复合)中,为 n-HAP 的分散提供了有利条件。

(2) X 射线衍射分析。

采用 D/Max-IIIA 型 X 射线衍射仪对制得的 n-HAP 粉末进行了物相的定性分析,其衍射图谱如图 4.70 所示。

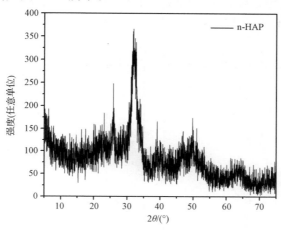

图 4.70　n-HAP 的 X 射线衍射图

从图中可以看出,25.9°是 HAP 在(002)晶面的特征衍射峰,31.8°处是 HAP 在(211)晶面的特征衍射峰,从衍射峰锋锐程度可以看出,特征峰宽化明显,制备的 n-HAP 属弱结晶范畴。结合前面的 TEM 照片分析知道,这正是由 HAP 粒径在纳米级,结晶度低所致。

(3) 粒径分析。

为进一步了解 n-HAP 的粒径大小及分布情况,利用 Zetasizer 3000HS 型纳米粒度及 Zeta 电位分析仪对 n-HAP 粒径进行分析。根据实验统计加权因子,所谓加权因子是指下式中的 $f_i(=n_i/\sum n_i)$,即此种微粒在微粒总数中占的分数,例如,数均直径是以数量加权的;光均直径是以光强加权的。

A：数均直径 $(\overline{d}_n)$

$$\overline{d}_n = \frac{\sum n_i d_i}{\sum n_i} = \sum f_i d_i$$

B：面均直径 $(\overline{d}_s)$

$$\overline{d}_s = (\sum f_i d_i^2)^{1/2}$$

C：体均直径 $(\overline{d}_v)$

$$\overline{d}_v = (\sum f_i d_i^3)^{1/3}$$

D: 光均直径 ($\bar{d}_\mathrm{f}$)

$$\bar{d}_\mathrm{f} = (\sum f_i d_i^6)^{1/6}$$

其中: n_i 代表直径, d_i 为微粒的数目。

对于单分散体系而言: $\bar{d}_\mathrm{n} = \bar{d}_\mathrm{s} = \bar{d}_\mathrm{v} = \bar{d}_\mathrm{f}$。在本研究中, 采用光强加权、体积加权和数量加权来测定微粒的粒径和粒度分布。图 4.71(a) 是 n-HAP 粒径分布曲线, 图 4.71(b) 是 n-HAP 粒径数据分布。

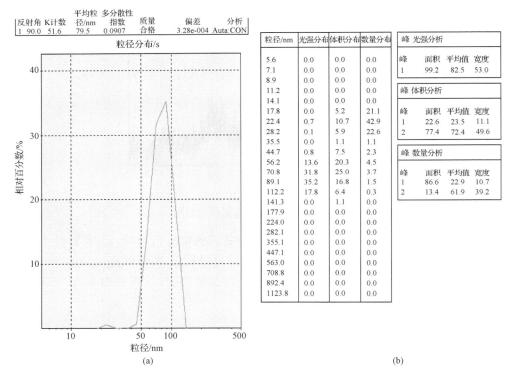

图 4.71　n-HAP 的粒径分布曲线

从图 4.71(a) 中可看到出现了两个峰, 粒径在 15～25nm 之间有一个比较弱的峰, 粒径在 50～120nm 之间是强峰。说明大部分粒子粒径分布在 50～120nm, 结合前面的透射电镜分析可推测, n-HAP 粒径应该在 20nm 左右, 由于部分纳米粒子都发生了软团聚, 测得粒径较大, 而有较少的游离的纳米粒子未发生团聚, 故会出现一个小粒径分布的低强度峰。

从图 4.71(b) 可知, 三种测试方法的大部分粒子平均粒径分别为 82.5nm、72.4nm 和 61.9nm, 它们相差不大, 与图 4.71(a) 粒径分布曲线是相吻合的, 大致的粒径分布在 60～80nm 之间。

2）n-HAP/PDLLA 复合多孔支架的表征

（1）三维结构表征。

采用 Quanta 200 型扫描电子显微镜（荷兰 HITACHI 公司）对制备的 n-HAP/PDLLA 复合多孔支架的形貌与孔结构进行观察，由于聚乳酸及羟基磷灰石均为非导体，所以制备的支架材料必须先在低电流条件下喷金，然后用扫描电镜观察支架形貌。为考察支架内部的孔隙结构和孔间连通程度，在喷金前，对复合多孔支架样品进行切片处理。

此外，利用 Digital Microscope KH-7700 型三维视频仪（美国科视达中国有限公司）对材料的三维结构进行了观察。

复合支架的形貌观察：通过前面叙述的制备方法，制备出块状和柱状的复合支架，其形状照片如图 4.72 所示。

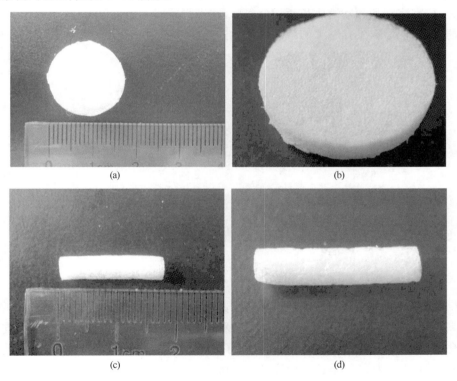

图 4.72　n-HAP/PDLLA 复合多孔支架照片

块状支架的尺寸标准为：直径 17.5mm±1mm，厚度 2～5mm。

柱状支架的尺寸标准为：直径 2.5mm±1mm，长度 15～20mm。

当然，可通过改变模具的规格，来改变复合支架的尺寸规格，以满足临床应用的要求。

孔结构观察:选取制备得到的 n-HAP/PDLLA 支架样品的横截面,低电流喷金后进行扫描电镜观察,图 4.72 是采用相分离/糖球沥滤复合法制备的 n-HAP/PDLLA 支架扫描电镜图。

从图 4.73(a)可以看出样品形成了规则的宏观多孔结构,孔径范围在 $180\sim600\mu m$ 左右,这与糖球粒径范围一致,并且可以清楚地看到大孔分布均匀,孔与孔相互连通,连通孔的孔径一般在 $80\mu m$ 左右。支架的这种特殊多孔结构的形成是由这种特殊的制备工艺造成的:大量糖球均匀分布于复合材料基体中,当糖球溶出时便造成了支架的宏观大孔结构;而热处理过程就是能让糖球之间相互黏结,溶出糖球后,孔之间便形成了相互连通的结构特征。

从图 4.73(b)可以看出,在大孔的孔壁上有分布较均匀、孔径大多在 $5\mu m$ 以下的微孔结构。这是由冷冻干燥的工艺造成的:$-70℃$ 的低温诱发 PLA 溶液相分离,待富溶剂相和富溶质相两相分离后,在进行冷冻干燥过程中,富溶剂相 THF 快速挥发,便形成了孔壁上的微孔结构。

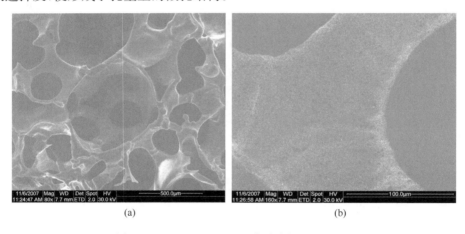

(a)   (b)

图 4.73　n-HAP/PDLLA 多孔支架 SEM 照片

孔隙率测定:多孔支架的孔隙率采用改进的比重法测定[38]。选用一个比重瓶装满乙醇称重 W_1;把质量为 W_S 的样品浸入乙醇中脱气,使乙醇充盈于多孔支架的孔中,然后加满乙醇,称重 W_2;把浸满了乙醇的样品取出后,剩余的乙醇与比重瓶称重 W_3。ρ 为 $20℃$ 下乙醇密度($0.8g/mL$)。

样品支架本身体积:$V_S=(W_1-W_2+W_S)/\rho$;

样品支架孔体积:$V_P=(W_2-W_3-W_S)/\rho$;

样品支架孔隙率:$\varepsilon=V_P/(V_P+V_S)=(W_2-W_3-W_S)/(W_1-W_3)$。

测试结果显示,多孔支架的孔隙率均达到 95% 以上(表 4.2)。

表 4.2　不同孔径、不同热处理条件对多孔结构的影响

多孔支架	宏观大孔孔径/μm	热处理条件(T,t)	孔隙率/%	连通孔孔径/μm
n-HAP/PDLLA 180	180～250	*NT	97.0	57.1±15.1
n-HAP/PDLLA 180	180～250	37℃,15min	97.9	115.5±18.6
n-HAP/PDLLA 180	180～250	37℃,30min	98.2	128.2±26.5
n-HAP/PDLLA 250	250～425	*NT	96.8	78.0±20.1
n-HAP/PDLLA 250	250～425	37℃,15min	97.5	107.4±16.9
n-HAP/PDLLA 250	250～425	37℃,30min	98.0	166.2±27.8

*NT 为未经过热处理。

支架多孔结构的影响因素分析：采用相分离/糖球沥滤复合法时，将糖球筛分成 250～425μm、180～250μm 两种，制备 n-HAP/PDLLA 支架，其 SEM 照片如图 4.74 所示。可看出支架的孔径与糖球粒径成正比。

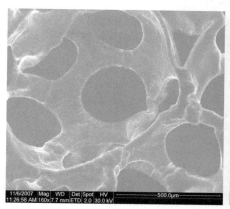

(a) 糖球粒径为250~425μm　　　　(b) 糖球粒径为180~250μm

图 4.74　不同粒径糖球制备的 n-HAP/PDLLA 支架 SEM 照片

不同孔径、不同热处理条件对支架多孔结构的影响如表 4.2 所示，对于孔径为 250～425μm，不同热处理条件制备的复合支架的显微照片如图 4.75 所示，由图 4.75(a) 可看出由于没经过热处理孔的连通性较差，孔隙率相对较低；由图 4.75(c) 看到，由于热处理时间过长，孔连通性虽然好，但过大的连通孔破坏了宏观孔的完整性，造成了蓬松的絮状结构，这样的结构会导致支架的力学性能大幅降低；而图 4.75(b) 所示的样品在 37℃、15min 的热处理条件下，得到孔隙率高、连通孔径合适的多孔支架，是较理想的多孔结构形态。

（2）红外光谱（IR）分析。

采用 Nexus 型傅里叶变换红外光谱仪（FT-IR）（美国 Thermo Nicolet 公司）分别对 n-HAP 与 n-HAP/PDLLA 进行红外分析对比，如图 4.76 所示。

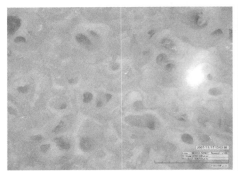
(a) 未经热处理

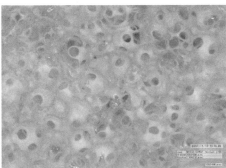
(b) 37℃，15min 热处理

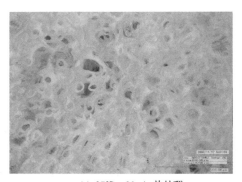
(c) 37℃，30min 热处理

图 4.75　不同热处理条件制备的 n-HAP/PDLLA 支架显微照片

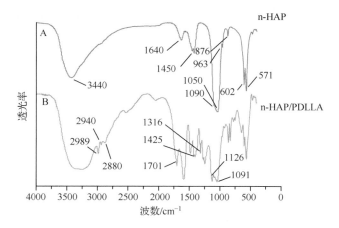

图 4.76　n-HAP、n-HAP/PDLLA 红外谱图

从 n-HAP 的 FT-IR 分析图谱可以看到，$3440cm^{-1}$ 及 $1640cm^{-1}$ 为 H_2O 的特

征峰，$876cm^{-1}$ 为 HPO_4^{2-} 的特征峰。$963cm^{-1}$ 为 PO_4^{3-} 特征峰，$1050cm^{-1}$ 和 $1090cm^{-1}$ 是 $P\!=\!O$ 不对称伸缩振动峰，而 $571cm^{-1}$ 和 $602cm^{-1}$ 则与 P—O 键的弯曲振动有关，$1450cm^{-1}$ 是从环境中吸收 CO_2 引入的 CO_3^{2-} 的吸收谱带，从 FT-IR 谱线上可以看出，$3750cm^{-1}$ 和 $640cm^{-1}$ 处没有明显的 OH^- 吸收峰，这可能是由于纳米粒径的 HAP 存在巨大的比表面积，当大量的表面基团发生反应后，其特征峰值将出现弱化。

从 n-HAP/PDLLA 的 FT-IR 分析图谱可以看到，除了有 n-HAP 的各种特征峰外，$2989cm^{-1}$ 和 $2940cm^{-1}$ 为 CH_3 中 C—H 伸缩振动峰，$2880cm^{-1}$ 为次甲基 C—H 伸缩振动峰，$1701cm^{-1}$ 为 $C\!=\!O$ 伸缩振动峰，$1316cm^{-1}$ 和 $1425cm^{-1}$ 为 CH_3 中 C—H 弯曲振动峰，$1126cm^{-1}$ 为 C—O—C 伸缩振动峰，都是 PDLLA 的特征峰，说明 n-HAP 与 PDLLA 已复合在一起。

（3）复合支架力学性能测试。

性能良好的支架不仅应具有合适的孔隙率，还应拥有适宜的力学性能，这样才能保证支架在体内保持良好的形状和性质。支架的抗压强度就是一种对细胞体外培养和细胞体内生长有重要作用的力学性能，它反映了支架对外界应力的抗压性。

聚合物的分子量和无机相含量的高低是影响有机-无机复合材料力学性能的两个主要因素。对于指定基体的复合材料，无机相的性质对复合材料性能的影响就十分突出。由于纳米分散相 n-HAP 有大的表面积和强的界面相互作用，纳米粒子与聚合物间的黏结程度将强于一般粒子，复合材料的力学性能将有明显改善。但目前的 HAP/聚合物复合材料多由一般的无机钙磷粉末制得，因之不能"固化"，且有高的团聚性，故较高无机相含量存在困难。

多孔支架的压缩强度和压缩模量采用英国产 INSTRON4302 型万能材料试验机并按照 GB/T 1041－1992 标准测试。在本实验方案下，以相同浓度的 PDLLA 溶液制备多孔复合材料，对不同 n-HAP 含量的材料的压缩模量进行对比，如图 4.78 所示。

由图 4.78 可看出，未添加 n-HAP 时，纯 PDLLA 支架的压缩模量仅为 6.2MPa，随着 n-HAP 含量的增加，复合支架的压缩模量显著提高，当 n-HAP 的含量为 30% 时，复合支架的压缩模量达到 9.31MPa，是实验配比条件下压缩模量的最大值。与纯聚乳酸支架相比，压缩模量提高到了 1.5 倍，说明 n-HAP 的引入可以提高复合支架的力学性能。HAP 纳米颗粒具有较高的表面活性，可以在聚乳酸基质中更好地分散，与基质形成良好的界面相互作用从而使复合材料具有更好的力学性能。但是在 n-HAP 加入量较大后（40%），由于 n-HAP 产生了部分硬团聚的现象，无法保持在聚乳酸基质中分散的完全均匀性，从而导致了增强作用的下降。但是即使在 n-HAP 的添加量达到 50% 时，复合支架的压缩模量仍然比纯聚乳酸支架的压缩模量要大。

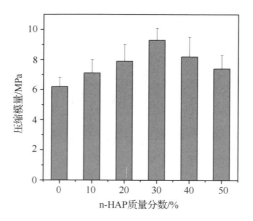

图 4.78　不同 n-HAP 含量对复合支架的压缩模量的影响

3）小结

采用溶胶-凝胶法，结合冷冻干燥技术制备出 n-HAP，再与外消旋聚乳酸 PDLLA 溶液共混复合，采用相分离/糖球滤沥复合法制备出 n-HAP/PDLLA 多孔支架材料，通过粒度分析、XRD 分析及透射电镜（TEM）分析对 n-HAP 进行了表征，通过 SEM、FT-IR 分析、孔隙率及力学性能的测试对多孔复合支架进行表征。并对影响支架孔隙特征的工艺因素进行了研究，主要结论如下：

（1）采用溶胶-凝胶法，结合冷冻干燥技术能制备出粒径为 60~80nm 的针状 HAP 纳米粒子，冷冻干燥工艺有效地避免了纳米 HAP 粒子的硬团聚，使得 n-HAP 能均匀地与 PDLLA 复合。

（2）采用相分离/糖球沥滤复合的成型工艺能制备出高孔隙率、高连通性的多孔支架，隙率达 95% 以上；并且孔结构规则（呈球形）、分布均匀；支架孔壁上存在由溶剂升华所形成的微孔，它们的存在增加了支架孔隙率及连通性。

（3）通过对多孔支架材料孔隙特征的影响因素进行研究，孔径尺寸可以通过致孔剂（糖球）的尺寸来调节，连通性可以通过糖球热处理温度和时间来调节，适合的热处理条件是：37℃下保温 15min。

（4）通过对不同 n-HAP 含量的复合支架材料的压缩模量进行对比得出，随着纳米羟基磷灰石含量的增加，复合支架的压缩模量显著提高，HAP 含量在 30% 时，达到最大值 9.31MPa，基本满足一般组织修复的临床力学性能要求。

4.3.2　n-HAP/PDLLA 复合多孔支架降解性及细胞相容性研究

材料的降解性能是评价多孔支架在组织工程应用中的重要指标之一，通过体外降解实验考察了 n-HAP/PDLLA 复合多孔支架的降解特性，与单纯的 PDLLA 多孔支架的降解性能对比分析；并通过体外细胞毒性实验简单考察了 n-HAP/

PDLLA 复合多孔支架的细胞相容性。

1. 复合材料体外降解实验

采用 4.3.1 节所叙述的方法制备出 n-HAP 与 PDLLA 质量比为 3 : 10 的 n-HAP/PDLLA 复合多孔支架以及纯 PDLLA 支架，并切片制成 3mm×5mm× 10mm 块状，如图 4.79 所示。

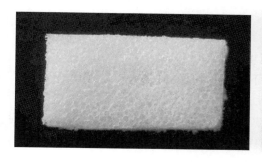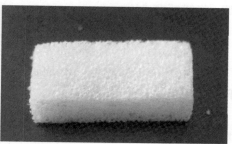

图 4.79　降解实验用 n-HAP/PDLLA 复合支架照片

1) 模拟体液的配制

模拟体液（SBF）中的各种离子浓度与人体体液中的离子浓度相近，一般用模拟体液对材料的生物学性能来初步评价生物材料在人体中的生物安全性[39]。按照表 4.3 称取下列一定量分析纯的药品，按顺序依次加入到 500mL 容量瓶中，加蒸馏水，配置过程中用 50mmol/L 的缓血酸胺 $(CH_2OH)_3CNH_2$ 和 1mol/L HCl 调节 pH＝7.4，$CaCl_2$ 要先配成水溶液后逐滴加入，以免生成沉淀物。

表 4.3　模拟体液所用试剂及添加顺序

顺序	试剂	纯度	生产厂商	质量单位/(g/500mL)
1	NaCl	AR	天津市博迪化工有限公司	3.9973
2	NaHCO₃	AR	天津市博迪化工有限公司	0.1764
3	KCl	AR	焦作市化工三厂	0.1118
4	K₂HPO₄ · 3H₂O	AR	天津市化学试剂三厂	0.1141
5	MgCl₂ · 6H₂O	AR	天津市化学试剂三厂	0.1525
6	CaCl₂	AR	武汉中南化学试剂厂	0.1387
7	Na₂SO₄	AR	天津市福晨化学试剂厂	0.0355

将 A 组（PDLLA）、B 组[n-HAP/PDLLA（质量分数，30％）]两种材料 3mm× 5mm×10mm 各 5 块，每块置于 10mL 模拟体液容器中，在电热恒温水浴箱 37℃ 环境中降解。

2）测试方法及内容

每周末测量模拟体液的 pH，并于实验的 2 周、4 周、6 周、8 周、10 周、12 周末移出标本，在 40℃ 下真空干燥 72 h，测定质量，并失重率。

（1）降解液的 pH：使用 pHS-25 型酸度计（上海雷磁仪器厂）测定，使用时先用标准液校准 pH 仪。

（2）失重率（mass lost）：失重率（%）$=100\% \times (W_0 - W_t)/W_t$（$W_0$：初始重量；$W_t$：降解后重量）。

3）实验结果

（1）降解液 pH 的变化如表 4.4、图 4.80 所示。

A 组（PDLLA）：在 0～3 周时缓慢下降，4～6 周下降较为明显，而后又缓慢下降，12 周末时 pH 为 3.86。

B 组[n-HAP/PDLLA（质量分数，30%）]：在 0～6 周时缓慢下降，6～10 周 pH 有一定上升，10 周后 pH 趋向于平稳，12 周末时 pH 为 6.32。

表 4.4　支架材料降解后的 pH

组别	0	2 周	4 周	6 周	8 周	10 周	12 周
A	7.41±0.02	6.82±0.15	6.24±0.18	4.72±0.17	4.13±0.19	3.97±0.18	3.86±0.12
B	7.40±0.04	6.93±0.11	6.45±0.14	5.88±0.22	5.96±0.24	6.11±0.23	6.32±0.19

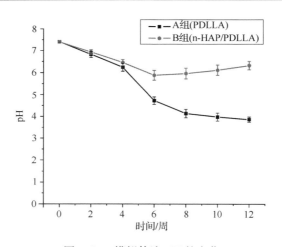

图 4.80　模拟体液 pH 的变化

（2）重量的变化。

在 0～4 周，两种支架材料的重量变化不大，4 周后下降较快，12 周时 A 组（PDLLA）重量减为初始重量的 56%，B 组（n-HAP/PDLLA）减为初始重量的

73%。失重率如图 4.81 所示,2 周、4 周两组间的差别很小,6 周以后,B 组失重率明显低于 A 组,差异扩大。

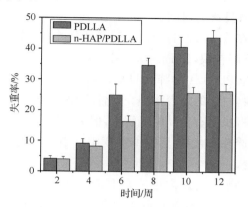

图 4.81 两种支架材料的失重率

2. 分析与讨论

1) PDLLA 的降解特性

可降解性是 PLA、PGA 材料的基本性能,它们主要是通过水解裂解酯键,较少程度上通过非特异性酶的水解作用。决定水解率主要是单体组分的结晶性和拒水性,其他因素通过影响这两者而起作用。同时考虑这两个因素,水解率顺序是 PGA>PLLA>PDLLA[40]。

PLA 与液体环境接触后,酯键在水分子作用下,发生随机裂解[41]即为降解,对于某一特定的 PLA,其中大分子量的分子相对于较小分子量的分子,更易受水分子的攻击,而发生裂解;又由于聚合物的分子量其实是由组成该聚合物的大小不同分子的分子量的统计平均值,在降解初期,平均分子量迅速下降,主要是由无定形的大分子量的分子迅速水解造成的,这种表现具有典型的本体水解特性,因为在本体水解时,分子链上的每个酯键都可能被水解断裂,分子链越长,被水解的部位也就越多,所以在开始阶段降解较快。随着降解的进展,平均分子量的下降主要为小分子量的分子降解表现,降解速度于是减慢。而降解后某些难于继续降解的产物的形成(如微晶体的形成和分子链的重新结晶等),可以使降解后期的速度减慢。PDLLA 是一种无定形态聚合物,当水分子渗入材料后,它可以在这种完全无定形的玻璃状聚合物中迅速调整、扩散,从而使材料发生块状降解[42]。这种块状降解是不均匀的,中央部分的降解比外表面快得多。产生这种现象的可能原因是:材料在降解初期,由于吸水梯度的差别,表面降解的速度比中央快,同时表面的降解物也较中央的容易排除,这样中央的羟基产物浓度就会增高,并可以催化酯键的继续分裂,从而导致表层-中央的降解速度分离。这种降解方式提示,在使用增强材料提高聚合物的强度时,增强材料应置于聚合物的外层,这有利于降低增强材料的降解速度,延长装置的强度维持时间。

本研究观察到,在 0~4 周,各组的重量变化较小,4 周时单纯 PDLLA 失重率只有 9.1%,4 周后下降较快,12 周时失重率为 43.8%,也就是说重量为初始重量的 56.2%。这是因为 PDLLA 的降解早期,表层与中央的降解速度分离,造成表面降解慢内部降解快,材料的外表物理完整性尚保存,维持了早期的空间结构,寡聚物堆积于材料中央,虽然有较高的降解率,但失重不大,随着降解继续进行,寡聚物扩散作用,表层通透性增大,寡聚物继续变小。当后者得以溶出时,才有了材料整体重量的明显改变。

α-聚酯类降解产物与人体内固有的代谢产物一致,最终从尿及呼吸道排出[43],如图 4.82 所示。有文献报道降解过程中所产生的酸性代谢产物引起的局部 pH 的下降与一些副作用有关。PDLLA 组 pH 随时间的延长呈逐渐下降趋势,和降解过程中分子量的变化趋势类似,12 周末时 pH 为 3.86,证实酸性代谢产物的存在。

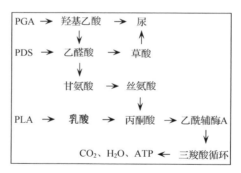

图 4.82　可降解材料 PGA,PDS 及 PLA 在体内代谢示意图

2) HAP 颗粒的加入对多孔 PDLLA 体外降解的影响

(1) pH 的变化。

通过表 4.5 和图 4.83 可以看到,复合材料组在 4 周后与单纯 PDLLA 组 pH 有明显差异,HAP 的加入发挥缓冲作用是在 4 周以后,这与该材料的降解特性是一致的。n-HAP/PDLLA(30%)组 6 周后 pH 趋向于平稳,12 周末时 pH 为 6.32,维持了与环境液相近的酸碱度,提供一个适合体内细胞生长的稳定内环境,从而避免因酸性代谢产物带来的副作用。

表 4.5　n-HAP/PDLLA 多孔支架的细胞毒性

受试材料	染毒时间/h	OD 值($\bar{X}\pm$SD)	RGR/%	毒性分级
n-HAP/PDLLA	24	0.6649±0.0659	89.67	Ⅰ
	48	0.7228±0.0674	105.17	0
	72	0.4061±0.0644	81.91	Ⅰ
阴性对照	24	0.7415±0.0247	100.00	0
	48	0.6873±0.0533	100.00	0
	72	0.4958±0.0766	100.00	0
阳性对照	24	0.1676±0.0249	22.60	Ⅳ
	48	0.1460±0.0411	21.24	Ⅳ
	72	0.1562±0.0226	31.50	Ⅲ

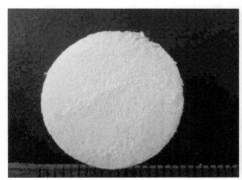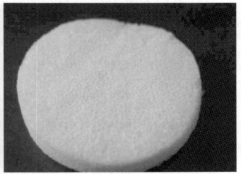

图 4.83　细胞毒性实验用 n-HAP/PDLLA 复合支架照片

　　聚乳酸的体外降解可认为主要是酯链的无规断裂水解过程,水解中产生可溶性酸性物质导致降解液 pH 下降,所以纯聚乳酸支架的 pH 在降解过程中呈现明显的下降趋势。而复合支架中添加的羟基磷灰石偏碱性,随着降解过程中羟基磷灰石颗粒的不断溶解,OH^- 离子对聚乳酸降解产生的酸性有一定程度的中和作用,同时游离的 Ca^{2+} 与链端羧基形成离子键使链端羧基浓度减少从而抑制了聚乳酸的自催化降解,所以复合支架的 pH 在降解过程中的变化明显变缓。

　　(2) 重量的变化。

　　由于 HAP 颗粒的加入减慢了复合材料中 PDLLA 的降解速度,故也减慢了材料重量丢失的速度。纯 PDLLA 的重量在 0～4 周变化较小,4 周后下降快。12 周时 PDLLA 组重量减为初始重量的 56.2%,而 n-HAP/PDLLA 组重量减为初始重量的 73.6%。失重率 2 周、4 周时两组间无差异,4 周以后,复合材料组与单纯材料间体外降解失重率出现显著性差异,复合材料的降解速度相对延迟,说明 HAP

颗粒的加入有利于保持原有材料的空间结构,在降解的早期这可能有利于为骨细胞的长入提供较好的空间支持,而后期重量的快速丢失又可能减少材料对细胞增殖的空间阻碍。

3. 复合材料体外细胞毒性实验

(1) 材料准备。采用 4.3.1 节所叙述的方法制备出 n-HAP 含量为 30% 的 n-HAP/PDLLA 复合多孔支架以及纯 PDLLA 支架,并切片制成直径 17.5mm± 1mm、厚度 2.5mm±1mm 块状如图 4.83 所示。

(2) 研究方法。将 L929 细胞以 1×10^5 个/mL 细胞密度接种入 96 孔培养板, 0.1mL/孔、0.005g/孔受试材料用 75% 乙醇浸泡消毒 20min。实验设 3 组($n=3$): 受试材料组、阴性对照组、阳性对照组(含 0.64% 苯酚的培养液),每组同时设 3 个平行样。分别在培养 24h、48h、72h 后观察细胞形态改变。

(3) 测试方法及内容。用 MTT 比色法测定细胞活力,按式(4-1)计算相对增殖率并评价材料的细胞毒性。

$$RGR = (OD_{test}/OD_{contast}) \times 100\% \tag{4-1}$$

式中:RGR 为细胞毒性实验相对增殖率(%);OD_{test} 为实验组吸光值;$OD_{contast}$ 为阴性对照组吸光值。

(4) 实验结果与讨论。实验采用 L929 成纤维细胞对 n-HAP/PDLLA 复合支架材料的细胞毒性进行评价,实验结果可以客观反映细胞对材料的毒性反应。细胞毒性实验结果如表 4.5 所示。

生物材料的细胞毒性研究是检测材料生物相容性的重要基础,细胞毒性实验是利用细胞体外培养的方法来评价生物材料或者浸提液可滤出成分的急性细胞毒性的潜在性,可以客观地反映支架材料的生物相容性[44]。体外细胞培养法可以直接观察细胞与材料复合生长的情况,方法简单、敏感,所以往往作为初步评价材料生物相容性的方法。由表 4.5 可见,n-HAP/PDLLA 多孔支架材料的毒性反应分级都呈 0 级或 Ⅰ 级,说明用相分离糖球/滤沥复合工艺制备的n-HAP/PDLLA 多孔支架无体外细胞毒性,具有良好的生物相容性。

4. 小结

本节采用 MTT 比色法,对 n-HAP/PDLLA 复合支架进行细胞毒性研究,并进行体外降解实验,分析了材料的降解特性和 n-HAP 对聚乳酸支架降解的影响,主要结论如下所述。

(1) 单纯的 PDLLA 支架在降解过程中 pH 下降显著,代谢产物呈酸性,不利于细胞的生长。而 n-HAP/PDLLA 复合支架由于 n-HAP 的加入明显减缓了 pH 的下降趋势,从而可以避免因酸性代谢产物带来的副作用。

（2）单纯 PDLLA 支架在模拟体液中降解速度较快,失重率 4 周后明显增大。而 n-HAP/PDLLA 复合支架降解速度相对延迟,说明 n-HAP 在一定程度上减缓了 PDLLA 的降解速率,为早期细胞增殖提供较好的空间支持。

（3）采用 MTT 比色法检测 n-HAP/PDLLA 多孔支架材料的细胞毒性,结果显示此多孔支架毒性料的毒性反应都呈 0 级或 Ⅰ 级,说明用该方法制备的 n-HAP/PDLLA 多孔支架无体外细胞毒性,具有良好的生物相容性,可以在骨组织工程研究中得到应用。

4.4　钙磷材料作为植入材料的应用:与 PRGD/PDLLA 复合神经修复材料

4.4.1　用于周围神经组织修复的生物材料研究进展

1. 引言

在人类医疗和保健方面,器官和组织的缺损或衰竭是发生最为频繁、最具破坏性和花费最昂贵的一个大问题。全世界每年都有无数的人因组织或器官坏死而被切除。医生通过器官移植、外科手术再造等方法来治疗器官、组织的缺陷,虽然拯救或延长了不少人的生命,但并不完美。关键的问题是具有生物活性的人造机体严重缺乏,限制了器官移植的进行[45,46]。

生物材料是一类用于人工器官、修复、理疗康复、诊断、检查、治疗疾病等医疗保健领域,对人体组织、血液不致产生不良影响的功能材料,是指以医疗为目的,用于与生物组织接触以形成功能化的无生命的材料。Hench 和 Polak[47] 将生物材料的发展分为三个阶段:①惰性生物材料,即材料与组织细胞无界面作用;②生物活性材料,即材料与组织细胞亲和性改善,注重界面间的相互作用;③细胞-基因-活性材料,即具有激发、促进人体组织自身修复和再生作用的第三代生物材料,可参与新组织形成的过程,注重材料由无生命形式向有生命组织的转化过程。因此,基于第三代生物材料,在组织缺损修复方面具有重要的意义和临床应用价值。

组织诱导生物材料(tissue inducing biomaterials)是近年提出的生物医用材料的新概念,其核心在于通过其材料表面连接活性配体,使材料释放生物信息,诱导细胞和组织的生长、修复,实现再生组织的生物功能化。

2. 组织再生能力

再生是修复的一种,凡是发育成熟的个体在受损后仍能在已有组织的基础上重新形成已失去部分的现象都属于再生[48]。现代遗传学的奠基人 Morgan 将再生分为变形再生（morphallaxis）和渐进再生（epimorphosis）[49]。变形再生是指体内原已存在的干细胞定向分化形成缺失的身体部分，这个过程中没有细胞的重新增殖，最典型的例子是水螅被截断的头部和尾部都可以独立再生形成既有头又有尾的完整个体。而渐进再生则包含已分化细胞的重新增殖过程，主要有间充质细胞分化发育的再生，例如，哺乳动物肝受损后肝细胞的有限去分化和增殖以及受损组织中干细胞的增殖分化等过程也都属于这种再生。一般认为哺乳动物不能进行渐进再生的原因是已分化的组织不能去分化重新进入细胞周期进行增殖。实验显示哺乳动物其实在细胞水平可以保持去分化再生的能力，其本身并不缺乏去分化所需的内源性的信号通路，而是因为缺少引发去分化的外源性信号，所以造成哺乳动物不能再生。另外，有些组织的再生还会受到周围环境中某些因子的抑制作用。哺乳动物周围神经轴突再生通常从没有被 Schwann 细胞包裹的朗飞氏结开始，功能性恢复需要轴突延伸到与之对应的远端。人类轴突再生开始后，以 2～5 mm/d 的速度进行[50]。中枢神经系统轴突是具有再生能力的，但是它的再生会受到髓鞘中髓磷脂一些组分的抑制（Nogo-A 分子、髓磷脂相关糖蛋白和少突神经胶质细胞髓磷脂糖蛋白）[51]。

组织再生可分为两类：一类为再生的组织，其结构和功能与原来的组织完全相同，称为完全再生；另一类为缺损的组织不能完全由结构和功能相同的组织来修补，而由肉芽组织来代替，最后形成疤痕，称为不完全再生，也叫疤痕修复。组织能否完全再生主要取决于组织的再生能力及组织缺损的程度。

人体组织细胞修复再生能力的强弱如下：

（1）较强再生能力：结缔组织细胞、小血管、淋巴造血组织的一些细胞、表皮、黏膜、骨、周围神经、肝细胞及某些其他腺上皮等，再生能力较强，损伤后一般能够完全再生。但是如果损伤很严重，则上述大多数组织将部分以疤痕修复。

（2）较弱再生能力：平滑肌、横纹肌等再生能力较弱，而心肌的再生能力更弱，缺损后基本上为疤痕修复。

（3）缺乏再生能力：神经细胞出生后缺乏再生能力，缺损后由神经胶质来修补。

因此，组织再生受到多种因素的影响。首先是具有去分化能力的细胞（如干细胞等）。其次是合适的引发去分化的外源性信号（如生长因子等），去分化所需的内源性的信号通路（包括响应外源性信号的受体及其信号传导通路，直至效应基因的正确表达等）以及必需的组织环境条件（去除去分化的抑制因素，如抑制因子和某些蛋白酶等）。另外，创伤修复过程往往涉及的不是一种组织的再生，而是多种组织形成的器官的再生，在器官再生的过程中，还要涉及多种组织之间的协调发展，所以，怎样同时进行多种细胞的定向分化，且不相互抑制或干扰还是很关键的问题。

3. 组织诱导生物材料与组织传导生物材料的区别

组织诱导生物材料与组织传导生物材料相比,其功能得到明显改善和提高。组织传导材料的功能主要是引导组织再生和生长,从而控制新生组织的质量。例如,一种人工制造的生物高分子材料用于皮肤的修复和神经的再生,采用物理和化学的方法控制材料的多孔性和生物可吸收性,避免皮肤修复时产生的疤痕和神经修复过程中的组织收缩。而组织诱导材料则是通过在材料表面连接活性配体,使材料释放生物信息,诱导细胞和组织的生长、修复,实现再生组织的生物功能化[52~54]。例如,可诱导骨、皮肤、血管、血管内膜、神经等再生的生物材料。将肝细胞种植到中空纤维上可诱导和调控肝细胞的聚集作用,以消除肝衰竭患者血液中的毒物;从聚合物中释放骨形态蛋白可诱导骨的生长和促进骨的修复。组织诱导生物材料和组织传导生物材料之间的主要区别在于是否具备诱导组织形成的生物化学信号分子,比如活细胞或生长因子等。

4. 组织诱导的机理及必备条件

组织能被诱导形成,必须满足以下三个条件[55]:①在组织形成部位,存在具有向特定组织细胞分化潜能的间充质细胞;②存在诱导间充质细胞向特定组织细胞分化的生物化学信号或信号分子;③一个恰当的组织形成环境,即可容纳细胞、细胞产物、细胞外基质的支架或衬底,且其可对组织形成过程中基因表达和细胞分化途径调控,确保其沿特定组织形成的途径分化并最终形成特定的组织。因此,通常认为无生命的生物材料之所以不可能诱导组织形成,关键是不具有诱导组织形成的生物化学信号分子。

5. 国内外神经修复材料的研究进展

周围神经损伤是临床常见的致残性疾病。据世界卫生组织统计,全球每年新增 1000 万~1500 万创伤病例,其中,周围神经损伤病例占 1.5%~4.0%。据统计,我国每年新增 60 万~90 万例周围神经损伤病例,其中需要通过神经移植来修复神经的病例约为 30 万~45 万例。自体神经移植是临床修复神经缺损最经典的方法[56],但该方法需要切取患者自身健康神经,这不但增加了患者的手术部位,而且可造成该神经支配区功能障碍[57],同种异体神经移植也被应用,但需要联合应用免疫抑制剂,并且移植成功率较低[58]。长期以来,临床对周围神经损伤的修复仍不理想,对粗大、长段神经缺损和多发性神经损伤,更是无计可施。目前来看,为了解决上述问题,较佳的途径是研制神经组织诱导生物材料。

1) 国外研究进展

所谓神经导管就是用生物或非生物的材料预制成导管,再将神经的远近断端放入管内,两断端神经外膜与管壁固定(图4.84),随后神经轴突即可沿着管腔从近端长入远端。神经导管可以防止纤维疤痕组织的侵入,避免神经瘤的形成。同时,神经导管中生物环境可以人为控制和改变,使之适宜神经再生[59]。

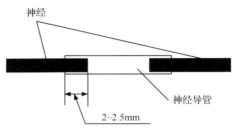

图4.84　神经导管

早在19世纪就有人开始设想使用再生导管来修复神经,当时Forssman发现再生轴突总是朝向远侧神经断端生长而不向其他组织生长,他将这种远侧神经断端对再生轴突的明显吸引作用称为神经趋化性。由于当时神经生物学的限制,这一学说没有被重视。直到20世纪,Lundborg等通过硅胶管实验证实周围神经再生确实存在神经趋化性。神经趋化性在神经再生中具有很重要的作用。利用这一点,人们普遍采用神经导管来引导神经再生,因而近几十年来各种各样的神经导管层出不穷,促进神经再生的效果也越来越好。根据神经导管制成材料的不同可分为三大类:生物移植体、不可降解材料和可降解材料。

a. 生物移植体

早期人们采用自体的骨骼肌、羊膜、小肠黏膜下层、静脉管等管腔样自体材料来桥接神经缺损,使用这些生物移植体的主要理论依据是,它们都含有基底膜,其基底膜与Schwann细胞的基底膜相似,内含有层粘连蛋白、纤维粘连蛋白和胶原等,这些成分能促进轴突生长,为Schwann细胞的迁入提供有利环境。

(1) 骨骼肌。骨骼肌组织在应用于桥接局限性神经损伤方面取得较好的进展[60,61]。目前采用肌肉移植促进神经再生的技术包括两种不同的方法,一种是采用预处理的骨骼肌,另一种是采用新鲜骨骼肌,制成肌肉基底膜的同轴定向导管,用于桥接神经断端。对肌肉神经导管处理最好的方法是消除肌肉组织变性过程产生的皱缩和落粒,目的是提供一个良好的基底膜支架。肌肉神经导管的优点:①充足的移植材料供给,能制作成各种形态和尺度适合需要的肌肉移植物;②没有供区功能缺陷;③与同种异体神经移植物和人工合成的导管相比,自体肌肉移植物具有免疫相容性,无异体排异反应;④价格便宜(与人工合成的导管相比,人工合成的导管制作成本很高)。肌肉神经导管的缺点:桥接的神经缺损长度受限。肌肉组织结合静脉或人工合成的导管,是一种联合神经套管方法,提供了额外的优势,减少了再生神经纤维的侵袭和瘢痕形成,特别是对长段神经缺损修复保证了肌肉移植的临床应用。

（2）羊膜。随着组织工程技术的不断发展，用于神经修复的材料也越来越多。羊膜是一类生物活性组织膜，当胚体下沉，其周围的外胚层和中胚层向上突起形成羊膜褶，头褶、尾褶向上生长，侧褶向胚体背中部集中，最后，这些褶全部在胚体尾端背部会合，将胚体全包在膜内，内层称羊膜，其应用最早始于 1910 年，Divis 首次把胎膜（羊膜＋绒毛膜）用于移植取得成功。此后，羊膜被广泛用于各种手术。作为组织工程支架，羊膜在神经修复中也发挥了重要作用。羊膜以其来源广泛、取材方便、生物相容性好、抗原性低等优点而被誉为"神奇之膜"。

1987 年，Davis 等[62]首次以羊膜为基质载体，接种培养鸡睫状神经节的胚胎运动神经元细胞，认为经处理的去上皮细胞、LN 抗体呈阳性的羊膜基底膜面可引导神经元轴突生长，桥接神经缺损。自此，羊膜在周围神经缺损修复中的应用得到众多学者的关注。

1988 年，Danielsen 等[63]以氨水去除羊膜上皮细胞，并从羊膜的种属特异性方面比较人和大鼠羊膜分别修复大鼠坐骨神经的效果，认为同种属羊膜基质管修复效果较好，而异种人羊膜基质管易引起一定的炎性反应。

1993 年，Ozcan 等[64]将多层卷曲的羊膜管置于皮下，和（或）与轴形动脉和静脉平行放置，得到血管化的羊膜管，用于桥接 1.0cm 的股神经缺损，结果显示优于非血管化的羊膜管。

2000 年，Mohammad 等[65]用去上皮羊膜管桥接大鼠 1.0cm 坐骨神经缺损，并与其他神经导管相比较，发现羊膜管引导神经再生效果与自体神经移植类似，且优于硅胶管。进一步研究发现，在羊膜管内加入神经因子/透明质酸，可促进更多的轴突再生。

2002 年，Mligiliche 等[66]将羊膜去除上皮细胞得到结缔组织基质薄片，进一步加工成直径大小不同的神经导管修复坐骨神经缺损，发现直径 1～2mm 的导管有最好的修复作用。但导管内有髓神经纤维轴突直径比正常坐骨神经的细小。在修复后 9 个月时，神经电生理检查证明腓肠肌已恢复神经支配。

人羊膜是一种含胶原、糖蛋白、蛋白多糖、整合素和板层体等多种成分的生物材料，它表达多种生长因子及其 mRNA 的相关蛋白，能为细胞的增殖、分化提供丰富的营养成分，有利于细胞的生长繁殖。

（3）小肠黏膜下层。小肠黏膜下层实质上是无细胞的细胞外基质，40％干重水由纤维状胶原构成。研究认为小肠黏膜下层含有葡萄糖胺聚糖和糖蛋白，如透明质酸酶、肝素、硫酸乙酰肝素、硫酸软骨素 A 和硫酸软骨素 B[67]。作为生物材料，小肠黏膜下层的组成与结构类似天然结缔组织的细胞外基质。小肠黏膜下层具有特殊的生物学特性，能诱导不同结缔组织位点专一的重塑。小肠黏膜下层与其他先前的神经导管相比是独特的，是因为小肠黏膜下层含有功能生长因子，这些因子对再生过程至关重要。因此,小肠黏膜下层优点是[68]:①在异体宿主中无明显的免疫排斥反应;②与局部生物力学和微环境相符,促进组织重塑;③在特殊组织中加速细胞增殖分化;④诱导机体抵抗感染;⑤材料容易获得。鼠小肠黏膜下层也可用于桥接鼠坐骨神经缺损,结果显示,与自体移植相比,Schwann 细胞接种于小肠黏膜下层作为神经导管具有可行性,但鼠小肠黏膜下层韧度不够而易断裂,从而阻碍了进一步的轴突再生[69]。猪小肠黏膜下层比鼠小肠黏膜下层更厚且机械强度更大,更适合作为周围神经组织工程的支架材料。Schwann 细胞在猪小肠黏膜下层的表面上能黏附、迁移和增殖,生长状态良好,能分泌生长因子。小肠黏膜下层与 Schwann 细胞有良好的生物相容性,Schwann 细胞接种于小肠黏膜下层能够成为修复长段周围神经缺损修复的替代品[70]。

(4) 静膜管。Strauch 等[71]采用自体臀静脉复合 Schwann 细胞修复 6cm 腓神经缺损,自体静脉神经导管远端神经再生效果好。Zhang 等[72]采用自体静脉复合Schwann 细胞修复 4 cm 胫神经缺损,术后 2 个月,电生理学检测显示诱发的肌动作电位,运动神经传导速度(3. 4 ±1. 5) m/s 比自体神经移植组速度(7. 8±1. 8)m/s 慢;组织学检测观察到新的神经束膜和髓鞘形成。而 Tseng 等[73]认为:①静脉神经导管管腔在神经再生过程中保持通畅;②Schwann 细胞从神经近断端移行至静脉神经导管重要部位;③紧接着轴突在导管中延伸生长;④Schwann 细胞迁移到正在生长的轴突上形成郎飞氏结;⑤单纯的机械性损伤足以诱导神经断端外向生长。

静脉导管是生物型神经导管的代表。静脉管壁薄,利于营养物质弥散,也利于神经趋化物质发挥作用。其组织结构与神经外膜相似,血管内皮细胞的基底膜又类似于神经基底膜,非常有利于神经再生。且自体静脉具有来源广、取材易、对供区无明显影响、组织相容性好的特点,因而常被采用。Willims[74]曾证实失神经支配的血管具有趋化神经再生的作用,并认为这种作用与其上的 Schwann 细胞有关。而 Ochi 等[75]的实验表明血管所产生的趋化物质弥散于血管外,在管腔内不起作用。故有人尝试用翻转静脉桥接周围神经缺损,效果明显佳于常规静脉桥接法[76,77]。其机制是因为静脉外膜上含有植物神经纤维网及其伴随的 Schwann 细胞,静脉段取出后处于失神经支配状态,其上的 Schwann 细胞将会发生活化、增殖、分泌等一系列生物活性活动。翻转静脉桥接周围神经缺损可起到内置入Schwann 细胞的作用,且静脉外膜富含胶原成分,可以促进基质桥的形成,加速神经的再生。但是,静脉管壁易塌陷会阻碍神经的再生。另外,由于静脉是半通透性材料,有人认为这会导致远端分泌的神经营养趋化因子经静脉导管弥散到近端时浓度较低[78]。其他的生物材料如骨骼肌、肌膜滑导管、羊膜和脐带血管等一般认为其促进神经再生的效果都不如静脉[78]。

Tos 等以静脉为导管,管内填充肌肉组织,发现神经再生的效果等同于自体神经移植。Mohammad 等[65]用羊膜管桥接大鼠 10mm 坐骨神经缺损,7 周再生轴突到达神经远端,4 个月后材料完全吸收,再生轴突数及功能恢复与自体神经移植组近似。但这些材料在缺血后会出现管形塌陷,在修复过程中会产生疤痕组织增生、组织粘连、修复效果不良的等问题。同时材料来源均比较有限,不适合大批量生产,如果取材于异体,又具有一定抗原性[79]。

b. 不可降解材料

最常用的生物非降解性神经导管材料是硅胶管,其他还有聚乙烯、聚氯乙烯、聚四氟乙烯、丙烯腈-氯乙烯共聚物等[80~84]。1982 年,Lundborg 等[85]首先建立了神经再生室(nerve regenerating chamber)的模型(图 4.85)。采用医用硅胶管桥接缺损神经的两端,人为地提供一个神经再生的环境,修复大鼠坐骨神经缺损的间距可以达到 10mm。采用这个模型,他们认为神经在导管内的再生过程可以分为四个阶段:①术后第一天为液体充盈期(fluid phase),由神经两断端分泌渗出的液体充盈再生室,包括促进神经再生的水溶性因子和纤维基质。②术后第 1 周为基质桥形成期(matrix phase),导管内液体中的非细胞成分的基质前体逐渐融合,并形成一条纵轴支架,桥状连接远近端。基质支架中含有的成分为大量无定形纤维蛋白聚合体,这种半固体状的物质便于细胞移行,起到桥梁和支架的作用。③术后第 2 周为细胞移行期(cellular phase),源自远近端的细胞成分如成纤维细胞、Schwann 细胞、巨噬细胞等在富含基质的纤维中开始迁移,沿基质桥移行入神经导管终至汇合。首先汇合的是束膜样细胞,形成束膜样鞘,随后便是 Schwann 细胞和内膜细胞的汇合。④术后第 3 周为轴突生长期(axonal phase),由近端长出的再生轴索以 1~2mm/d 的速度沿基质桥生长,髓鞘的形成大约滞后于轴索生长 5d。大约第 4 周时,部分轴突到达断端,形成有髓神经束。神经再生的成功与否最终取决于延伸的轴突能否沿着 Bungner 带(Wallerian 变性到一定阶段后,新生的 Schwann 细胞有序地在基膜管内排列而形成的管状结构)进入合适的远端神经内膜管,从而连接准确的原靶器官,使功能能得到恢复。神经导管修复技术对神经再生的引导机理可能为接触引导(contact guidance)。同时发现远端的存在对神经再生十分重要,远端分泌的一些神经营养因子可以引导再生的轴突从近端向远端延伸[86]。远端对神经再生具有趋向性引导(neurotropism or chemotaxis)作用,这一结果同样被其他研究小组所证实[87]。然而,缺损神经远端的这一促进作用只局限于较短的再生间距,在大鼠坐骨神经模型中通常不超过 10mm[41]。为了扩大轴突再生的间距,Jeng 和 Coggeshall[88]改进了硅胶管的设计,使其具有渗透性。采用具有渗透性的硅胶管,可以使轴突再生的间距扩大到 15mm,并且再生的轴突直径比较接近正常神经。导管渗透性的设计要求有两个方面,一方面要求允许再生部位营养物质和代谢废物的顺利扩散运输,而另一方面又应能阻止细胞侵入导管增生,截留相对分子质量为 50 000 的孔分布可以满足这一要求[89]。

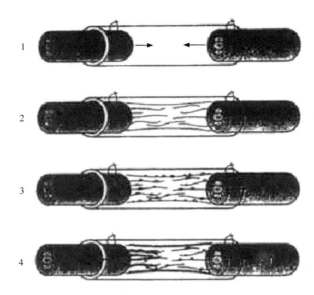

图 4.85　神经再生室内神经再生过程

　　Merle 等[90]首先报道 3 例周围神经采用硅胶管重建、神经再生成功的临床病例,但两年后,由于植入区出现继发性神经损害和炎性刺激,需要二次手术取出导管。S. Stanec 和 Z. Stanec[91]报道临床应用聚四氟乙烯导管桥接周围神经缺损 1 例,前臂尺神经缺损 29mm,随访 36 个月,运动和感觉恢复优,因为炎性刺激再次显露时,神经大体正常。不可降解的神经导管植入人体后以异物形式在原位存留,往往导致慢性异物反应,并且再生的神经位于管内易出现长期的并发症,包括神经纤维化、慢性神经压迫和炎症反应[92],需要二次手术取出导管,硅胶、聚四氟乙烯等非生物降解材料制成的神经导管,只适用于神经再生的实验研究,临床应用受到限制。所以选择制备导管的材料趋向于生物可降解材料。

　　c. 可降解材料

　　用生物可降解材料制备神经导管可以为再生神经提供一个暂时的环境,当神经再生完成以后,神经导管可以降解,在体内被吸收并最终排出体外,这样可避免对新生神经造成压迫及以后的炎症,避免二次手术取出导管,减轻患者的痛苦,是一种更有应用前景的神经修复技术。随着材料科学的发展,用于神经修复研究的可降解生物材料的种类越来越多。常用的生物降解材料,如壳聚糖、胶原、聚乳酸、聚羟基乙酸、聚羟基丁酸酯等都相继用于周围神经修复。

　　(1) 壳聚糖。甲壳素,又称几丁质,是从虾、蟹和昆虫等节肢动物的外壳和菌、藻类等低等植物细胞壁中提取的天然高分子多糖。壳聚糖是甲壳素经脱乙酰基后得到,是甲壳素的重要衍生物之一,甲壳素类物质具有良好的生物学特性,是一种无毒、无刺激性、无抗原性、组织相容性良好且体内可降解吸收的新的生物医用材料。

壳聚糖可以用于修复许多损伤组织，同样，壳聚糖也是一种良好的神经修复材料。壳聚糖可以在体内降解，降解产物为单糖，对神经细胞基本无毒害作用。其降解速度可通过原料的脱乙酰度、相对分子质量以及交联等方法来调节。壳聚糖溶液具有良好的成膜性，可通过旋转蒸发法或冷冻干燥法将其加工成管。尽管干态的壳聚糖材料坚硬易碎，但其在水溶液中溶胀后，材料柔软而富有弹性，适合周围神经修复的力学需要。壳聚糖材料可通过 γ 射线辐照的方法来灭菌，并且其来源丰富。壳聚糖能抑制成纤维细胞的生长，减少瘢痕的形成，同时能够促进内皮细胞生长[93]。此外，壳聚糖有利于血管的发生，在神经修复中为再生的轴突提供营养[94]。因此壳聚糖是一种有希望用于周围神经修复的材料。

Rosales 和 Peregrina[95]的研究结果显示，壳聚糖可以作为神经导管材料用于损伤的周围神经修复，并且不会引起机体排斥反应。日本科学家[96]利用具有管状结构的螃蟹健经过处理后获得壳聚糖管，在其表面沉积羟基磷灰石后用于修复大鼠 10mm 神经缺损，研究结果表明，此导管可以有效地促进神经的再生。

（2）胶原。胶原蛋白是细胞外基质的主要成分，不仅可以为细胞所识别[97]，对细胞也有趋化性[98]。胶原是常用的天然聚合物之一，在体内以胶原纤维的形式存在，胶原分子是其基本组成单位，经多级聚合形成胶原纤维。胶原纤维与细胞外基质中其他成分形成结构与功能的复合体。胶原主要分五类，胶原不仅为细胞提供支持保护作用，而且与细胞的黏附、生长、表达均有密切关系。是一类优良的可用于引导组织再生的生物材料。在适宜的温度、pH 及离子浓度条件下形成的凝胶样胶原溶液，完好地保留了天然胶原的三螺旋结构，不易受到胶原酶的破坏，经冻干脱水、交联后结晶性好、交联程度高，用作内植物时抗原性较弱[99]；而且，胶原蛋白分子结构中存在许多利于细胞黏附的氨基酸序列（如 RGD 肽段等），使得种子细胞很容易与之结合在一起[100]；胶原具有生物相容性好，促进细胞黏附、增殖，加快创面愈合，无抗原性，降解产物无毒性等优点。并可参与组织愈合过程，在烧伤创面敷料、骨移植替代材料、组织再生诱导方面得到广泛应用，能使 Schwann 细胞易于迁移，应用在神经导管中能刺激改善周围神经的再生[101]。IV 型胶原对轴突的启动，减缓巨噬细胞的滞留，抑制成纤维细胞的增生均有作用，从而也阻碍了瘢痕的形成[102]。

Krarup 等[103]研究表明由 I 型牛胶原构成的神经导管修复灵长类动物 5mm 神经缺损，促进神经再生。为了增强胶原的机械强度和控制胶原的降解时间，采用甲醛、己二异氰酸酯、戊二醛等化学交联法使之交联。Chen 等[104]使用适当的交联因素如戊二醛和磷酸三钙来调整胶原，使其具有良好的机械和化学性能。但化学交联法产生的交联胶原在胶原降解时会释放毒性物质，而紫外线辐射法或微波辐射法等物理交联法产生的交联胶原在胶原降解时则不会释放毒性物质。Ahmed 等[105]采用微波辐射法使胶原交联，片层蒸发技术制备多层胶原膜，用这种生物可降解的交联胶原修复 10 mm 坐骨神经缺损，移植一个月后与无交联胶原神经导管相比，透射电镜显示轴突生长伴有较少的有髓鞘轴突，存在 Schwann 细胞和更多的无髓鞘轴突，5 个月后神经传导速度和恢复指数明显提高。

但是胶原的力学性能较差，更多地被应用于充当生物可降解材料神经导管的基质层，以尽可能地发挥其诱导轴突再生的作用。Matsumoto 等[106]应用 PLA-胶原导管填充胶原纤维丝修复了 80mm 狗的神经缺损，而以前的报道修复缺损的最大长度是 50mm，证明神经导管内置胶原纤维丝确实能够促进轴突的延长。

（3）聚乳酸及聚羟基乙酸。早在 20 世纪 50 年代，人们就开始由 LA(丙交酯)和 GA(乙交酯)开环聚合分别制得了高分子量的 PLA(聚乳酸)和 PGA(聚羟基乙酸)，这类脂肪族聚酯因对热和水的敏感性，长期以来未被引起足够的重视[107,108]。直到 20 世纪 60 年代，人们重新审视 PGA 对水敏感这一特性时，却成了其优点而被用于制造可吸收医用缝线或神经导管[109,110]。聚羟基乙酸制成的导管可根据神经再生速度的需要制成快吸收、中吸收和慢吸收三种类型[111~113]。1999 年，美国食品药品监督管理局(FDA)正式批准商品名为 Neurotube 的医用聚羟基乙酸导管在美国境内销售。一项关于 Neurotube 的前瞻性多中心随机临床研究[114]显示，Neurotube 桥接修复指神经切割伤（神经缺损＜4mm)的疗效优于端端吻合术；桥接修复指神经缺损（神经缺损 4mm～3cm)的疗效优于自体神经移植。Navissano 等[115]报道显示，Neurotube 桥接修复面神经缺损（＜3cm)的疗效与自体神经移植修复术相当。然而由于工程技术上的原因，可吸收的人工合成导管的内径普遍细小，且 Neurotube 价格昂贵，至今仍未获得推广应用。

Weber 等[114]采用聚羟基乙酸神经导管修复 136 例神经损伤，患者感觉恢复比端端神经移植术效果明显，然而，修复的神经缺损不能超过 3cm。Navissano 等[115]将聚羟基乙酸神经导管应用于临床，修复 7 位患者的 1～3 cm 面神经缺损，并得到良好的功能恢复。

聚乳酸(PLA)具有良好的生物相容性和力学性能，在生理条件下可自行降解，降解速度可以调节，且降解产物乳酸是人体本身所有的物质，因此也广泛应用于周围神经损伤修复的研究中。Evans 等[116]采用 PLLA 多孔可生物降解神经导管修复鼠 10mm 坐骨神经缺损，16 周时远端坐骨神经纤维密度与自体神经移植组相似，提示 PLLA 多孔导管可作为周围神经再生的桥接替代物。

（4）聚己内酯。聚己内酯(PCL)因具有优良的生物相容性和降解性在生物医学领域得到广泛的应用。有学者以聚己内酯为主要原料制备了中空圆管以及多通道型生物吸收神经再生导管。Verreck 等[117]将神经生长因子分别与聚乳酸/聚己内酯等 4 种共聚物通过双螺杆挤出机熔融混合，再通过螺杆挤出机制成导管状。

Rodriguez 等[118]以葡萄糖为成孔剂制备出了半通透性的聚己内酯导管。Bender 等[119]将聚己内酯制备成多通道导管,力学测试及体外降解实验表明该材料是用于神经修复的有应用前景的材料之一。

用聚己内酯(PCL)导管联合白血病抑制因子(LIF)、Schwann 细胞修复大鼠 10 mm 面神经缺损,可有效提高周围神经再生的数量和质量[120]。

作为生物可降解的均聚物,聚乳酸和聚己内酯表现出很好的生物相容性,因此,许多研究者期望能使用它们的共聚物合成出优良的神经导管材料。Meek 等[121],采用 P(LLA-CL)与改性肌肉组织(MDMT)制备较薄的神经导管,修复长为 15mm 的缺损,3 周后,在远端组织中观察到有髓鞘的神经纤维,12 周后无髓鞘纤维明显增多。

(5)聚羟基丁酸酯 。聚羟基丁酸酯(poly-3-hydroxybutyrate,PHB)是微生物在不平衡生长条件下储存于细胞内的一种高分子聚合物,广泛存在于自然界许多原核生物中,具有生物可降解性、生物相容性、压电性、光学活性、无毒性、无刺激性、无免疫原性等特殊性质。Hazari 等[122]将猫横断的放射状神经移植到以 PHB 为材料的薄片上进行培养,12 个月后发现神经纤维直径变大,且在末梢神经中发现越来越多的有髓鞘的神经突。Hazari 等[123]还用 10mm 鼠的坐骨神经片与 PHB 导管搭桥段移植入大鼠体内,30 天后显示导管壁上生长了神经。对聚羟基丁酸酯进行结构上的改造得到聚羟基丁酸戊酯,Mosahebi 等[124]用聚羟基丁酸戊酯导管种植同种异体 Schwann 细胞,发现在 6 周时同种异生 Schwann 细胞受到排斥,但神经轴突的长入情况与同源细胞移植相似,并且没有导致有害的免疫反应。

2)国内研究进展

a. 生物移植体

传统观念认为,周围神经纤维再生要通过一段缺损,需要 Schwann 细胞索的引导。1986 年,孔吉明等[125]报道用新鲜骨骼肌桥接周围神经缺损 1cm,能引导再生神经纤维的良好生长,防止神经瘤形成,并能成功地使再生神经纤维通过肌肉-神经缝接口,定向到达神经远端。形态学研究表明再生神经纤维在肌桥中排列紧密,有髓纤维髓鞘完整,直径与正常神经大致相同,肌肉收缩力大部分恢复。自此以后,对骨骼肌的研究应用蓬勃发展。由于在周围神经再生中骨骼肌起主要作用的为基底膜,肌纤维虽然起到了支撑作用,但对神经纤维再生也有阻碍。

Luo(罗永湘)和 Chao[126]用兔胫骨前肌腱做成"腱桥"及"腱隧道"分别用于修复邻近 1 cm 长腓深神经缺损,发现两种方法均可起到修复作用,引导神经再生,但使用腱隧道比腱桥效果更佳。

段现来等[127]用羊膜包裹的自体神经-肌桥桥接大鼠坐骨神经 1cm 缺损,与自体神经移植相比在胫前肌湿重、再生神经纤维形态分析方面无显著差异。而张琪等[128]采用组织工程方法设计了复合培养的自体 Schwann 细胞的羊膜衍生物修复神经缺损 2.5cm,术后 3 月再生神经纤维丰富,靶肌肉功能有一定程度恢复,羊膜衍生物膜被降解吸收,效果理想。二者联合使用可促进轴突再生及其髓鞘化,对损伤神经及伤肢的功能恢复有显著协同作用。

筋膜管作为自体组织,无排斥反应,来源广,易切取,易制备。申小青等[129]报道用于临床修复 1～5cm 神经缺损,大于 3cm 者取自体腓肠神经片段植于筋膜管内再桥接,随访一年疗效好。欠佳者与神经缺损距修复时间长,缺损大,疤痕多,筋膜管壁薄塌陷有关。

b. 可降解材料

(1)甲壳素及壳聚糖。甲壳素,又称几丁质,是从虾、蟹和昆虫等节肢动物的外壳和菌、藻类等低等植物细胞壁中提取的天然高分子多糖。壳聚糖是甲壳素经脱乙酰基后得到,是甲壳素的重要衍生物之一,甲壳素类物质具有良好的生物学特性,是一种无毒、无刺激性、无抗原性、组织相容性良好且体内可降解吸收的医用生物材料。几丁质管和壳聚糖管是目前研究比较多的可吸收性神经导管。苟三怀等[130]研究制作了几丁质管,作为桥接物修复大鼠坐骨神经缺损 10mm,并与肌桥组对比。其效果优于肌桥。认为几丁质可作为基质桥对神经生长有接触引导作用,缩短了神经近端在再生室生长过程。同时它具有促进内皮细胞束膜上皮细胞性结构的生长,使再生室内接触引导因素提早形成,加快了细胞迁移。此外,几丁质在促再生过程中抑制了成纤维细胞的生长,防止瘢痕组织形成。顾晓松等[131]用壳聚糖制成多孔的、便于物质交换和血管长入的导管,管腔内放置有利于Schwann 细胞和神经突起有序导向生长的聚羟基乙酸支架,辅加能促神经生长的物质(神经再生素),构建成移植物,桥接狗坐骨神经 30mm 缺损,术后 6 个月,神经功能恢复良好,各项形态和功能指标与自体神经移植组相近。这两种材料目前存在的问题是脆性较高,当管壁较薄时易碎裂塌陷。如管壁制作过厚,则会延长吸收时间,可能会对再生神经产生局部压迫作用。根据中国康复研究中心的研究,鼠脊髓神经细胞及其纤维可以黏附在部分脱乙酰化的壳聚糖膜表面并生长良好,说明壳聚糖具有较好的神经细胞亲和性[132]。Gong(龚海鹏)等[133]通过比较胎鼠大脑皮层神经细胞在壳聚糖及其与明胶、多聚赖氨酸和层粘连蛋白的改性材料上的生长,发现壳聚糖的神经细胞亲和性不及这些改性材料。程明愚[134, 135]采用诱导分化的 PC12 细胞评价了壳聚糖膜的神经细胞亲和性,发现壳聚糖的神经亲和性明显不及明胶和胶原材料。

(2)丝素。丝素是一种源于蚕丝的天然高分子纤维蛋白质,具有良好的生物相容性,并有一定的可降解性,降解产物主要为游离氨基酸等,经研究其本身不仅对组织无毒、无副作用,还对皮肤、牙周组织有营养修复的能力[136, 137]。陆艳等[138]以多孔丝素作为导管材料修复面神经缺损,苏木精-伊红染色观察,发现丝素导管组内再生神经 2 周时就有薄层的纤维包膜形成,新生血管丰富,4 周时纤维较前增厚,内部的神经束间纤维间隔形成,随时间推移,以后纤维结构又逐渐减少,8 周时仅有较稳定的薄层纤维结构。丝素是一种有效的面神经缺损桥接替代物,可以促进和引导再生轴突通过,为神经再生提供适宜的低阻力通道和再生微环境,具有潜在临床应用价值。

(3) 纤维素。纤维素是自然界最为丰富的可再生资源,来源极为广泛,具有良好的生物相容性;植入体内后,可降解为无毒产物,在体内不易引起异体免疫排斥反应。刘世清等[139]研究开发出一种新型氢氧化钠/硫脲水溶液体系纤维素导管,并将其应用于桥接长段周围神经缺损的实验中。经红外光谱分析,材料具有纤维素和蛋白质两种组分;将样品于液氮中冷冻干燥、断裂、干燥、喷金后由扫描电镜观察其表面和断面的形貌,结构为呈粗糙、多孔结构。此导管材料具有较高的管腔表面积体积比,种植后的 Schwann 细胞可大量吸附于其表面爬行生长;由图像处理系统测量材料表面孔径,直径在 $115.00\text{nm} \sim 2.43\mu m$ 的较大范围内变化,如此大的孔径及孔隙率,可充分满足管腔内外物质交换的需要;导管制备工艺简便,具备良好的塑形性及适宜的机械性能(强度,柔韧性),其表面特性和力学参数与组织工程所要求的性能基本吻合。纤维素导管同 Schwann 细胞具有良好的生物相容性,纤维素组织工程化神经可有效修复长段周围神经缺损。

(4) 聚乳酸、聚羟基乙酸及其共聚物。王身国等[140]用聚乳酸管进行了大鼠10mm 缺损坐骨神经的桥接修复,结果表明:聚乳酸管能够有效地桥接神经缺损,适时地降解和吸收,且对神经周围组织无排异反应。同时它既有利于神经轴突的再生,又能减轻周围组织对神经修复的影响,从而为神经缺损的修复提供较好的"微环境"。张文捷等[141]对不同比例的聚乳酸-聚羟基乙酸共聚物管引导神经再生的效果进行了观察,认为合适比例(85:15)的导管能够有效促进神经完成再生,且导管本身性能好,而聚羟基乙酸含量高的导管则在早期即出现破裂,不能提供良好的支持作用。

目前,PLA、PGA、PLGA 三种材料已经得到美国食品药品监督管理局(FDA)许可用于生产神经导管,胶原导管以及胶原基质等也得到应用许可[142,143],因此随着更多引导神经再生材料得到应用许可,可吸收导管的临床应用也将越来越广泛。

尽管存在如此众多的神经导管,目前还没有一种能够在临床上代替自体神经移植修复周围神经缺损[144]。但也有些学者通过实验研究认为用神经导管桥接短距离神经缺损的疗效已接近甚至超过了自体神经移植[145,146]。所谓短距离缺损,一般认为惰性神经导管不加任何外源性生长因子可桥接的缺损不超过 10mm;高分子合成材料神经导管加入外源性生长因子可桥接的缺损不超过 30mm。许多学者想方设法要增大神经导管可桥接缺损的距离,这可能是个错误的方向。因为神经趋化和接触引导是神经再生的两大原理,缺一不可。神经缺损距离越长,接触引导就越困难。因此,神经导管可桥接的缺损必然有一个极限值。劳杰等[147]认为神经导管仅适合于桥接 30mm 以下的神经缺损。今后研究的重点应在于如何提高神经再生的质量和速度。而长距离缺损可留待组织基因工程的方法来解决。

4.4.2　用于周围神经组织修复的 PRGD/PDLLA/β-TCP/NGF 复合材料研究

目前有不少学者用可降解的高分子材料制备出神经导管,但至今仍未能完全仿制出具有天然外周神经结构的神经导管。生物衍生材料是人或动物来源的材料,经过去细胞、部分或完全去有机质或无机质、去抗原等处理,主要包括肌肉、黏膜、羊膜、血管等。它们都含有基底膜,与 Schwann 细胞基底膜相似,能为 Schwann 细胞迁入提供有利的环境,而 Schwann 细胞的迁入是轴突长入移植体的先决条件。生物衍生材料具有去细胞成分,防止排异反应;可提供细胞外基质、胶原,起支架作用。天然的细胞外基质本身包含很多生物信息,能使细胞更容易附着并维持细胞功能,含有天然诱导因子等特点,因而作为修复周围神经的材料也得到了重视。设计神经导管更趋向于天然的生物材料,目的是提高生物相容性,促进细胞黏附,减少可能的毒性效应,在神经再生期间有效增强 Schwann 细胞和轴突的迁移。已被证实来源于生物分子(如层粘连蛋白、纤连蛋白、胶原)的神经导管能提高神经再生能力。然而这些生物活性材料存在有再缺血后会塌陷、使再生不良和粘连、吸收及疤痕组织增生等问题。

PLA、PGA、PLGA 三种材料凭借其降解产物无毒以及良好的生物相容性,已被美国食品药品监督管理局(FDA)批准用于生产神经导管,而这些材料还并非理想的神经导管材料。尽管采用 PLA、PGA、PLGA 神经导管能够有效地桥接神经缺损,适时地降解和吸收,但从再生神经的形貌、电生理和组织学检测、功能恢复等方面显示,其神经修复的总体效果很少有达到或超过自体神经移植的。其原因是 PLA、PGA、PLGA 三种材料细胞亲和性差,缺乏细胞识别信号,不利于 Schwann 细胞和轴突的迁移,若采用蛋白质或 RGD 多肽对材料表面进行修饰,就可以引入细胞识别位点,模拟生物体的细胞外基质环境,从而较好地改善材料的细胞亲和性。

周围神经再生不仅要恢复其结构,更重要的是恢复其感觉和运动功能,即所谓周围神经功能性再生。实现功能性再生取决于三个基本要素:①神经元胞体的存活及功能状态;②轴突再生速率;③靶区诱神经生长特性。三者均有赖于神经因子的调控,神经生长因子(nerve growth factor,NGF)是一类具有神经元营养和促进并诱导受损神经纤维向靶区生长的生物活性因子,是调节神经再生的关键因素之一。

综上所述,本研究中心从仿生设计的角度考虑,首先以神经基底膜结构与组成的分析研究为基础(图 4.86),设计并制备了 RGD 多肽接枝聚(羟基乙酸-L-赖氨酸-乳酸,简称 PRGD),然后综合 PRGD、PDLLA、β-TCP 几种材料优点将它们制成含有神经生长因子的复合型神经导管,并运用 PRGD/PDLLA/β-TCP/NGF 神经导管进行大鼠坐骨神经 10mm 缺损修复研究。

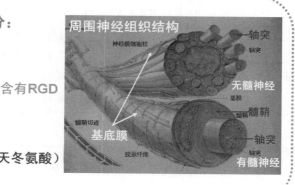

图 4.86　天然神经组织的组成及结构

复合膜中 NGF 可以持续释放至少 30 天(图 4.87)。NGF 暴释发生在前 3 天,第 1 天的释放量达到 370.6 ng/mL。NGF 经过暴释之后,释放速率逐渐减小,在第 7~24 天之间每天的释放量稳定在 1.5 ng/mL 左右。材料第 30 天释放的 NGF 还能被检测到,但含量较低,约为 0.15 ng/mL。研究表明,NGF 的量达到

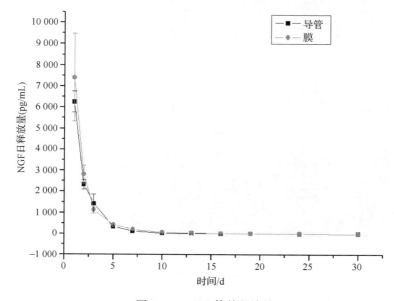

图 4.87　NGF 体外释放量

0.1ng/mL 即可刺激 PC-12 长出突触[148,149]，因此，30 天内 NGF 的释放量可以达到诱导神经组织的功能。

取体重约 250g SPF 级 Wistar 大鼠，随机分为 A 组（自体神经移植组）、B 组（PDLLA）、C 组（PRGD/PDLLA/β-TCP）、D 组（PRGD/PDLLA/β-TCP/NGF）4 组，每组 20 只，切除坐骨神经 6mm，使其自然回缩形成 10mm 缺损，将坐骨神经两断端分别套入复合材料导管（图 4.88，图 4.89），分别于 3 个月、6 个月取材，对再生神经进行形态学、组织学观察，电生理检测。

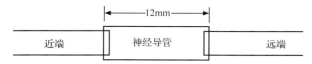

图 4.88　神经导管缝合手术示意图

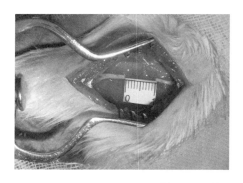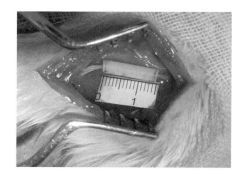

图 4.89　神经导管手术缝合照片

术后 3 个月行为学观察，B 组和 C 组大鼠术侧足掌不能伸直[图 4.90(a)]，患足跛行明显，A 组和 D 组[图 4.90(b)]大鼠术侧足掌可伸展，患足行走较自如。

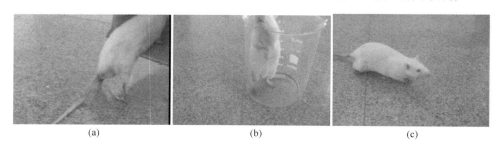

(a)　　　　　　　　　　(b)　　　　　　　　　　(c)

图 4.90　术后 3 个月行为学观察

术后 3 个月解剖见 B、C、D 三组神经导管与周围组织均未见明显粘连，导管外形仍保持，易分离，C 组和 D 组管壁表面有纤维膜性组织形成并有丰富的微血管，纵向剖开导管见神经断端间有新生神经相连,B组新生神经细若发丝,D组再生神经较B、C组粗,较两端神经细(图4.91),术后6个月解剖见D组再生神经与两端神经相近(图4.92)。

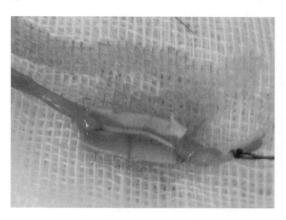

图 4.91　术后 3 个月再生神经照片

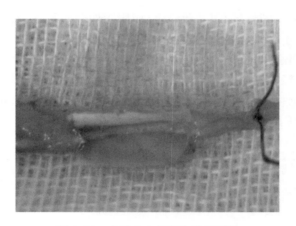

图 4.92　术后 6 个月再生神经照片

术后3个月检测各组手术侧坐骨神经传导速度,结果显示,再生神经已经生长通过缺损段。术后3个月、6个月,C组和D组与B组比较,神经传导速度有显著性差异($p<0.05$),D组和A组神经传导速度相近,无显著性差异($p>0.05$)(表4.6)。

术后所有大鼠术侧即右侧小腿三头肌萎缩,6个月较3个月有所恢复,3个月和6个月术侧小腿三头肌湿重恢复率的结果显示,C组和D组与B组比较有显著性差异($p<0.05$),D组和A组比较无显著性差异($p>0.05$)(表4.7)。

表 4.6　术后 3 个月,6 个月运动神经传导速度　　　　（单位:m/s）

组　别	3 个月	6 个月
A：自体神经移植	65.52±1.42	68.39±1.28
B：PDLLA	41.25±2.32	51.54±0.66
C：PRGD/PDLLA/β-TCP	58.24±0.59*	64.24±0.79*
D：PRGD/PDLLA/β-TCP/NGF	65.30±1.09*△	69.43±0.02*△

*表示与 B 组比较 $p < 0.05$,△表示与 A 组比较 $p > 0.05$。

表 4.7　术后 3 个月,6 个月小腿三头肌湿重恢复率　　　　（单位:%）

组　别	3 个月	6 个月
A：自体神经移植	65.87±0.86	73.70±0.79
B：PDLLA	40.36±0.41	54.02±0.13
C：PRGD/PDLLA/β-TCP	61.65±0.46*	71.32±0.57*
D：PRGD/PDLLA/β-TCP/NGF	65.61±0.35*△	76.12±0.37*△

*表示与 B 组比较 $p < 0.05$,△表示与 A 组比较 $p > 0.05$。

将各组远端再生神经亚甲基蓝染色,应用图像分析系统进行分析。术后 3 个月,C 组和 D 组与 B 组比较再生神经髓鞘厚度有显著性差异($p < 0.05$),D 组和 A 组比较再生神经髓鞘厚度无显著性差异($p > 0.05$)。术后 6 个月,C 组和 D 组与 B 组比较再生神经髓鞘厚度有显著性差异($p < 0.05$),C 组和 A 组比较再生神经髓鞘厚度无显著性差异($p > 0.05$),D 组和 A 组比较再生神经髓鞘厚度有显著性差异($p < 0.05$)（表 4.8）。

表 4.8　术后 3 个月,6 个月再生神经髓鞘厚度　　　　（单位:μm）

组　别	3 个月	6 个月
A：自体神经移植	1.08±0.12	1.21±0.17
B：PDLLA	0.94±0.07	1.03±0.10
C：PRGD/PDLLA/β-TCP	0.98±0.09*	1.25±0.06*△
D：PRGD/PDLLA/β-TCP/NGF	1.10±0.11*△	1.36±0.08*▽

*表示与 B 组比较 $p < 0.05$,△表示与 A 组比较 $p > 0.05$,▽表示与 A 组比较 $p < 0.05$。

HE 染色显示 3 个月有细胞长入 PRGD/PDLLA/β-TCP/NGF 材料间隙 [图 4.93(a)],6 个月有血管、组织长入 PRGD/PDLLA/β-TCP/NGF[图 4.93(b)] 复合材料间隙中,表明 PRGD/PDLLA/β-TCP/NGF 复合材料具有较好的生物相容性。

术后 6 个月透射电镜观察可见,D 组再生神经髓鞘板层清晰,厚度均匀,鞘层数为 47 层（正常神经层数为 50 层左右）,D 组神经髓鞘板层数与正常神经接近（图

4.94)。

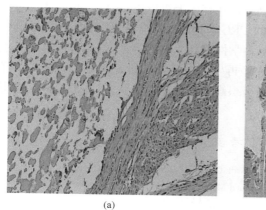 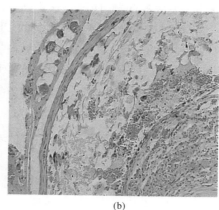

(a)　　　　　　　　　　　　　　　　　(b)

图 4.93　HE 染色

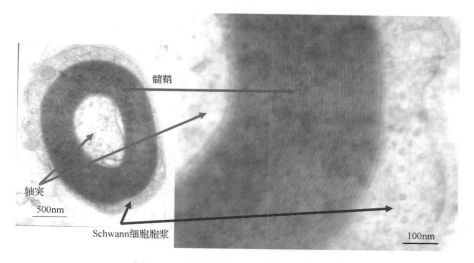

图 4.94　透射电镜对再生神经结构观察

术后 3 个月、6 个月,D 组(PDLLA/PRGD/β-TCP/NGF)再生神经传导速度与自体神经移植相似,远端再生神经髓鞘厚度与自体神经移植无差异,说明在神经再生数量、质量及传导功能方面均达到自体神经移植水平。PDLLA/PRGD/β-TCP/NGF 复合神经导管可替代自体神经移植修复大鼠 1cm 坐骨神经缺损,这个距离相当于人类的五分之一[150],意味着人类 5cm 的神经缺损可以通过该方法来修复,具有一定的临床可行性。

目前,许多神经导管的降解性能与力学性能尚不能与神经修复的速度相匹配、神经导管的结构还影响着营养物质的供给、神经导管的生物材料的生物相容性也不能满足要求等问题,使神经导管仍难以在临床上得以推广。本中心(武汉理工大学生物材料与工程研究中心)研制的 PRGD/PDLLA/β-TCP/NGF 复合材料经体内外实验表明具有较好的降解性能、力学性能和生物相容性,能为神经再生提供神经生长因子,能有效促进大鼠坐骨神经再生。在前期的研究基础上,进一步优化复合材料的设计,将其用于人体神经组织修复的临床试验研究,并最终广泛应用于临床。

参 考 文 献

[1] Verheyen C C P M, DeWijn J R, Van Blitterswijk C A, et al. Evaluation of hydroxylapatite /poly(L-lactide) composites: mechanical behavior. J Biomed Mater Res, 1992, 26(10):1277

[2] Verheyen C C P M, DeWijn J R, Van Blitterswijk C A, et al. Hydroxylapatite /poly (L-lactide):an animal study on push-out strengths and interface histology. J Biomed Mater Res, 1993, 27(4):433

[3] Verheyen C C P M, Klein C P A T, De Blieckhogervorst J M A, et al. Evaluation of hydroxylapatite/poly(L-lactide) composites:physico-chemical properties. J Mater Sci: Mater Med, 1993, 4:58

[4] Shikinami Y, Hata K, Okuno M. Ultra-high-strength resorbable implants made from bioactive ceramic particles /poly-lactide composites. Bioceramics, 1996, 9:391

[5] 全大萍. PDLLA/HA 复合材料及其作为生物可吸收骨折内固定材料的研究:[博士论文]. 武汉:武汉工业大学,1998

[6] 全大萍,李世普,袁润章等. 聚 DL-丙交酯/羟基磷灰石(PDLLA/HA)复合材料——Ⅱ:硅烷偶联剂处理羟基磷灰石表面的作用研究. 复合材料学报,2000,17(4):114~118

[7] 全大萍,卢泽俭,李世普等. 聚 DL-丙交酯/羟基磷灰石(PDLLA/HA)复合材料(Ⅰ):制备及力学性能. 中国生物医学工程学报,2001,20(6):485~488

[8] 全大萍,廖凯荣,卢泽俭等. 聚 DL-丙交酯/羟基磷灰石(PDLLA/HA)复合材料:(Ⅳ)HA 表面处理及PDLLA 界面作用研究. 复合材料学报,2001,18(2):22~26

[9] 全大萍,卢泽俭,廖凯荣等. 聚 DL-丙交酯/羟基磷灰石复合材料Ⅲ:体内外降解性能研究. 功能高分子学报,2000,13(1):41~45

[10] Chen C C, Chueh J Y, Tseng H. Preparation and characterization of biodegradable PLA polymeric blends. Biomaterials, 2003, 24:1167~1173

[11] Ignjatovic N, Tomic S, Dakic M. Synthesis and properties of hydroxyapatite/poly-L-lactide composite biomaterials. Biomaterials, 1999, 20:809~816

[12] 黄福龙,戴红莲,方园等. HA/PDLLA 复合材料的制备及其降解性能研究。无机材料学报,2007(2):333~338

[13] Shikinami Y, Matsusue Y, Nakamura T. The complete process of bioresorption and bone replacement using devices made of forged composites of raw hydroxyapatite particles/poly L-lactide. Biomaterials, 2005, 26:5542~5551

[14] Liu Q, Joost R, Groot K. Surface modification of nano-apatite by grafting organic polymer. Biomaterials, 1998, 19:1067~1072

[15] Viljanmaa M, Sodergard A, Mattila R. Hydrolytic and environmental degradation of lactic acid based hot melt adhesives. Polym Degrad Stab, 2002, 78:269~278

[16] 郭晓东，郑启新，杜靖远等. 可吸收羟基磷灰石/聚 DL-乳酸骨折内固定材料机械强度和生物降解性研究. 中国生物医学工程学报，2001，20(1)：23～27

[17] 李世普. 生物医用材料导论. 武汉：武汉工业大学出版社，2000：8

[18] Higashi S，Yamamura T，Nacamura T，et al. Polymer/hydroxyapatite composites for biodegradable bone fillers. Biomaterials，1986，7：183～187

[19] Pihlajamaki H，Salminen S，Laitinen O，et al. Tissue-implant interface at an absorbable fracture fixation plug made of polylactide in cancellous bone of distal rabbit femur. Arch Orthop Trauma Surg，1994，113：101～105

[20] Verheyen C C P M，Klein C P A T，De Blieck-Hogervorst J M A，et al. Evaluation of hydroxylapatite/poly (L-lactide) composites：physico-chemical properties. J Mater Sci Mater Med，1993，4：58～65

[21] Shikinami Y，Hata K，Okuno M. Ultra-high-strength resorbable implants made from bioactive ceramic particles/polylactide composites. Bioceramics，1996，9：391～394

[22] 郑启新，郭晓东，杜靖远. 可吸收羟基磷灰石/聚 DL 乳酸复合内固定材料固定松质骨骨折实验研究. 骨与关节损伤杂志，1998，13：402～404

[23] 郭晓东，郑启新，杜靖远. 可吸收骨折内固定材料研究现况. 国外医学创伤与外科基本问题分册，1998，19：94～97

[24] Wan T，Li S P，Zhou W J，et al. Composite fiber of poly D，L-lactic acid/hydroxyapatite produced by melt spinning technology. Biomed Mater Eng，2005，15(5)：333～339

[25] Parffit A M，Drezner M K，Glorieux F X，et al. Bone histomorphometry standardization of nomenclature，symbols and units. J Bone Miner Res，1987，17：137～146

[26] Pitt C G. Poly(α-caprolactone)and its copolymers. In：Dumitriu S ed. Polymeric Biomaterial. New York：Marcel Dekker，Inc.，1994：71～119

[27] Saito N，Okada T，Toba S，et al. New synthetic absorbable polymers as BMP carriers：plastic properties of poly D，L-lactic acid-polyethene glycol block copolymers. J Biomed Mater Res，1999，47：104～110

[28] 赵娜如，王迎军. 医用 β-磷酸三钙生物降解材料的研究. 材料导报，2000，14(10)：292～294

[29] Tadashi kokubo et al. bioactive bone cement based on CaO-SiO$_2$-P$_2$O$_5$ glass. J Ara Ceram Soc，1991，74 (71)：739～741

[30] Verheyen C C，de Wijn JR，van Blitterswijk CA，et al. Hydroxylapatite/poly(L-lactide) composites：an animal study on push-out strengths and interface histology. J Biomed Mater Res，1993，27：433

[31] 刘芳，贾德民，王迎军. 聚乳酸及其复合材料在骨组织方面的研究进展. 生物医学工程学杂志，2001，3：448～450

[32] Deng X M. Preparation and mechanical properties of nano composites of poly with Ca-deficient hydroxyapatite nanocystals. Biomaterials，2001，22：2867～2873

[33] Liu Q，Ducheyne P，Ayyaswmay P. Sixth World Biomaterials Congress Transactions，2000，(3)：935

[34] Zhang Ruiyun，Peter X Ma. Poly(2-hydwxyl acid)/hydroxyapatite porous composite for bone tissue enginerring：Preparation and morphology. J Biomed. Mater Res，1999，44：446～455

[35] K P Andrinao，Dnaiels A U，Leller J L. Biocompatibility and mechanical properties of a totally absobrable composite material of orthopedic fixation devices. J Appl Bowate，1992，3：197～206

[36] C C P M Verbeyen. Restorable materials with bone bonding ability evaluation of hydroxyapatite/poly(L-lactide)composites. Leiden：University of Leiden. 1993，14：490～492

[37] Zhnag S M，Li S P. Interfacial morpholghy of HA/PLA composites. Bio-Med Mater Engineer，2003，

15：88～91

[38] 石桂欣，王身国，贝建中. 聚乳酸与聚乳酸-羟基乙酸多孔细胞支架的制备及孔隙的表征. 功能高分子学报，2001，14(1)：7～10

[39] 何应，魏树礼. 聚乳酸微球的体外降解. 北京大学学报，2001，33(4)：358～361

[40] Chu C R，Dounehis J S，Yoshioka M，et al. Osteochondral repair using perichondral cells. Clin Orthop，1997，340：220～229

[41] Aihanasiou K A，Singhal A R，Agrawal C M，et al. In vitro degradation and release characteristics of biodegradable implants containing trypsin inhibitor. Clin Orthop，1995，315：272～281

[42] Ali S A，Doherty P J，Williams D F. Mechanisms of polymer degradation in implantable devices-poly (DL-lactic acid). J Biomed Mater Res，1993，27(11)：1409～1418

[43] 陈希哲. 可吸收骨折内固定物及其在颌面外科的应用. 国外医学口腔医学分册，1995，22(2)：65～69

[44] 李立华，丁珊，周长忍. 聚乳酸/壳聚糖多孔支架材料的生物学性能评价. 生物医学工程学杂志，2003，20(3)：398～400

[45] 组织工程基础与临床. 杨志明，成都：四川科学技术出版社，2000

[46] 时东陆. 生物医学工程及应用. 北京：清华大学出版社，2004

[47] Hench L L，Polak J M. . Third-generation biomedical materials. Science，2002，295：1014～1017

[48] Wolpert L. Principle of Development. Singapore：Oxford University Press，1998. 399～416.

[49] Sanchez-Alvarado A. Regeneration in the metazoans：why does it happen. Bioassays，2000，22：578～590

[50] Jacobsen S，Guth L. An electrophysiological study of the early stages of peripheral nerve regeneration. Exp Neurol 1965，11：48～60

[51] Woolf C J，Bloechlinger S. Neuroscience. It takes more than two to Nogo. Science，2002，297 (5584)：1132～1134

[52] 翁端. 环境材料学. 北京：清华大学出版社，2001

[53] 石原一彦. 生物相容性材料进展. 机能材料，1999，19(9)：25

[54] Minoru Ueda D D S，Shinich Kasai M D. Perspective of tissue engineering. J Artif Organs 2000，3：96～97

[55] Urist M R. Bone formation by autoiduction. Science，1995，150：893

[56] Matsuyama T，Mackay M，Midha R. Peripheral nerve repair and grafting techniques：a review. Neurol Med-Chir，2000，40：187～199

[57] Scharpf J，Meirer R，Zielinski M，et al. A novel technique for peripheral nerve repair. Laryngoscope，2003，113：95～101

[58] Dubuisson A S，Foidart M，Reznik M，et al. Predegenerated nerve allografts versus fresh nerve allografts in nerve repair. Exp Neurol，1997，148：378～387

[59] Doolabh V B，Hertl M C，Mackinnon S E. The role of conduits in nerve repair：a review. Rev Neurosci，1996，7：47～84

[60] Couturier C A，Dauge M C，Henin D. Nerve repair using a composite graft of vein and denatured skeletal muscle：morphologic analysis. J Reconstr Microsurg，2002，18：681～687

[61] Meek M F，Varejao A S，Geuna S. Use of skeletal muscle tissue in peripheral nerve repair：review of the literature. Tissue Eng，2004，10(7～8)：1027～1036

[62] Davis G E，Blaker S N，Engvall E，et al. Human amnion membrane serves as a substratum for growing

axons in vitro and *in vivo*. Science，1987，236(4805):1106~1109

[63] Danielsen N，Muller H，Pettmann B，et al. Rat amnion membrane matrix as a substratum for regenerating axons from peripheral and central neurons: effects in a silicone chamber model. Brain Res，1988，467(1):39~50

[64] Ozcan G，Shenaq S，Spira M. Vascularized nerve tube: an experimental alternative for vascularized nerve grafts over short gaps. J Reconstr Microsurg，1993，9(6):405~413

[65] Mohammad J，Shenaq J，Rabinovsky E，et al. Modulation of peripheral nerve regeneration: a tissue-engineering approach. The role of amnion tube nerve conduit across a 1-centimeter nerve gap. Plast Reconstr Surg，2000，105(2):660~666

[66] Mligiliche N，Endo K，Okamoto K，et al. Extracellular matrix of human amnion manufactured into tubes as conduits for peripheral nerve regeneration. J Biomed Mater Res，2002，63(5):591~600

[67] Hurst R E，Bonner R B. Mapping of the distribution of significant proteins and proteoglycans in small intestinal submucosa by fluorescence microscopy. J Biomater Sci Polym Ed,2001,12(11): 1267~1279

[68] Campodonico F，Benelli R，Michelazzi A，et al. Bladder cell culture on small intestinal submucosa as bioscaffold: experimental study on engineered urothelial grafts. Eur Urol，2004，46(4): 531~537

[69] Hadlock T A，Sundback C A，Hunter D A,et al. A new artificial nerve graft containing rolled Schwann cell monolayers. Microsurgery，2001,21(3):96~101

[70] Su Y，Zeng BF，Zhang CQ，et al. Study of biocompatibility of small intestinal submucosa (SIS) with Schwann cells *in vitro*. Brain Res,2007,1145:41~47

[71] Strauch B，Rodriguez D M，Diaz J，et al. Autologous Schwann cells drive regeneration through a 6-cm autogenous venous nerve conduit. J Reconstr Microsurg，2001，17(8):589~597

[72] Zhang F，Blain B，Beck J，et al. Autogenous venous graft with one-stage prepared Schwann cells as a conduit for repair of long segmental nerve defects. J Reconstr Microsurg，2002，18(4): 295~300

[73] Tseng C Y，Hu G，Ambron R T，et al. Histologic analysis of Schwann cell migration and peripheral nerve regeneration in the autogenous venous nerve conduit (AVNC). J Reconstr Microsurg，2003，19(5):331~340

[74] Willims LR. Rat aorta isografts possess nerve regeneration promoting properties in sililone Y chambers. Exp Neurol，1987，93: 555

[75] Ochi M，lkuta Y，Miycamato Y，et al. Experimental evidence of selective axonal regeneration in allogenic and isogenic chambers. Exp Neurol，1992,115: 260

[76] 陈书连,贺长清,吴学建. 翻转静脉桥接修复周围神经缺损的实验研究. 中华显微外科杂志,1998,21: 208

[77] Wang K K，Costas P D，Bryan D J,et al. Inside-out vein graft promotes improved nerve regeneration in rats. Microsurgery，1993，14: 608

[78] 卫晓恩,韩西城. 多种移植体修复周围神经的比较实验研究. 中国修复重建外科杂志,1996, 10: 12

[79] 李驰,张基仁. 应用神经导管修复周围神经缺损的研究进展. 亚太传统医药,2008,4(5):25~26

[80] Williams L R，Longo F M，Powell H C，et al. Spatial-temporal progress of peripheral nerve regeneration within a silicone chamber: parameters for a bioassay. J Comp Neurol，1983，218: 460~470

[81] Madison R D，Dasilva A. Entubulation repair with protein additives increase with the maximum nerve gap distance successfully bridged with tubular prosthesis. Brain Res，1988，447:325~334

[82] Saneinejad S，Shoichet M S. Patterned polychlorotrifluoroethylene guides primary nerve cell adhesion

and neurite outgrowth. J Biomed Mater Res, 2000, 50:465～474

[83] Young B L, Begovac P. An effective sleeving technique for nerve repair. J Neurosci Meth, 1984, 10: 51～58

[84] Borkenhagen M, StollR C, Neuenschwander P, et al. *In vivo* performance of a new biodegradable polyester urethane system used as a nerve guidance channel. Biomaterials, 1998, 19:2155～2165

[85] Lundborg G, Longo F M, Varon S. Nerve regeneration model and trophic factors *in vivo*. Brain Res, 1982, 232:157～164

[86] Rice D H, Burstein F D, Newman A. Use of polytetrafluorinated ethylene compound in peripheral nerve grafting. Arch Otolaryngol, 1985, 111 : 259～261

[87] Zhang W, Ochi M, Takata H, et al. Influence of distal nerve segment volumen on nerve regeneration in silicone tubes. Exp Neurol, 1997, 146:600～603

[88] Jeng C B, Coggeshall R E. Permeable tubes increase the length of the gap that regenerating axons can span. Brain Res, 1987, 408:239～242

[89] Aebischer P, Winn S R, Valentini R F,et al. Blind-ended semipermeable guidance channels support peripheral nerve regeneration in the absence of a distal nerve stump. Brain Res, 1988, 454:179～187

[90] Merle M, Dellon A L, Campbell J N, et al. Complications from silicone polymer entubulation of nerves. Microsurgery, 1989, 10:130～133

[91] Stanec S, Stanec Z. Ulnar nerve reconstruction with an expanded polytetrafluoroethylene conduit. Br J Plast Surg, 1998, 51: 637～639

[92] Heath C A, Rutkowski G E. The development of bioartificial nerve grafts for peripheral nerve regeneration. Trends in Biotechnology, 1998, 16:163～168

[93] Risbud M, Hardikar A, Bhonde R. Growth modulation of fibroblasts by chitosan-polyvinyl pyrrolidone hydrogel: Implications for wound management? J Biosci, 2000, 25: 25～31

[94] Hobson M I, Brown R, Green C J, et al. Inter-relationships between angiogenesis and nerve regeneration: a histochemical study. Brit J Plast Surg, 1997, 50: 125～131

[95] Rosales C M, Peregrina S J. Immunological study of a chitosan prosthesis in the sciatic nerve regeneration of the axotomized dog. J Biomater Appl, 2003, 18: 15～23

[96] Yamaguchi I, Itoh S, Suzuki M, et al. The chitosan prepared from crab tendons: Ⅱ. The chitosan/apatite composites and their application to nerve regeneration. Biomaterials, 2003, 24: 3285～3292

[97] Postlethwaite A E, Seyer J M, Kang A H. Chemotactic attraction of human fibroblasts to type I, Ⅱ, and Ⅲ collagens and collagen-derived peptides. Proc Natl Acad Sci USA, 1978, 75(2):871～875

[98] Liang H C, Chang Y, Hsu C K, et al. Effects of crosslinking degree of an acellular biological tissue on its tissue regeneration pattern. Biomaterials, 2004, 25(17):3541～3552

[99] Myles J L, Burgess B T, Dickinson R B. Modification of the adhesive properties of collagen by covalent grafting with RGD peptides. J Biomater Sci Polym Ed, 2000, 11(1):69～86

[100] O'Brien F J, Harley B A, Yannas I V. Influence of freezing rate on pore structure in freeze-dried collagen-GAG scaffolds. Biomaterials, 2004, 25(6):1077～1086

[101] Tonge D A, Golding J P, Edbladh M,et al. Effects of extracellular matrix components on axonal outgrowth from peripheral nerves of adult animals *in vitro*. Exp Neurol, 1997, 146(1): 81～90

[102] Schlessinger J, Lax I, Lemmon M. Regulation of growth factor activation by proteoglycans: what is the role of the low affinity receptors. Cell, 1995, 83(3): 357～360

[103] Krarup C, Archibald S J, Madison R D. Factors that influence peripheral nerve regeneration: an electrophysiological study of the monkey median nerve. Ann Neurol, 2002, 51(1): 69~81

[104] Chen P R, Chen M H, Sun J S, et al. Biocompatibility of NGF-grafted GTG membranes for peripheral nerve repair using cultured Schwann cells. Biomaterials, 2004, 25(25): 5667~5673

[105] Ahmed M R, Vairamuthu S, Shafluzama M, et al. Microwave irradiated collagen tubes as a better matrix for peripheral nerve regeneration. Brain Res, 2005, 1046(1~2): 55~67

[106] Matsumoto K, Ohnishi K, Kiyotarni T, et al. Peripheral nerve regeneration across an 80-mm gap bridged by a polyglycolic acid (PGA)-collagen tube filled with laminin-coated collagen fibers: a histologcal and electrophysiological evaluation of regenerated nerves. Brain Res, 2000, 868(2): 315~328

[107] Lowe C E, Buffalo N Y. Preparation of high molecular weight polyhydroxyacetic ester. US: 2 668 162, 1954-3-20

[108] Schneider A K. Polymers of High Melting Lactide. US: 2 703 316, 1955

[109] Schmitt E E, Polistina R A. Polyglycolic acid prosthetic devices. US: 3 463 158, 1969

[110] Frazza E J, Schmitt E E. A new absorbable suture. J Biomed Mater Res Symp, 1971, 1: 43~58

[111] Young R C, Wiberg M, Terenghi G. Poly-3-hydroxybutyrate(PHB): a resorbable conduit for long-gap repair in peripheral nerves. Br J Plast Surg, 2002, 55(3): 235~240

[112] Valero-Cabre A, Tsironis K, Skouras E, et al. Superior muscle reinnervation after autologous nerve graft or poly-L-lactide-epsilon-caprolactone (PLC) tube implantation in comparison to silicone tube repair. J Neurosci Res, 2001, 63(2): 214~223

[113] Yannas I V, Hill B J. Selection of biomaterials for peripheral nerve regeneration using data from the nerve chamber model. Biomaterials, 2004, 25(9): 1593~1600

[114] Weber R A, Breidenbach W C, Brown R E, et al. A randomized prospective study of polyglycolic acid conduits for digital nerve reconstruction in humans. Plast Reconstr Surg, 2000, 106: 1036~1045

[115] Navissano M, Malan F, Carnino R, et al. Neurotube for facial nerve repair. Microsurgery, 2005, 25 (4): 268~271

[116] Evans G R, Brandt K, Widmer M S, et al. *In vivo* evaluation of poly l-lactic acid porous conduits for peripheral nerve regeneration. Biomaterials, 1999, 20(12): 1109~1115

[117] Verreck G, Chun J, Li Y, et al. Preparation and physicochemical characterization of biodegradable nerve guides containing the nerve growth agent sabeluzole. Biomaterials. 2005, 26(11): 1307~1315

[118] Rodriguez F J, Gomez N, Perego G, et al. Highly permeable polylactide caprolactone nerve guides enhance peripheral nerve regeneration through long gaps. Biomaterials, 1999, 20 (16): 148~150

[119] Bender M D, Bennett M, Waddell R, et al. Multi-channeled biodegradable polymer/CultiSpher composite nerve guides. Biomaterials, 2004, 25 (7~8): 1269~1278

[120] Galla T J, Vedecnik SV, Halbgew achs J. Fibrin/schwann cell matrix in poly-epsiloncaprolactone conduits enhances guided nerve regeneration. Int J Artif Organs, 2004, 27: 127~136

[121] Meek M F, Robinson P H, Stokroos I, et al. Electronmicroscopical of short-term nerve regeneration through a thin-walled biodegradable poly(DLLA-CL) nerve guide filled with modified denatured muscle tissue. Biomaterials, 2001, 22: 1177~1185

[122] Hazari A, Johansson-Ruden G, Junemo- Bostrom K, et al. A new resorbable wrap-around implant as an alternative nerve repair technique. Br J Hand Surg, 1999, 24(3): 291~295

[123] Hazari A, Wiberg M, Johansson-Ruden G, et al. A resorbable nerve conduit as an alternative to nerve

autograft in nerve gap repair. Br J Plast Surg,1999,52(8):653~657

[124] Mosahebi A,Fuller P,Wiberg M,et al. Effect of allogeneic Schwann cell transplantation on peripheral nerve regeneration. Exp Neurol,2002,173(2):213~223

[125] 孔吉明,钟世镇,孙博等.用骨骼肌桥接周围神经缺损的实验研究.中华显微外科杂志,1986,9(2):68~70

[126] Luo Y X,Chao D C. An experimental study of using "tendon bridge"or "tendon tunnel" as a conduit for nerve regeneration. J Tongji Med Univ,1989,9(2):103~106

[127] 段现来,许愿忠,曾志成.羊膜包裹的自体神经-肌复合移植物桥接大鼠坐骨神经缺损.中南大学学报(医学版),2004,29(3):279~283

[128] 张琪,顾晓明,俞光岩等.复合许雪旺细胞的羊膜衍生物膜修复神经缺损的动物实验.中华口腔医学杂志,2006,41(2):98~101

[129] 申小青,李峰,吴明宇等.筋膜管桥接修复周围神经缺损.中国修复重建外科杂志,1997,11(5):316

[130] 苟三怀,侯春林,臧鸿声等.几丁质桥接周围神经缺损的实验研究.中国修复重建外科杂志,1993,7(3):169~171

[131] 顾晓松,张沛云,王晓冬等.人工组织神经移植物修复狗坐骨神经缺损的实验研究.自然科学进展,2002,12(4):381~386

[132] Piao D X,Chen X D. Study on nerve cell affinity of polymer hydrogel films. The Third Far Eastern Symposium on Biomedical Materials,July 15-17,1997,Chengdu,China.

[133] Gong H P,Zhong Y H,Li J C,et al. Studies on nerve cell affinity of chitosan-derived materials. J Biomed Mater Res,2000,52:28~295

[134] Cheng M Y,Deng J G,Yang F,et al. Study on physical properties and nerve cell affinity of composite films from chitosan and gelatin solutions. Biomaterials,2003,24:2871~2880

[135] 程明愚.壳聚糖的改性及其在周围神经修复中的应用研究:[博士学位论文].北京:清华大学,2004

[136] Li M,Ogiso M,Minoura N. Enzymatic degradation behavior of porous silk fibroin sheets. Biomaterials,2003,24(2):357~365

[137] Hutmacher D W,Schantz T,Zein I,et a1. Mechanical properties and cell cultural response of polycaprolactone scaffolds designed and fabricated via fused deposition modeling. J Biomed Mater Res,2001,55(2):203~216

[138] 陆艳,迟放鲁,赵霞等.丝素导管修复面神经缺损的实验研究.中华耳鼻咽喉头颈外科杂志,2006,41(8):603~606

[139] 刘世清,李皓桓,彭昊等.新型纤维索导管桥接周围神经缺损的研究.中华实验外科杂志,2005,22(5):593-594

[140] 王身国,侯建伟,贝建中等.组织工程及周围神经修复——Ⅲ.聚d,l-乳酸管诱导神经修复的研究.中国科学(B辑),2001,31(2):109~114

[141] 张文捷,李兵仓,王建民等.PLGA神经诱导管的制作及其神经再生诱导作用.重庆医学,2005,34(4):525~527

[142] Hudson T W,Evans G R,Schmidt C E. Engineering strategies for peripheral nerve repair. Orthop Clin North Am,2000,31:485~498

[143] Belkas J S,Shoichet M S,Midha R. Axonal guidance channels in peripheral nerve regeneration. Oper Tech Orthop,2004,14:190~198

[144] Hudson T W,Evans G R,Schmidt C E. Engineering strategies for peripheral nerve repair. Clin Plast

Surg，1999，26：617

[145] Robison P H，Van der Lei B，Hoppen H J，et al．Nerve regeneration through a two ply biodegradable nerve guide in the rat．Microsurgery，1991，12：412

[146] Mackinnon S E，Dellon A L．Clinical nerve reconstruction with a biodegradable polyglycolic acid tube．Plast Reconstr Surg，1990，85：419

[147] 魏欣，劳杰，顾玉东．神经导管的研究进展．复旦学报（医学科学版），2001，28(1)：89～92

[148] Darling T L，Shooter E M．Methods for preparation and assay of nerve growth factor．*In*：Barnes D W，Sinbasku D A．Cell culture methods for molecular and cellular biology．New York：Alan R．Liss，Inc．，1984．79～93．

[149] Varon S，Nomura J，Shooter E M．The isolation of the mouse nerve growth factor protein in a high molecular weight form．Biochemistry，1967，6(7)：2202～2209．

[150] 蒋良福．激活态雪旺细胞与几丁糖-胶原膜修复周围神经缺损的实验研究：［博士学位论文］．上海：复旦大学，2006．

第 5 章　羟基磷灰石纳米粒子的生物安全性评价

5.1　本章内容简介

羟基磷灰石纳米粒子对生物大分子的吸附及其机理,钙磷材料在生物体内的降解过程、代谢过程以及钙磷材料参与生命过程等问题同样也涉及羟基磷灰石纳米粒子的生物安全性问题。

首先分别利用结晶紫法、Bialsche 法、Bradford 法研究了肝素、唾液酸、血清白蛋白在 n-HAP 上的吸附量,用红外光谱分析其中的结合机理;在体外将 HAP 纳米粒子与红细胞共培养,进行了红细胞溶血试验,并借助红细胞渗透脆性试验检测红细胞溶血率;运用普通光学显微镜和倒置相差显微镜观察了 n-HAP 与红细胞作用后细胞形态及运动的变化;透射电学显微镜观察了 n-HAP 对红细胞超微结构的影响。

利用羟基磷灰石纳米粒子溶胶对鼠伤寒沙门氏菌四株试验菌株进行了羟基磷灰石纳米粒子的遗传毒性试验,显示羟基磷灰石纳米粒子 Ames 试验结果呈阴性。

通过与 n-HAP 性能相似的 β-TCP 陶瓷研究了钙磷材料的降解代谢及参与生命过程。钙磷材料的降解早期以理化过程和体液溶解占优,而后期以生物过程和细胞介导降解吸收为主。这些过程和途径又是相互联系和相互交叉的。

β-TCP 陶瓷降解产生的 Ca^{2+} 少量通过血液循环分布到有关脏器组织中,并通过新陈代谢排出体外,部分储存于钙库中,另外绝大部分参与植入局部或植入远处新骨的钙化。因此,Ca-P 降解材料用作替代材料像一个仓库,可参与骨愈合过程中局部矿化过程和钙库循环,通过在体内 Ca-P 再结晶过程,最终形成纳米 OCP、DOHA、HAP,就像有生理机能的无机物一样。这也意味着无生命的 Ca-P 降解材料可通过降解参与有生命的组织活动参与机体正常的生理代谢过程。

β-TCP 陶瓷逐渐吸收降解结构变化表现为降解中材料颗粒在界面处呈平行排列,沿(001)逐渐解理,成为片状结构,并由微米级转为纳米级材料,分散在新骨组织中,与骨组织交织在一起,最终以 OCP、DOHA、HAP 的形式存在于骨胶原纤维中,与其他有机质一起构成新骨。材料生物降解和新骨生成过程同时进行,是既相互联系又相互制约的复杂而缓慢的生物转化过程。钙磷生物陶瓷通过生物降解发生溶解沉积和生物转化成为有生命的骨组织的一部分,实现无生命材料参与有生命的组织活动。

5.2　羟基磷灰石纳米粒子的血液相容性

5.2.1　溶血试验、红细胞渗透脆性试验、悬浮稳定性

红细胞是血液的重要组成部分,占血液成分的 90% 以上,而血液是人体内循环的流动性组织,它与各组织间进行着旺盛的物质交换。在血液循环过程中,肺泡内氧分压较高的氧很容易通过呼吸膜进入肺泡毛细血管内红细胞中,与血红蛋白结合形成氧血红蛋白,经各组织毛细血管时,将氧释放到组织中。红细胞作为物质和能量的传输载体,除携带 O_2 及运输 CO_2 外,还对体内维持正常的机能稳态起着重要的作用。红细胞由于其独特的生理特点成为细胞学基础研究的一种重要的实验对象。

细胞之间或细胞与周围环境之间各种各样的相互作用都与细胞表面的膜有关,细胞膜包含大量有关细胞外周结构和胞内细胞器官的特异性信息,每个细胞膜上的特异性信息和功能都可归于此,因为细胞膜的化学组成和结构以及特殊的物理化学性质,通过分析细胞膜上的特异性信息可以反映疾病及其治疗过程的情况。构成红细胞膜的大分子带有许多由膜外表面向外伸出的极性基团,如血型糖蛋白的寡糖链。寡糖链的末端主要为唾液酸糖基,唾液酸含有大量的羟基和羧基而带负电荷,致使质膜外表面的电荷净值显负电性。红细胞的结构和功能,如细胞形态或运动性、离子运输活性、细胞间相互作用、细胞与大分子的相互作用等都与细胞表面的糖链密切相关。因此,重点观察几种不同尺度的羟基磷灰石纳米粒子对红细胞功能和结构的影响,并初步讨论其中的机理,为改善 HAP 纳米粒子的血液相容性探讨一些新的方法。

材料选择:HAP_1(25～60nm)、HAP_2(470～520nm)、HAP_3(1906nm)、HAP_4(添加剂肝素,15～50nm)、HAP_5(添加剂牛血清白蛋白 BSA,20～80nm)。

动物选择:日本大耳白兔,雄性,体重 2.5kg。

1. 红细胞溶血研究

(1)家兔耳缘静脉取血 5mL,加入肝素抗凝管内,摇匀离心(2500r/min,5min),弃上清液,沉淀的红细胞以 50mL、0.9%NaCl 溶液反复洗涤 4 次,至上清液无色,所得的红细胞用 0.9%NaCl 溶液配成 5% 的红细胞悬溶液。

(2)取试管 7 支,依次加入 5% 的红细胞悬液 2.5mL 和不同体积的生理盐水,混匀,37℃温育 30min。第 1～5 管内加入不同量的 HAP_4 和 HAP_5 溶胶原液,第 6 管空白为阴性对照,第 7 管内加入蒸馏水 2.5mL 为阳性对照。

(3)按表 5.1 加入各种物质后,摇匀,放 37℃温育,连续观察 4h,拍照、记录

结果。

表 5.1　各组分加入量　　　　　　　　　　　　　　　　　（单位：mL）

物质	管号						
	1	2	3	4	5	6	7
5%RBC	2.5	2.5	2.5	2.5	2.5	2.5	2.5
0.9%NaCl	2.0	2.1	2.2	2.3	2.4	2.5	—
蒸馏水	—	—	—	—	—	—	2.5
HAP$_4$	0.5	0.4	0.3	0.2	0.1	—	—
HAP$_5$	0.5	0.4	0.3	0.2	0.1	—	—

2. 红细胞渗透脆性研究

（1）家兔心脏取血 20mL，放入预先加有 1mL 2%草酸钾的烧杯中，制成新鲜抗凝血。用 0.9%NaCl 溶液以 4∶5 的比例制成稀释兔血，置 37℃水浴 1h。

（2）实验 HAP$_4$ 组加入 HAP$_4$ 溶胶原液 1mL、0.9%NaCl 溶液 4mL，实验 HAP$_5$ 组加入 HAP$_5$ 溶胶原液 1mL、0.9%NaCl 溶液 4mL，阴性对照组加入 0.9% NaCl 溶液 5mL，阳性对照组加入蒸馏水 5mL，每组各设平行样品 5 个。将各管置 37℃水浴加热 1h，加入预热的稀释兔血 0.2mL，轻轻混匀，继续置于 37℃水浴中振荡温育 1h。

（3）所有试管离心（1000r/min，5min），取上清液用酶标仪在 545nm 波长下测定各管光吸收 OD 值。阴性对照组的光密度的平均值为 D_{nc}，阳性对照组的光密度的平均值为 D_{pc}，样品的光密度的平均值为 D_t。计算溶血率 Z：

$$Z = \frac{D_t - D_{nc}}{D_{pc} - D_{nc}} \times 100\%$$

3. HAP 纳米粒子与红细胞体外共培养的光学显微镜观察

（1）按上述方法制备 2%的红细胞悬液，将其加入 12 孔细胞培养板中，混匀，每孔 2mL，共两组，置 CO_2 培养箱内温育 1h。

（2）分别取 14mg 的 HAP$_1$ 和 HAP$_2$ 粒子，加入 10mL 的蒸馏水，超声 5min，制成 1.4mg/mL 的混悬液，备用。

（3）将 HAP$_1$、HAP$_2$、HAP$_4$、HAP$_5$ 各 0.2mL 加入预热红细胞悬液各孔内，每板加两组，剩余 3 孔作为空白对照组，充分摇匀。CO_2 培养箱温育 1h 后做细胞涂片和倒置显微镜观察细胞形态。

4. HAP 纳米粒子与红细胞体外共培养的透射电镜（TEM）观察

（1）取材。将 5 组红细胞悬液分别取 1mL，放入离心管中，低温离心（4℃，

1000r/min,15min),小心吸除上清液,将 4℃预冷的 2.5％戊二醛溶液 1mL 迅速加入到沉淀中,置 4℃保存。

(2) 样品固定。首先将样品置于戊二醛溶液中 4℃固定 2h,中间 0.5～1h 取出修成小块;然后转移至 0.1mol/L 的磷酸缓冲液(PB)中 4℃、2h,中间换液 2 次;加入 1％四氧化锇固定液 4℃下固定 2h;最后将样品置于 0.1mol/L 的磷酸缓冲液漂洗 3 次,清洗充分,两个固定液间更换两次冲洗液后第三次过夜。

(3) 乙醇梯度脱水。在 4℃下依次用 50％、70％、80％、95％、100％的乙醇脱水,其中 100％的浓度脱水两次,每次 15min,100％的乙醇脱水时加干燥剂保存在干燥器中。

(4) 环氧树脂(包埋剂)包埋。纯丙酮脱水 2 次(15min)→环氧树脂和丙酮按1∶1配比 37℃下浸透样品 1h→包埋剂 37℃,24h→包埋剂 45℃,48h→包埋剂 60℃,24h。

(5) 切片、染色。用 LKB 型超薄切片机制备超薄切片,200 目铜网捞片,乙酸双氧铀-柠檬酸铅双重染色,干燥后用日立 H-600A 透射电子显微镜观察(图 5.1)。

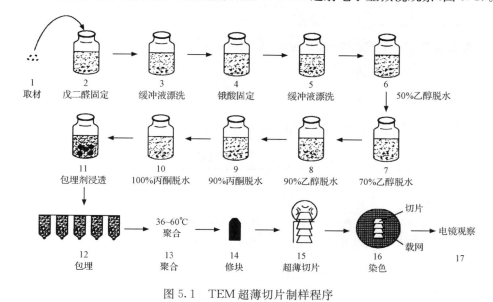

图 5.1　TEM 超薄切片制样程序

5. 红细胞溶血实验的观察

6 号试管(阴性对照组),管底少许细胞沉积,下层浑浊,上层无色,不溶血。7 号试管(阳性对照组),管底无细胞沉积,管内液体完全变成透明的红色,为完全溶血。

图 5.2 中,1～5 号试管,管底均有明显细胞沉积,沉淀量随加入 HAP₄ 的剂量

的增加而增加。1号管加入 HAP_4 的剂量最高,上清液未见分层且基本无色;5号管加入 HAP_4 剂量最低,下层见少量浑浊,上层无色。加入 HAP_4 的各组均无溶血,但出现不同程度的红细胞聚沉。

图5.3中,1～5号试管,管底均有不同程度的细胞沉积,沉淀量随加入 HAP_5 剂量的增加而减少。1号管为加入 HAP_5 的剂量最高,分层不明显,管内为较均匀的浑浊液体;5号管为加入 HAP_4 剂量最低,下层浑浊,上层接近无色,与6号试管(阴性对照组)相似。加入 HAP_5 的各组均无溶血,无红细胞聚沉。

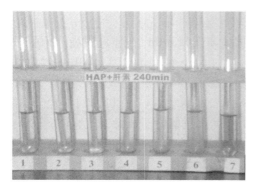

图5.2　HAP_4 的溶血实验结果　　　　图5.3　HAP_5 的溶血实验结果

6. 红细胞溶血率的检测结果

表5.2是各种材料的红细胞溶血率的检测结果。

表5.2　各材料红细胞溶血率

组	1	2	3	4	5	平均吸光度值($\overline{X}\pm SD$)	溶血率/%
阴性对照	0.0081	0.0059	0.0067	0.0052	0.0076	0.0067 ± 0.0012	0
阳性对照	0.7922	0.7739	0.8211	0.8058	0.7891	0.79642 ± 0.0179	100
HAP_4	0.0082	0.0076	0.0062	0.0056	0.0063	0.00678 ± 0.0011	0.0101
HAP_5	0.0061	0.0086	0.0053	0.0062	0.0076	0.00676 ± 0.0013	0.0075

7. 光学显微镜观察 HAP 与红细胞体外共培养的结果

实验结果共分为 HAP_1 组、HAP_2 组、HAP_4 组、HAP_5 组以及未加材料组,依次对应图5.4～图5.8。可以看到:所有组别红细胞形态均完整,未见细胞破裂溶血现象。HAP_1 组和 HAP_4 组中红细胞聚集成团状;HAP_5 组则显示细胞分散性良好,细胞照片中未发现聚集现象;HAP_2 组与未加材料组的细胞形态类似,也未发现聚集现象。

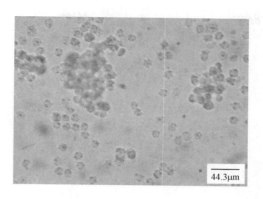

图 5.4　HAP₁ 组

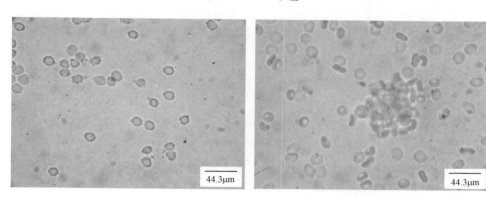

图 5.5　HAP₂ 组　　　　　　　　　　　图 5.6　HAP₄ 组

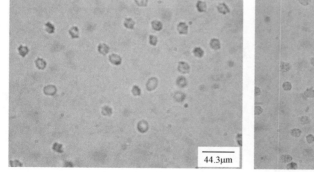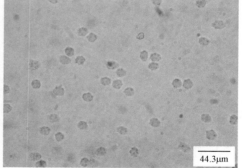

图 5.7　HAP₅ 组　　　　　　　　　　　图 5.8　空白组

8. TEM 观察 HAP 纳米粒子与红细胞体外共培养的结果

图 5.9(a)：HAP₁ 纳米粒子均匀地吸附在细胞膜表面，排列整齐，细胞边缘光滑，胞质均一。

图 5.9(b)：HAP$_1$ 纳米粒子进入红细胞膜内，细胞膜已经融合，胞内纳米粒子与胞质紧密接触，胞内血红蛋白均一。

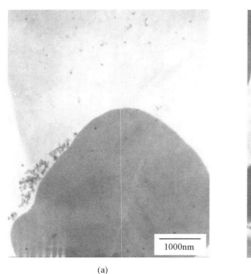
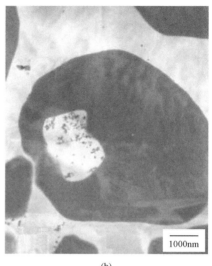

(a)　　　　　　　　　　　　　　　　　　(b)

图 5.9　HAP$_1$ 与红细胞相互作用 TEM 观察

(a) HAP$_1$ 吸附于细胞膜；(b) HAP$_1$ 进入细胞

图 5.10(a)、(b)：HAP$_4$ 纳米粒子正进入细胞内征象，纳米粒紧贴细胞膜，胞膜向内凹陷，凹陷的胞膜边缘光滑、完整，胞质均一，未见血红蛋白渗出。

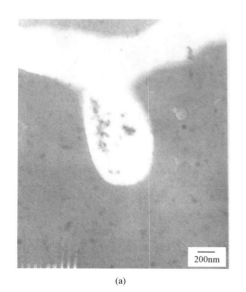
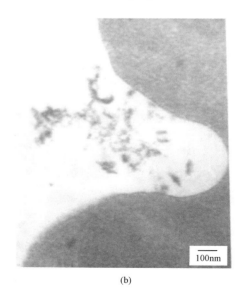

(a)　　　　　　　　　　　　　　　　　　(b)

图 5.10　HAP$_4$ 与红细胞相互作用 TEM 观察

图 5.11(a)、(b)：HAP$_5$ 纳米粒子较均匀地分散在细胞周围，未见明显与细胞接触现象，纳米粒周围有大量的纤维状物质，相互交错呈网状结构，细胞膜完整，胞质均一。

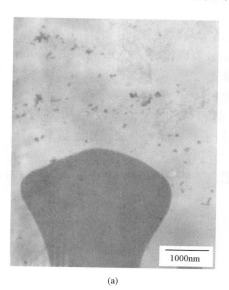
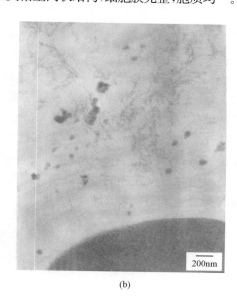

(a)   (b)

图 5.11   HAP$_5$ 与红细胞相互作用的 TEM 观察

图 5.12：HAP$_2$ 呈团状聚集，未见与细胞接触，细胞形态正常，细胞膜完整，胞质均一。

图 5.13：正常红细胞形态，多数呈椭圆形，胞膜光滑完整，胞内为无结构的均

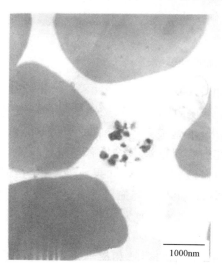
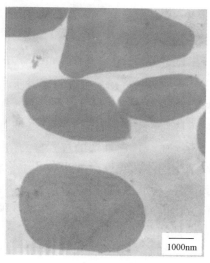

图 5.12   HAP$_2$ 与红细胞相互作用的 TEM 观察   图 5.13   正常的红细胞 TEM 观察

匀物质。

9. 红细胞溶血试验及渗透脆性结果的分析

红细胞的正常形态(图 5.14)为双凹圆盘形,边缘较厚约 $2\mu m$,中央较薄,约 $1\mu m$,直径约为 $6\sim9\mu m$,平均直径约为 $7.5\mu m$,表面积约 $145\mu m^2$,体积约 $90\mu m^3$,表面积与体积的比值(S/V)比较大,有利于细胞变形、气体交换和携带。成熟红细胞无核、无线粒体、不能自身合成新的蛋白质和脂质。红细胞内的能量来源主要靠糖的酵解,产生的 ATP 供给 Na^+-K^+-ATP 酶和 Ca^{2+}-Mg^{2+}-ATP 之用,维持胞内 Na^+、K^+、Ca^{2+}、Mg^{2+} 等离子平衡。红细胞的主要功能是在血液中运输氧和二氧化碳。另外,红细胞还通过自身的缓冲系统参与对体液酸碱度的缓冲,这些功能都是依靠血红蛋白完成的。血红蛋白在红细胞内才能发挥作用,红细胞破裂溶血时,血红蛋白逸出则丧失其功能。

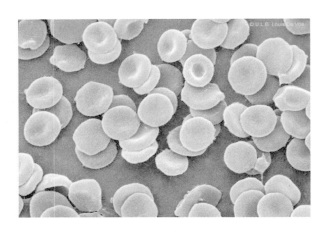

图 5.14　正常红细胞 SEM 照片

正常情况下,红细胞的渗透压与血浆相等,变动范围为 $280\sim310$mmol/L。若将红细胞置于低渗液中,水会渗入红细胞使之膨胀,随着渗透压的降低,红细胞因过度膨胀而破裂,血红蛋白从红细胞内逸出,细胞呈无色状,这种结构称为红细胞血影。血红蛋白外逸的过程称为溶血。红细胞对低渗溶液具有一定抵抗力,称为红细胞的渗透脆性。而当一些生物材料与血液相接触时,如果血液中的红细胞遭到破坏,释放出血红蛋白,则发生溶血。通过测定材料与血液接触后血液中红细胞释放出的血红蛋白量,可以测得该种材料的溶血率。血液相容性较好的材料应具有较低的溶血率。

红细胞溶血试验和渗透脆性试验是测定红细胞溶解和血红蛋白游离的程度,对医用材料和制品的体外溶血性进行评价的体外试验[1,2]。由于本试验能敏感地反映试样对红细胞的影响,因而是一项特别有意义的筛选试验。此外,溶血性主要体现材料与血细胞相互作用的强弱,材料的溶血性高表明对血细胞(主要是红细胞)的破坏程度大。红细胞的破裂也易诱导血小板变形而引起凝血。溶血性与材料的性质有关。图 5.2 和图 5.3 反映了溶血试验的结果。

从图 5.2 可以看到,HAP_4 未引起红细胞溶血,但发生了红细胞聚集的现象,并且随 HAP_4 剂量的增加聚集更为明显。由于 HAP_4 是肝素作为添加剂的 HAP 纳米粒子溶胶,而吸附试验表明,肝素化和未肝素化的 HAP 纳米粒子对唾液酸有相似的吸附性能,因此,HAP_4 仍然与红细胞表面的唾液酸有较强的结合作用,从而改变了红细胞表面的电荷,引起红细胞悬浮性下降,导致聚集的发生。

在图 5.3 中,HAP_5 不但未引起红细胞溶血,也未发生红细胞聚集,而且在高剂量的 HAP_5 组中,红细胞悬浮性能更好。HAP_5 是以 BSA 作为添加剂的 HAP 纳米粒子溶胶,虽然在 5.3.2 节的研究中证实单纯的 HAP 纳米粒子能够与红细胞表面的唾液酸结合,但由于 HAP 与 BSA 更强烈的吸附作用,占据了 HAP 上大部分钙的位点,而唾液酸与 BSA 相比,其竞争性在与 HAP 结合中处于劣势,而且 BSA 分子的球状结构包绕在 HAP 纳米粒子表面,这种结构使复合物更难与红细胞结合,从而不易引起红细胞聚集。

表 5.2 反映了 HAP_4 和 HAP_5 的溶血率。本试验采用新鲜抗凝兔血来进行试验,所用阴性对照和阳性对照符合试验要求,测得两种材料的溶血率分别只有 0.01% 和 0.0075%,远低于国际规定(5%),因此可以认为试验用的两种材料对红细胞基本无破坏作用,符合生物材料溶血性的要求。

10. n-HAP 与红细胞体外共培养的细胞形态学分析

为了探讨 HAP 粒子对红细胞安全性的影响,本节将从细胞形态学的角度首先进行分析。

1) 光学显微镜观察 n-HAP 与红细胞体外共培养的结果分析

细胞形态最能直接反映细胞的生存状态,细胞任何的功能变化都会在细胞结构的变化上体现。因而本节使用普通光学显微镜观察红细胞涂片,并使用倒置显微镜连续的动态观察红细胞的悬浮性。

在试验结果中,图 5.4(HAP_1 组)和图 5.6(HAP_4 组)中红细胞聚集成团状,细胞形态正常,未见细胞破裂现象。这种现象同红细胞溶血试验相一致,同时,这也再次证实单纯的 HAP 纳米粒子和肝素作为表面修饰剂的 HAP 纳米粒子能够与红细胞表面的唾液酸发生吸附作用,从而改变细胞表面的电荷,导致细胞聚集,这也体现了 HAP 纳米粒子重要的生物学效应。

图 5.7(HAP_5 组)则显示细胞分散性良好,细胞照片中未发现聚集现象,HAP_5 是将 BSA 作为表面修饰剂的 HAP 纳米粒子,BSA 与 HAP 的高亲和力阻

止了该材料进一步与唾液酸结合,而致红细胞仍然保持与未加材料组相同的悬浮性。

图 5.5(HAP₂)组与未加材料组的细胞形态类似,未发现聚集现象,这可能是因为加入材料的粒径较大,由于重力的作用,材料较早地形成沉淀,无法与细胞发生相互作用的缘故。

以上分析表明,HAP 纳米粒子不同的表面修饰剂对红细胞的运动产生较大的影响,其中以 BSA 作为表面修饰剂的 HAP 纳米粒子能够对红细胞保持较好悬浮性,是一种血液相容性较理想的材料。

2)n-HAP 引起红细胞超微形态变化的机理分析

试验通过 TEM 观察到 HAP₁ 和 HAP₄ 均能够进入红细胞内,我们针对红细胞这种超微结构的变化做进一步的机理分析。

3)n-HAP 进入红细胞的机理分析

试验在 TEM 照片中观察到:HAP₁ 和 HAP₄ 与红细胞接触后均是先发生细胞的变形、凹陷,其后纳米粒子紧贴胞膜而进入细胞内(图 5.9 和图 5.10)。因此,材料和细胞接触后引起红细胞变形是相当重要的环节,而红细胞的变形是与其膜结构密切相关的,下面重点探讨 HAP 纳米粒子是如何从膜的结构上影响红细胞的变形性的。

红细胞的变形性与构成膜材料的分子组成和结构紧密相关,一些遗传性疾病红细胞膜的蛋白质或磷脂分子缺失,影响其膜的力学性质和变形性[3]。红细胞膜包裹在红细胞的表面,膜的质量占整个红细胞的 30%。完整的红细胞膜由磷脂双分子层及其内表面的细胞膜蛋白骨架构成。红细胞膜的主要成分是脂类、蛋白质和糖,其中含量最多的是脂类和蛋白质,糖类都是以糖脂或糖蛋白的形式存在的。根据 Singer 和 Nicolson[4]提出的"生物膜液态镶嵌模型",在红细胞膜中,脂质分子呈双分子层排列,构成膜的网架是膜的基质,蛋白质分子镶嵌在网孔中,脂质的熔点较低,在一般温度条件下,膜中的脂质处于液态,因此红细胞膜具有流动性[5]。红细胞膜蛋白骨架主要由膜收缩蛋白(spectrin)的二聚体交联成约 200nm 长细丝的四聚体组成,它们与肌动蛋白(actin)、锚蛋白(ankyrin)、带 4.1 蛋白、带 4.9 蛋白等构成纤维网状复合结构,并通过 band 3 蛋白、血型糖蛋白等结合到脂双分子层的胞浆内侧,收缩蛋白细丝的力学性质和复合网络的拓扑结构,共同决定膜骨架的弹性[6,7]。

膜蛋白是红细胞膜的重要组成部分,约占膜质量的一半。红细胞保持其正常的形状及变形性很大程度上有赖于蛋白质的组成、结构及正常的相互作用。在一些遗传性血液病或其他疾病中,膜蛋白出现异常或缺失,引起红细胞膜变形性和稳定性的异常改变[8,9]。采用 SDS-聚丙烯酰胺凝胶电泳,可将人红细胞膜分成 15 个主要蛋白带。这些蛋白质中,有的附着在膜的表层,称为膜周边蛋白(peripheralprotein),如收缩蛋白、锚蛋白、肌动蛋白等;有的以不同深度嵌插在脂双层中,甚至贯穿整个膜,称为膜内在蛋白(integral protein),如带 3 蛋白、血型糖蛋白等。其中血型糖蛋白 A(GPA)上富含大量的唾液酸,试验中,HAP_1 和 HAP_4 均能够与唾液酸结合,引起 GPA 构象的变化,而 GPA 与带 3 蛋白在结构和功能上密切相关。Telen 等通过研究 Wrb 抗原,发现带 3 蛋白和 GPA 在成熟的红细胞膜上紧密结合[10];Groves 和 Tanner[11,12]通过研究爪蟾(*Xenopus*)的卵母细胞;发现带3 蛋白的生成和表达受到 GPA 的调控;随后的一些研究也证实了带 3 蛋白与GPA 在它们的生物合成过程中及在成熟的红细胞膜上都是相关联的[13,14]。因为内在蛋白可通过膜骨架上的锚蛋白与脂双层结合,并有结合和固定膜磷脂、影响和调节膜曲率的能力[15],所以内在蛋白在维持红细胞膜变形性和稳定性方面起重要作用。而且,红细胞膜蛋白之间以及膜蛋白与脂双层之间的相互作用,是维持和调节红细胞及其膜几何结构与形状,并影响细胞膜的力学特性和变形性的主要原因[16]。红细胞膜的内在蛋白在脂双层的疏水区与脂双层发生作用。膜脂质组成及膜脂的动态特性对维持膜结合蛋白的构象和活性起着重要作用。膜蛋白构象的变化也可影响膜脂的结构,使脂双层中脂质分子的排列发生变化。正是由于红细胞膜蛋白和脂质这一系列的变化而导致红细胞变形,随着红细胞稳定性下降,纳米粒子易于借助这种机制进入红细胞内。

4) n-HAP 对红细胞功能的影响

当 HAP 纳米粒子进入红细胞胞浆内后,由于 HAP 表面存在大量的钙结合位点,可能使胞内的 Ca^{2+} 浓度升高。研究表明,红细胞内 Ca^{2+} 的浓度对其细胞功能有重要的影响。细胞内钙通常以结合态和自由离子态(Ca^{2+})两种形式存在。Ca^{2+} 作为一种多功能的信使,在调节细胞功能方面起重要作用。正常情况下,细胞溶质 Ca^{2+} 浓度处于极为严格的调节控制之中,轻度变化即有可能引起细胞功能的异常。在多种细胞损伤过程中均出现胞浆 Ca^{2+} 浓度升高。

正常红细胞胞浆钙水平为每个细胞含 Ca^{2+} $15\sim18\mu mol$。当胞浆 Ca^{2+} 浓度升高到每个细胞 $30\sim100\mu mol$ 时,红细胞的变形能力逐渐下降,当胞浆 Ca^{2+} 浓度达正常的 $4\sim5$ 倍时,90% 的红细胞不能变形。Ca^{2+} 造成红细胞变形能力下降的机制有:①Gardos 效应,当红细胞胞浆 Ca^{2+} 浓度升高时,激活红细胞膜上的 K^+ 通道,K^+ 外流,伴随细胞脱水,细胞内黏度明显增加,变形性下降[17];②Ca^{2+} 可能通过与脂双层的直接作用来引起磷脂的重新分布,并减弱了磷脂与膜骨架的相互作用,引起膜骨架的不稳定[18];③通过 Ca^{2+} 依赖的中性蛋白酶 calpain 介导的蛋白溶解系统,使主要膜骨架蛋白中的收缩蛋白锚蛋白和带 3 蛋白降解[19];④胞内 Ca^{2+}浓度的增高会使红细胞从双凹圆盘形向棘状改变,同时细胞的表面积、体积和表面电荷减少,膜脂流动性降低[20];⑤Ca^{2+} 引起与胞膜结合的血红蛋白浓度增高,膜变形性下降[21]。

综上所述,钙引起的红细胞变形能力下降的主要原因是:①钙引起红细胞膜骨架网络的结构改变和脂双层组成的改变,使膜脂流动性减小;②红细胞表面积与体积比的改变(膜成分的减少,细胞形态的改变);③Gardos 效应和 Hb 的聚集使细胞内黏度增加;④Ca^{2+} 引起膜蛋白的水解、聚集、交叉连接等结构改变,使红细胞膜机械特性发生。

参与测试的 HAP_4、HAP_5 等粒子均未发现细胞破裂溶血现象。HAP_1 与 HAP_4 能够引起红细胞聚集,这是由于 HAP 和表面带有肝素的 HAP 均能同红细胞膜上的唾液酸结合,从而引起膜表面电荷的变化。而以 BSA 作为表面修饰剂的 HAP_5 与红细胞作用后仍保持细胞良好的悬浮性,是一种血液相容性较为理想的材料。材料与细胞作用后,观察红细胞的超微结构发现 HAP_1 与 HAP_4 引起红细胞变形,这可能是因为材料与唾液酸结合后,引起相关膜蛋白和膜脂结构和分布的变化,而使细胞膜变形性、稳定性下降,进而材料能够进入胞内。HAP_5 的 TEM 照片则显示材料均匀分散在细胞周围,未与细胞黏附,未见细胞变形,细胞形态正常。进入胞内的 HAP 纳米粒子能够影响膜蛋白、膜脂、血红蛋白的结构,使细胞变形性下降,导致聚集的发生。

5）聚丙烯酸钠(PAA-Na)为分散稳定剂的 n-HAP 溶血试验

a. 试验步骤

(1) 取健康成年家兔一只,无菌操作取兔心血 20mL,加入 2％草酸钾 1mL,制备成新鲜的抗凝血。

(2) 取抗凝血 8mL 加入 0.85％生理盐水 10mL 稀释。设计三组试管,每组 7 支试管依次编号,每个样品设平行管三支(处理相同),第 1～5 号试管依次加入不同浓度(加入量递增)的 PAA-Na 为稳定剂的 n-HAP 溶胶和不同体积的 0.85％生理盐水混匀,第 6 号试管内加入 0.85％生理盐水作阴性对照,第 7 号试管内加入去离子水作阳性对照,这时每支试管内溶液中体积都是 9.8mL,将各管放入 37℃水浴恒温箱中温育 30min 后,每只试管内加入稀释抗凝血 0.2mL,此时每支试管内溶液中体积都是 10mL。轻轻混匀每支试管,在 37℃水浴恒温箱中继续温育 60min 后,所有试管均经 750g 离心力离心。

(3) 取上清液在 545nm 波长处测定各管光密度(OD)值,并计算溶血率。计算溶血率的公式:溶血率(％)＝试样管的平均 OD 值－阴性管的 OD 值/(阳性试管的 OD－阴性管的 OD)。评判标准:溶血率＜ 5％ 时,可判断该材料不具溶血作用。

b. 溶血试验结果

研究结果显示,试样管和阴性对照管经过离心后红细胞全部下沉,上层均为澄清液体,而阳性对照管内液体呈红色,管底无红细胞残留,表明阳性对照管全部溶血,试样管的下层红细胞沉淀物经涂片镜检未见红细胞畸变现象,也未见红细胞膜破裂或凝集现象。不同加入量的 HAP 纳米粒子溶胶即不同浓度的 HAP 纳米粒子溶胶对红细胞溶血率见表 5.3,各试样管的吸光度均小于 5%,证明用 PAA-Na 作为稳定剂的 HAP 纳米粒子不具有溶血作用。

表 5.3　溶血试验结果

试管号	每组测定平均吸光度($\overline{X}\pm$SD)	溶血率/%
1	0.023±0.003	0.42
2	0.028±0.005	1.46
3	0.032±0.004	2.29
4	0.034±0.002	2.70
5	0.035±0.003	2.91
阴性对照	0.021±0.001	0
阳性对照	0.502±0.011	100

溶血试验原理[21]是通过对材料与血红细胞在体外直接接触过程中,测定红细胞膜破裂释放的血红蛋白游离程度,以评价材料是否对红细胞造成溶血及溶血程度。该试验能敏感地反映试样对红细胞的影响,通过对兔血的测定,其平均溶血率小于 5%时,就认为该材料为合格品。一般认为,越是具有毒性的材料所造成溶血程度越大,当材料有溶血活动时,可提示材料具有细胞毒性作用。

5.2.2　血细胞毒性试验

1. **试验方法**

(1) 淋巴细胞分离。常规皮肤消毒后,抽取健康志愿者外周血 5mL,加肝素抗凝。将肝素抗凝血液缓慢滴入预先已加入淋巴细胞分离液的离心管中,以 2000r/min 离心 30min,液相分为三层,上层为自体血清层,中层为淋巴细胞层,下层为分离液和红细胞层,吸取淋巴细胞层备用,经洗涤 2 次后。

(2) 取上述洗涤细胞加入一定量 Hanks 液,混匀取 0.1mL 细胞悬液,用血细胞自动分析仪计数,淋巴细胞提取率为 80%～95%,并取少许用台盼蓝染色,记数活细胞不低于 95%。计数后根据需要,选择适当的培养液配成所需溶度的细胞悬液。

(3) 以 RPMI-1640 培养液配制正常人外周血淋巴细胞悬液,使其浓度为 3×10^3 个/mL,接种于 96 孔圆底培养板中,每孔 100μL,将培养板移入 37℃、5% 的 CO_2 培养箱内培养 24h。

(4) 再分别以含 HAP 纳米粒子浓度为 A、B 和 C 的培养液,阴性对照液替换孔中的原培养液 100μL,其中阴性对照液是以新鲜培养液替换。

(5) 继续 37℃下培养 2d、4d、7d 后,每孔加入 5g/L 的 MTT 溶液 100μL,再培

养 4h 后终止培养,吸净培养液,PBS 缓冲液清洗 3 次。

（6）每孔加入 150μL 二甲基亚砜,振荡 15～20min,选择波长 490nm 处测定各孔光密度（OD）值。通过光密度值计算细胞相对增殖率（relative growth rate,RGR）＝（试样管的平均 OD 值/阴性对照组 OD 值）×100％。

（7）评价方法[22]是根据 RGR 进行细胞毒性分级标准（表 5.4）,其中 0 级和 1级被认为没有细胞毒性;2 级为轻度细胞毒性;3 级和 4 级为中度细胞毒性;5 级为明显细胞毒性。

表 5.4　　细胞相对增殖率与细胞毒性分级标准的关系

细胞毒性分级	细胞相对增殖率/％
0 级	$\geqslant 100$
1 级	75～99
2 级	50～74
3 级	25～49
4 级	1～24
5 级	0

2. 细胞毒性试验结果与讨论

淋巴细胞作为血液中白细胞的主要组成成分,是机体完成细胞免疫和体液免疫的重要基础,淋巴细胞是对外界毒性物质最为敏感的细胞之一,所以其细胞毒性测定代表了 HAP 纳米粒子血淋巴细胞相容性。本研究使用的是 MTT 还原法[23,24],试验结果显示（表 5.5～表 5.7）,在一段时间内,三种浓度的 HAP 溶胶随着浓度的增加,细胞相对增殖率略有下降,这表明与对照组相比,HAP 纳米粒子高浓度时有相对较弱的细胞毒性,但无明显差异（$p > 0.05$）。三组 HAP 溶胶在 2d、4d、7d 时的细胞相对增殖率和细胞毒性分级结果显示各组细胞相对增殖率为83％～109％,细胞毒性分级为 0 级或 1 级。分别以培养 2d、4d、7d 的细胞在镜下观察,可见试验组细胞数量及细胞形态方面与对照组无明显差异,淋巴细胞增殖状况没有发生任何变化。从培养时段可看出随着细胞与 HAP 溶胶接触时间的延长,细胞相对增殖率在开始 2d 时先下降,4d、7d 后又上升,这又说明 HAP 纳米粒子对正常细胞增殖可能有相对较弱的影响,细胞增殖周期受到轻度抑制,后通过细胞自我修复、自我适应,细胞的增殖能力逐渐恢复到了正常水平。曹献英等[25]研究证明,HAP 纳米粒子无致基因突变作用,包括碱基对置换突变和移码突变等。这说明 HAP 纳米粒子对正常细胞 DNA 并无直接损伤,HAP 纳米粒子抑制了细胞周期相关蛋白质或酶的活性。从第 7 天开始,三种浓度的 HAP 溶胶液所对应的细胞相对增殖率都高于对照组,这种现象可能是 HAP 纳米粒子降解释放一定

溶度的 Ca^{2+} 有促进细胞增殖作用。下一步有必要检测细胞周期及相关蛋白质或酶的变化。但从总的试验结果看出,HAP 纳米粒子与活细胞直接接触并未见明显的血细胞毒性作用,细胞毒性分级为 0 级或 1 级。

表 5.5　HAP-sol 的浓度与吸光度关系

HAP-sol 浓度/(mol/L)	吸光度均值($\overline{X}\pm$SD)		
	第 2 天	第 4 天	第 7 天
A	0.223±0.025	0.275±0.016	0.327±0.023
B	0.205±0.019	0.267±0.024	0.318±0.017
C	0.190±0.029	0.256±0.020	0.301±0.022
阴性对照	0.227±0.021	0.262±0.014	0.299±0.018

表 5.6　HAP-sol 的浓度与细胞相对增殖率关系

HAP-sol 浓度/(mol/L)	RGR(细胞相对增殖率)/%		
	第 2 天	第 4 天	第 7 天
A	98.2	105	109.3
B	90.3	101.9	106.4
C	83.7	97.7	100.7
阴性对照	100	100	100

表 5.7　HAP-sol 的浓度与细胞毒性分级关系

HAP-sol 浓度/(mol/L)	细胞毒性分级		
	第 2 天	第 4 天	第 7 天
A	1	0	0
B	1	0	0
C	1	1	0
阴性对照	0	0	0

5.3　羟基磷灰石纳米粒子与血液中生物大分子间的吸附研究

不同粒径的 HAP 与肝素、唾液酸、血清白蛋白等血液中成分的相互作用及机制,是提高 HAP 纳米粒子血液相容性的基础性研究。

5.3.1　生物大分子在羟基磷灰石纳米粒子上的吸附量研究

1. 材料与研究方法

材料:HAP_1(25~60nm)、HAP_2(470~520nm)、HAP_3(1906nm)。

液体配制：

（1）结晶紫溶液。称取 0.05g 结晶紫，加入二次蒸馏水，定容至 500mL，干法过滤，保留滤液，备用。

（2）0.02mol/L pH6.8 乙酸-乙酸钠缓冲液。称 2.72g 乙酸钠（NaAc·3H$_2$O）以水溶解，并定容至 1L，乙酸调 pH 至 6.8。

（3）Britton-Robinson 缓冲溶液。36％乙酸 640mL，85％磷酸 220mL，硼酸 0.2472g，以上三种物质混合，加入二次蒸馏水，定容至 100mL，加入 0.2mol/L 的 NaOH 调整到 pH＝6.09。

（4）Bialsche 试剂。地衣酚 0.1g，1％FeCl$_3$ 1mL，38％HCl 47.5mL，以上三种物质混合，加入二次蒸馏水，定容至 50mL。

（5）Bradford 储存液。95％乙醇 100mL，88％磷酸 200mL，考马斯亮蓝 G-250 350mg。

（6）Bradford 工作液。二次蒸馏水 25mL，95％乙醇 30mL，Bradford 储存液 30mL，88％磷酸 15mL。

1）结晶紫法测定肝素在不同粒径 HAP 粒子上的吸附量[26,27]

a. 标准曲线的制定

配制 10μg/mL 的标准肝素溶液，分别取 0.25mL、0.5mL、1mL、2mL、3mL、4mL、5.5mL、6.5mL、7mL、7.5mL 加入 25mL 容量瓶中，依次加入 pH＝6.09 的 Britton-Robinson 缓冲溶液 1mL、0.01％结晶紫溶液 3mL，稀释至刻度，摇匀静置 15min，将各样品加入 96 孔板中，每孔 200μL，以试剂空白为参比，用酶标仪测定其在 591nm 处的吸光值，绘制肝素的浓度-吸光度的标准曲线。在上述实验条件下，肝素的浓度在 0.1～3.0μg/mL 范围内与 OD 值呈线性关系，回归方程为 $Y=0.006+0.199X$（μg/mL），相关系数 $r=0.997$。进行 8 次空白实验，求得空白值的标准偏差为 0.008。统计中使用 SPSS13.0 软件计算。

b. 样品的检测

取 0.02g HAP$_1$、HAP$_2$、HAP$_3$ 粒子各 10 份，混入 0.9mL、pH＝6.8，0.02mol/L 的乙酸-乙酸钠缓冲液中，置 37℃全温振荡培养箱孵育 1h；将浓度为 1mg/mL、2mg/mL、3mg/mL、4mg/mL、5mg/mL、6mg/mL、7mg/mL、8mg/mL、9mg/mL、10mg/mL 的肝素溶液 0.1mL 分别加入以上体系中，置 37℃全温振荡培养箱孵育 4h；离心（3000r/min，15min），分别取上清液 500μL，稀释到浓度范围内，按上述实验方法测出肝素的含量，不同浓度的肝素在 HAP 上的吸附值按式（5-1）计算：

$$Q = \frac{(\rho_0 - \rho)v}{m} \tag{5-1}$$

式中，Q 为每克 HAP 吸附肝素的质量(mg/g)；ρ_0 为吸附前溶液中肝素浓度(μg/mL)；ρ 为吸附平衡后溶液中肝素浓度(μg/mL)；v 为溶液体积(mL)；m 为 HAP 质量(g)。

绘制不同粒度的 HAP 粒子对肝素的吸附等温线以及吸附率。

2) Bialsche 法检测唾液酸在不同粒径 HAP 粒子上的吸附量[28]

a. 标准曲线的制定

将浓度为 10μg/mL、20μg/mL、30μg/mL、40μg/mL、50μg/mL、60μg/mL、70μg/mL、80μg/mL、90μg/mL、100μg/mL 的标准唾液酸溶液 1mL 分别加入 10mL 离心管中，依次加入 pH＝6.8、0.02mol/L 的乙酸-乙酸钠缓冲液 0.5mL，Bialsche 试剂(地衣酚 0.1g，1％FeCl$_3$ 1mL，38％HCl 47.5mL，二次蒸馏水稀释至 50mL)1mL，放入沸水中加热 12min，立即将离心管放入冰水浴冷却 3min，再分别加入正戊醇 5mL，充分摇匀，离心(1000g，10min)，取上清液 200μL 加入 96 孔板，以试剂空白为参比，用酶标仪测定其在 569nm 处的吸光值，绘制唾液酸的质量-吸光度的标准曲线。在上述实验条件下，唾液酸的质量在 $10\sim100\mu$g 范围内与 OD 值呈线性关系，回归方程为 $Y＝0.007＋0.001X(\mu$g)，相关系数 $r＝0.999$。进行 8 次空白实验，求得空白值的标准偏差为 0.006。按前述 HAP 与肝素吸附的方法绘制 HAP$_1$、HAP$_2$、HAP$_3$ 粒子对唾液酸的吸附等温线。

b. 样品的检测

取 0.02g HAP$_1$、HAP$_2$、HAP$_3$ 粒子各 10 份，混入 0.9mL、pH＝6.8、0.02mol/L 的乙酸-乙酸钠缓冲液中，置 37℃全温振荡培养箱孵育 1h；将浓度为 1mg/mL、2mg/mL、3mg/mL、4mg/mL、5mg/mL、6mg/mL、7mg/mL、8mg/mL、9mg/mL、10mg/mL 的唾液酸溶液各 0.1mL 分别加入以上体系中，置 37℃全温振荡培养箱孵育 4h；离心(3000r/min，15min)，分别取上清液 500μL，稀释到浓度范围内，按上述实验方法测出唾液酸的含量，根据公式(5-1)计算吸附值，并绘制不同粒度的 HAP 粒子对唾液酸的吸附等温线以及吸附率。

c. 肝素化的 HAP 粒子与唾液酸的吸附实验

取 0.02g HAP$_1$、HAP$_2$、HAP$_3$ 粒子各 10 份，混入 0.9mL、pH＝6.8、0.02mol/L 的乙酸-乙酸钠缓冲液中，置 37℃全温振荡培养箱孵育 1h；将浓度为 20mg/mL 的肝素溶液 0.1mL 分别加入以上体系中，置 37℃全温振荡培养箱孵育 4h；离心(3000r/min，15min)，弃去上清液，用上述乙酸-乙酸钠缓冲液洗涤沉淀 3 次，干燥，按前述方法加入唾液酸溶液，观察结果。

d. 肝素、唾液酸及血清白蛋白分别与 HAP 粒子吸附后的红外光谱检测

称取 0.02g 的 HAP$_1$ 粒子 3 份，加入 0.9mL，pH＝6.8 的 0.02mol/L 乙酸-乙酸钠缓冲液，置 37℃全温振荡培养箱孵育 1h，分别加入 20mg/mL 的肝素溶液 0.1mL、20mg/mL 的唾液酸溶液 0.1mL 及 20mg/mL 的牛血清白蛋白溶液

0.1mL，37℃恒温振荡培养箱孵育4h，离心（3000r/min，15min），弃去上清液，乙酸-乙酸钠缓冲液（pH＝6.0)洗涤沉淀3次，干燥，经KBr压片后观察三种样品的红外光谱图。

3）Bradford法测定BSA在不同粒径HAP粒子上的吸附量

实验方法参见文献[27,29]，配制浓度为1mg/mL牛血清白蛋白标准液，将标准液按0、1μL、2μL、4μL、8μL、12μL、16μL、20μL分别加到96孔板中，加pH＝6.0的乙酸-乙酸钠缓冲液补足到20μL，各孔加入200μL Bradford工作液，室温放置3～5min，用酶标仪测定在595nm处的吸光值，绘制标准曲线。在上述实验条件下，BSA的浓度在0～400μg/mL范围内与OD值呈线性关系，回归方程为$Y=0.043+0.002X$（μg/mL），相关系数$r=0.996$。进行8次空白实验，求得空白值的标准偏差为0.006。

取0.02g HAP_1、HAP_2、HAP_3粒子混入0.9mL、pH＝6.0的乙酸-乙酸钠缓冲液中，置37℃全温振荡培养箱孵育1h；将浓度为1～10mg/mL的牛血清白蛋白溶液0.1mL分别加入以上体系中，置37℃全温振荡培养箱孵育4h；离心（3000r/min，15min），取上清液20μL作为待测样品，该样品在作标准曲线时同时加入96孔板中，通过曲线读出吸光值，根据公式（5-1）计算血清白蛋白的吸附值，绘制HAP_1、HAP_2、HAP_3粒子对血清白蛋白的吸附等温线以及吸附率曲线。

2. 研究结果

1）肝素在HAP上的吸附结果

图5.15和图5.16是肝素在HAP上的吸附结果。

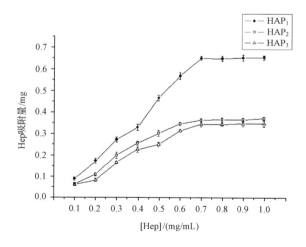

图5.15　HAP粒子与肝素吸附的曲线

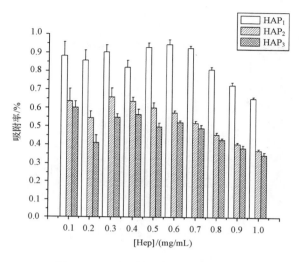

图 5.16　HAP 粒子对肝素的吸附率

2）唾液酸在 HAP 上的吸附结果

图 5.17 和图 5.18 是唾液酸在 HAP 上的吸附结果。图 5.19 是肝素化和未肝素化 HAP 与唾液酸的吸附结果。

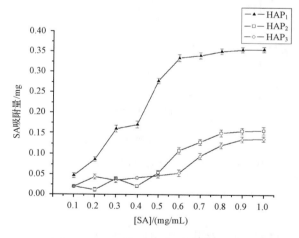

图 5.17　HAP 粒子与唾液酸吸附的曲线

3）BSA 在 HAP 上的吸附结果

图 5.20 和图 5.21 是 BSA 在 HAP 上的吸附结果。

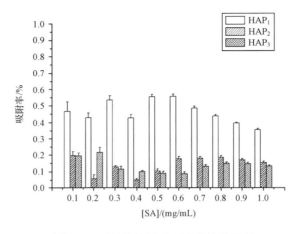

图 5.18　HAP 粒子对唾液酸的吸附率

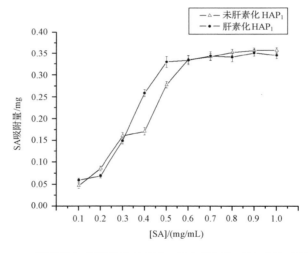

图 5.19　肝素化与未肝素化的 HAP 纳米粒子与唾液酸的吸附曲线

3. 讨论

1) 不同粒径的 HAP 粒子对肝素吸附性能的研究

（1）肝素概述。肝素（heparin）是 1916 年 Mclean 研究凝血机制时从肝脏组织中发现的一种酸性黏多糖。1939 年，Brinkhous 等[30]证明了肝素具有抗凝血活性，从此，肝素作为天然抗凝血物质而受到世界各国的重视。肝素广泛分布在哺乳动物的组织中，如肝、肺、肠黏膜、心、脾、肾、胸腺、胎盘、肌肉和血液等[31]。肝素和大多数黏多糖一样，在体内多以与蛋白质结合成复合物的形式存在。这种复合物

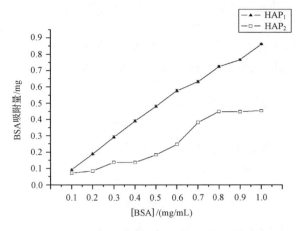

图 5.20 HAP 粒子与牛血清白蛋白吸附的曲线图

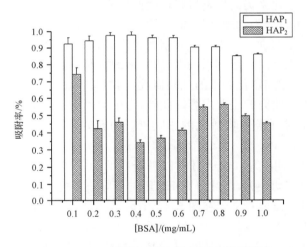

图 5.21 HAP 粒子对牛血清白蛋白的吸附率

无抗凝血活性,随着蛋白质的去除,这种抗凝活性逐渐表现出来。各种组织肝素的含量与肥大细胞的数目有关,肥大细胞内的颗粒含肝素或肝素前体,当物理或化学刺激使肥大细胞脱粒时,肝素被释放出来,在体内被肝脏产生的肝素酶灭活而从尿排泄出来[32]。

肝素是一类糖胺聚糖,由糖醛酸和葡萄糖胺以 1→4 键连接起来的重复二糖单位组成的多糖链的混合物。它含 10~30 个二糖单位不等(图 5.22),相对分子质量为 4000~20 000,平均相对分子质量为 12 000。2-O-硫酸-α-L-艾杜糖醛酸及 6-O-硫酸-N-硫酸-α-D-葡萄糖胺是其中的主要单糖,由它们组成的三硫酸二糖的重复单位构成了肝素结构的主要部分。到目前为止,肝素的精确结构还不清楚。

肝素带有很强的负电荷,各链之间可产生排斥力,使肝素链不易卷曲和交叉连接,呈线性结构。肝素链中每两个二糖单位含有 $2\sim3$ 个 SO_4^{2-},带有大量的负电荷,通常认为这与抗凝作用有关。随着研究的深入,人们发现肝素不但有抗凝、抗血栓形成和调整血脂的作用,还有抗炎、抗过敏、抗病毒、抗癌等多种生物学功能[33]。

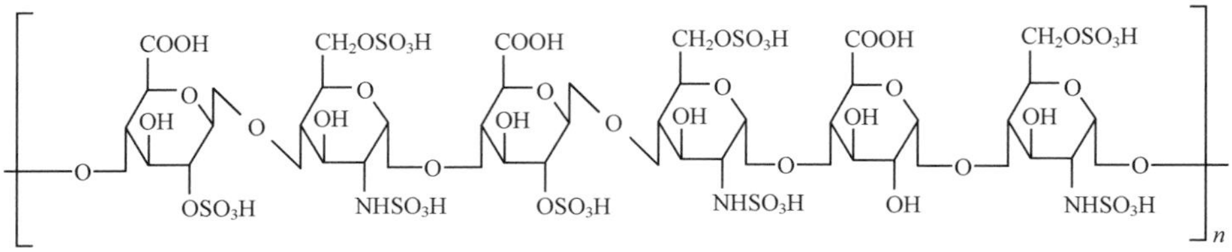

图 5.22　肝素的分子结构

（2）生物材料的肝素化。由于肝素的良好抗凝血性,自 20 世纪 60 年代起人们就开始利用肝素化来提高生物材料抗凝血性能。时至今日,具体方法已有很多,按其复合方式,可以分为物理吸附和化学结合两大类,后者又可进一步分为共价键结合及离子键结合两种。对于结合肝素的稳定性而言,通过化学键特别是共价键进行结合远比物理吸附稳定;但就固定后肝素的抗凝血活性来说,却正好相反。因此,如何提高共价键固定化肝素的抗凝血性,同时又不影响材料的本体性能,一直是生物材料肝素化研究的主要内容。此外,为了使固定化肝素具有高的抗凝血性,除了减少固定化对肝素生物活性的影响外,还应该提高材料表面固定化肝素的浓度。

（3）肝素的作用机理。由于肝素以糖蛋白的形式广泛存在于组织和血液中,而且与血栓形成密切相关,因此研究 HAP 粒子与肝素相互作用对 HAP 粒子在血液中的安全性具有重要意义。在图 5.15 中可以看到,当肝素的浓度小于 0.4mg/mL 时,HAP_1、HAP_2、HAP_3 的吸附量差别不大,可能由于肝素的浓度较低所致,肝素的浓度在 $0.4\sim0.7mg/mL$ 时,HAP_1 的吸附量迅速增加直至达到饱和,而 HAP_2 和 HAP_3 的增量趋于缓和,在此浓度范围,HAP_1 的最大吸附值为$(0.65\pm0.02)mg$,HAP_2 和 HAP_3 分别为$(0.363\pm0.007)mg$ 和$(0.345\pm0.012)mg$。在图 5.16 中,在达到最大吸附值以前,HAP_1 的吸附率均在 80% 以上,明显高于 HAP_2 和 HAP_3,而 HAP_2、HAP_3 的吸附率没有明显的差别。上述结果表明,肝素与 HAP_1、HAP_2、HAP_3 均可以不同程度地结合,其中与 HAP_1 之间有强烈的相互作用。肝素分子上的硫酸根和羧基基团使其带负电荷,HAP 与肝素之间的结合主要通过结合钙的位点实现。由于 HAP 纳米粒子（HAP_1）具有更大的比表面积,在相同质量下,与 HAP_2 和 HAP_3 相比,HAP_1 能够提供更多的钙的位点,因此其吸附量更大。

2) 不同粒径的 HAP 粒子对唾液酸吸附性能的研究

（1）唾液酸概述。唾液酸（sialic acid，SA）是广泛存在于生物系统中的一类天然糖类化合物。早在 1936 年，Blix 等的研究表明它的结构是 O,N-二乙酰基神经氨酸[34]。20 年后，Gottschalk 小组[35] 在检验黏蛋白中流感病毒的作用时，分离得到了唾液酸类化合物中最具代表性的 N-乙酰神经氨酸（N-acetyl-neuraminic acid）（图 5.23）。当时并没有完全确定它的结构，直到 1967 年，Jochims 等[36] 在

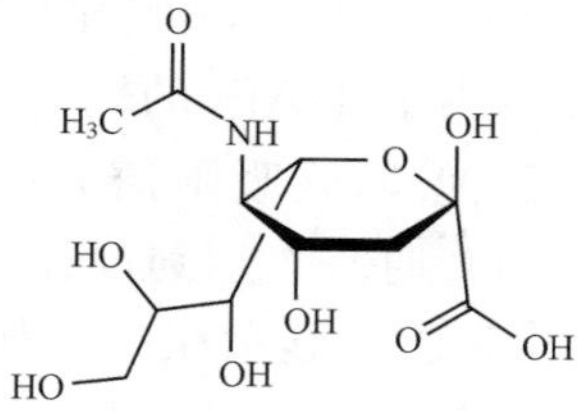

图 5.23　N-乙酰神经氨酸分子结构

前人研究的基础上才完全确定了唾液酸的立体构型，包括唾液酸中的酮苷键在游离状态时为 β 型，在天然缀合物中为 α 型。目前，分离和鉴定的唾液酸类化合物已有 40 多种，这些化合物大多是 N-乙酰神经氨酸的 O-乙酰基衍生物。

（2）唾液酸的生物学作用。唾液酸在生命体中的广泛存在引起了学者的极大关注。从第一个唾液酸被分离和鉴定开始，人们就对其生物和生理活性进行了大量的研究。由于 SA 的分子结构总是处于细胞膜糖链的末端——一个十分敏感的位置上，因而 SA 直接参与了发生于细胞膜上的许多重要的生化反应。在细胞与细胞之间，细胞与外界环境之间，SA 残基起着重要作用。它直接参与了细胞间的信息传递，参与了部分发生于细胞质和细胞核的重要生化反应，参与了正常组织细胞的分化、成熟与凋亡[37]。

由于较丰富的带负电荷的羟基的存在，因此 SA 带负电荷，这样覆盖在细胞表面的带有负电荷的鞘既可以通过静电作用阻碍细胞凝聚，又可以通过体内 Ca^{2+} 的桥连作用促进细胞的凝聚。因此唾液酸对细胞的凝聚具有一定的调控作用，而且细胞表面唾液酸的负电荷也可以协助离子通过细胞膜[38]。在生物系统中，唾液酸一般很少以游离的形式存在，它们大多通过 2-位异头碳的羟基以 α-糖苷键连接在糖蛋白、糖脂和寡糖的末端，带有 SA 的糖蛋白和糖脂存在于动物细胞质膜、血清糖蛋白以及哺乳动物的黏液腺中。糖蛋白和糖脂作为细胞膜上糖链末端的残基，是膜上负电荷的来源。人红细胞表面有大于 10^7 个 SA 残基，这说明每个红细胞表面约有 1.8×10^7 个负电荷。然而促使正常人红细胞产生互相排斥而保持悬浮稳定性的 ζ 电位，正是由 SA 所带有的负电荷产生[39]。在许多病理情况下，都能使 SA 水平发生改变，从而也影响了红细胞颗粒的悬浮特性。有研究发现，HAP 纳米粒子在体外试验中能引起红细胞的聚集，很可能是由于 HAP 纳米粒子与红细胞膜上的唾液酸相互作用而改变了膜表面的电荷所致[40]。

人们在最近的研究中发现，肿瘤细胞比正常细胞中唾液酸糖缀合物的含量要高很多，这一重要发现为人们设计新的诊断剂和肿瘤抑制剂提供了一个研究方向。前已述及 HAP 纳米粒子对肿瘤细胞有抑制作用[41~44]，因此，探讨 HAP 纳米粒子

与唾液酸相互作用的机理有着重要意义。

HAP 纳米粒子与唾液酸相互吸附的机理可以从以下几方面予以分析：

（1）图 5.17 中，在唾液酸的浓度大于 0.3mg/mL 时，HAP$_1$ 的吸附量就显现出与 HAP$_2$ 和 HAP$_3$ 的较大差别，HAP$_1$ 的吸附值在唾液酸浓度为 0.6mg/mL 时基本达到饱和，其吸附值为（0.35±0.01）mg，HAP$_2$ 和 HAP$_3$ 在唾液酸浓度为 0.8mg/mL 时基本达到饱和，吸附值分别为（0.15±0.008）mg 和（0.12±0.006）mg。图 5.18 上显示在达到饱和之前，HAP$_1$ 对唾液酸吸附率在 40% 以上，远高于 HAP$_2$ 和 HAP$_3$。

（2）由于唾液酸分子上存在大量的羟基，故其表面带有丰富的负电荷，因此可以通过这种静电作用力的方式与 HAP 结合，作用位点主要在钙上，此外，由于 HAP 表面还存在着［OH$^-$］位置的空缺，因此，也能吸附一部分 OH$^{-[45]}$。同样的，具有大的比表面积的 HAP$_1$ 能够吸附更多的唾液酸分子，从图 5.17 也能明显看到，HAP$_2$ 和 HAP$_3$ 的粒径虽然不同，但它们的吸附量没有很大的差别。

（3）与图 5.15 相比较，在相同的浓度下，HAP$_1$ 对肝素的吸附量大于对唾液酸的吸附量，这可能是因为吸附前肝素在溶液中带有大量的负电荷，由于静电斥力作用分子呈线性，而与 HAP 结合后改变了这种静电作用，使其分子发生卷曲和交联，这样使更多的肝素分子折叠在一起，导致吸附量的增加；而唾液酸相对分子质量较小，当与钙的位点结合达到平衡后，分子间不像肝素那样产生交联，因而在 HAP 上的吸附量较肝素小。

（4）从图 5.19 中可以看到，HAP$_1$ 用肝素处理后与处理前对唾液酸的吸附没有明显的差别，饱和吸附值为（0.35±0.014）mg。虽然肝素占据了大部分钙的位点，但唾液酸仍有可能通过多种形式的氢键与肝素结合。如果用肝素作为表面改性剂修饰 HAP 纳米粒子时，这种性质对研究 HAP 纳米粒子与红细胞的相互作用有着重要意义。

3）不同粒径的 HAP 粒子对血清白蛋白吸附性能的研究

牛血清白蛋白（bovine serum albumin，BSA）是由 582 个氨基酸残基组成，相对分子质量约为 65 000，等电点为 5.3。BSA 肽链含有 35 个半胱氨基酸残基，仅 34 位上有一个巯基，其余都为二硫键，二硫键中有 8 对组成交叉二硫键，只有接近 N 端的是一个单个二硫键。其二级结构约 48% 的氨基酸残基排列为 α-螺旋，15% 为 β-折叠，其余卷曲回折成球状分子。BSA 的三维晶体结构有三个结构域$^{[46]}$：Ⅰ、Ⅱ、Ⅲ。每个结构域又含有两个亚结构域：A、B 和 C，以槽口相对的方式形成圆筒状结构，每个亚结构域又分为三个螺旋（X、Y、Z），几乎所有疏水性氨基酸都包埋于圆筒腔内部，构成疏水性腔。每个结构域本身都是紧密装配的，但结构域之间的关系相当松懈，形成裂缝。按物理特性溶解度来分，牛血清白蛋白属于清蛋白，溶于水、稀盐、稀酸及稀碱溶液，能为饱和硫酸铵所沉淀。按其生物功能分，它属于转运蛋白。按其形状和大小分,它属于球状蛋白,形状接近于球形或椭球形,其多肽链结合折叠紧密,疏水的氨基侧链位于分子内,亲水的侧链在外面暴露于水溶剂,因此在水中的溶解性非常好。

以前有学者采用过同位素标记法、傅里叶红外光谱法和电泳法研究普通 HAP 对血清白蛋白的吸附,但 HAP 纳米粒子与白蛋白吸附的研究较少,本节将重点探讨它们之间的吸附性能。由于血清白蛋白为体内血浆中含量最丰富的蛋白质,在 HAP 纳米粒子进入血液后,将会与大量的白蛋白接触,研究证明,普通的 HAP 与白蛋白结合后能够引起蛋白质二级结构的改变[47],而纳米级的 HAP 有更大的比表面积,其表面带有更大量的电荷,较白蛋白有更强的吸附与结合,因此,探讨它们之间的相互作用对研究 HAP 纳米粒子的血液安全性有着重要的意义。

在试验结果图 5.20 中,BSA 在 HAP_1 上的吸附随 BSA 浓度的增加而增加,在本研究 BSA 的浓度范围内,HAP_1 的吸附率均在 90% 以上,并且未达到吸附饱和;HAP_2 在 BSA 的浓度为 0.8mg/mL 时即达到饱和,吸附量为 (0.76 ± 0.04) mg/mL。上述结果表明,HAP 纳米粒子吸附 BSA 的性能比非纳米级的 HAP 高得多,证实 HAP_1 与 BSA 有非常强烈的相互作用,其机理可能是 BSA 上的 COO^- 基团与 HAP_1 暴露在其表面的 Ca^{2+} 通过静电吸引而相互作用,或者通过与 HAP_1 分子内的 PO_4^{3-} 的离子交换以及氨基基团与 Ca^{2+} 的互换作用而结合。也有研究表明,HAP 对有些蛋白质的吸附,是在吸附质和吸附剂都为负电荷的情况下进行的,此时吸附过程的推动力不再是静电引力,而是熵;结构重排、水化条件的改变以及电解质的共吸附都起着重要作用[48]。此外,由于 BSA 分子呈球状结构,分子间有着更紧凑的二级结构和结构域,因此可以通过与 HAP 表面反应形成多层结构,这也成为出现更大吸附量的主要原因。这提示我们,当 HAP 纳米粒子进入血液后将与血液中的白蛋白发生结合,从而在一定程度上对 HAP 纳米粒子的性质产生影响。

5.3.2　生物大分子与羟基磷灰石纳米粒子吸附后的红外光谱分析

通过不同粒径的 HAP 纳米粒子与肝素、唾液酸及血清白蛋白等三种血液中的生物大分子的吸附试验,可以观察到 HAP 粒子与这些物质都有不同程度的结合,继而探讨它们之间结合的机理。这为材料的表面改性以及提高材料的血液安全性提供了重要的生物学依据。本节以红外光谱为手段,研究了 HAP 纳米粒子纳米粒子与肝素、唾液酸及血清白蛋白相互结合的方式,揭示它们之间的作用机制。

1. 肝素与 n-HAP 共吸附后的红外光谱分析

在纯肝素的红外光谱中(图 5.24),3439cm^{-1},2918cm^{-1} 对应—OH 的伸缩振动峰,2850cm^{-1} 对应 COO^- 基团,1631cm^{-1} 是 N—H 的变形振动峰,肝素分子中

的—OSO$_3^-$ 则在 1426cm^{-1}、1149cm^{-1}处出现,而在 1239cm^{-1}、1036cm^{-1}的吸收谱带对应—SO$_3^-$ 基团,为肝素特征的糖环结构。在肝素与 HAP 吸附后的谱图中(图 5.25),COO$^-$ 基团对应的谱带移位至 2851cm^{-1},并且谱带的相对强度也发生了变化,N—H 的吸收峰仍在 1631cm^{-1},但谱带的强度发生变化,在 1000～1500cm^{-1} 未见明显吸收峰,并且与纯的 HAP 纳米粒子的谱图相比(图 5.29),HAP 的特征峰—OH 变为 3571cm^{-1}。从以上结果可以看到,在吸附后的谱带中未见—OSO$_3^-$ 基团,说明肝素很可能通过—OSO$_3^-$ 与 HAP 分子中暴露在外部的 Ca^{2+} 缔合,COO$^-$、OH$^-$ 谱带的变化提示我们二者之间也可以通过氢键结合,N—H

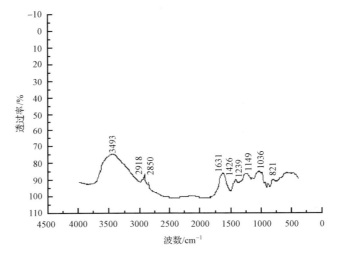

图 5.24　肝素的红外光谱

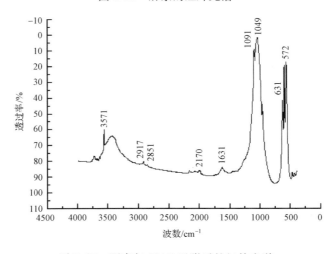

图 5.25　肝素与 HAP 吸附后的红外光谱

结构的变化不大,说明肝素在吸附后,由于分子内大量的糖苷键,使其结构卷曲,因而保留了肝素的一些特有基团。图 5.26 为肝素化的 HAP 与 SA 吸附的红外光谱,可以看到,在 1636cm^{-1}、1560cm^{-1} 处的吸收峰,证明 SA 中酰胺基团的存在,而 1636cm^{-1} 的谱带强度的明显增强很可能是肝素中的 N—H 基团的表现。这也说明,在肝素与 HAP 复合后,虽然肝素占据了 HAP 中大部分 Ca^{2+} 的位点,但 SA 仍然可能通过 -OH 与肝素上的 COO$^-$ 或 -NH 以氢键的方式结合。

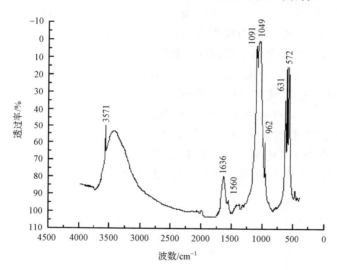

图 5.26 肝素化的 HAP 与 SA 吸附的红外光谱

在本吸附试验检测条件下(pH=6.8,T=37℃),得到以下结论:

(1) HAP$_1$、HAP$_2$、HAP$_3$ 对血液中的三种生物大分子——肝素、唾液酸、血清白蛋白都有不同程度的吸附特性,其中 HAP$_1$ 由于具有更大的比表面积,在其表面能够提供更多的结合位点而吸附性能远高于 HAP$_2$ 和 HAP$_3$,表现出明显的纳米生物学效应。

(2) HAP$_1$ 与肝素的吸附主要通过 Ca^{2+} 与 -OSO$_3^-$、COO$^-$、OH$^-$ 之间的氢键以及肝素分子结构的卷曲和重叠实现。在试验浓度范围内饱和吸附量为(0.65±0.02)mg/mL。

(3) HAP$_1$ 与唾液酸的吸附主要以 OH$^-$ 与 N—H 以及 Ca^{2+} 与 COO$^-$ 的结合为主,在试验浓度范围内饱和吸附量为(0.35±0.01)mg/mL。

(4) 肝素处理前后的 HAP$_1$ 对唾液酸的吸附没有较大的差别,在试验浓度范围内饱和吸附量为(0.35±0.014)mg/mL。

(5) HAP$_1$ 与 BSA 存在较为强烈的吸附作用,作用位点可能主要在 BSA 的酰胺Ⅰ带、酰胺Ⅱ带、COO$^-$ 基团与 HAP 的 Ca^{2+}、OH$^-$、PO$_4^{3-}$ 基团上,在试验浓度范围内的吸附未到达饱和。

2. 唾液酸与 n-HAP 共吸附后的红外光谱分析

在纯唾液酸(SA)的红外光谱(图 5.27)中,3341cm^{-1}处明显宽化的强吸收峰对应—OH 基团,证实 SA 分子中带有大量的羟基而呈负电荷,其酰胺基团的谱带位于 1656cm^{-1} 和 1530cm^{-1},2933cm^{-1}、2643cm^{-1}、1374cm^{-1} 为 COO$^-$ 的吸收谱带,1126cm^{-1}、1027cm^{-1} 对应—O—基团,而 SA 分子中的六元环结构则在 900cm^{-1} 和 874cm^{-1} 处表现为吸收峰,在 SA 与 HAP 吸附后(图 5.28),有以下三个变化:①SA-HAP 复合物酰胺基团的谱带移位至 1636cm^{-1} 和 1559cm^{-1},其谱带的强度也发生了明显的变化;②COO$^-$ 基团的吸收峰变为 1377cm^{-1},3341cm^{-1} 处的吸收峰消失;③与纯的 HAP 纳米粒子的谱图相比(图 5.29),OH$^-$ 变为 3571cm^{-1},而 PO$_4^{3-}$ 的吸收谱带为 572cm^{-1}、602cm^{-1}、963cm^{-1}、1049cm^{-1} 和 1091cm^{-1},则未发生明显变化。上述结果表明,在 SA 与 HAP 吸附后,SA 与 HAP 之间有明显的相互作用,在 HAP 上的作用位点可能是通过 Ca^{2+} 和 COO$^-$ 而实现,也可以借助 SA 上的 N—H 与 OH$^-$ 形成多种形式的氢键而结合。

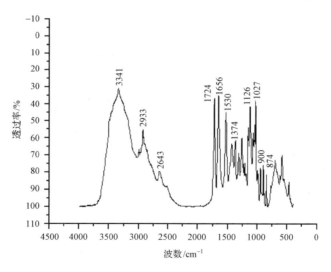

图 5.27　SA 的红外光谱

当 HAP 纳米粒子进入血液后将接触到大量的血红细胞(RBC),而 RBC 膜表面糖蛋白上含有大量的唾液酸,HAP 可能通过上述机制与膜上的唾液酸结合,改变 RBC 表面的电荷,从而影响红细胞的生理功能,甚至有可能借助这种方式进入红细胞内,因此,在体内条件下的结合机制以及这种作用对 RBC 功能的影响程度将有待进一步的研究。

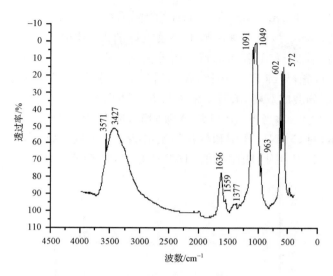

图 5.28　SA 与 HAP 吸附后的红外光谱

3. BSA 与 n-HAP 共吸附后的红外光谱分析

图 5.29 是 HAP 纳米粒子的红外光谱图，PO_4^{3-} 的吸收谱带 572cm^{-1}、602cm^{-1}、963cm^{-1}、1049cm^{-1} 和 1091cm^{-1} 都出现了，631cm^{-1} 和 3572cm^{-1} 处的吸收谱带对应 OH$^-$，与 HAP 吸附 BSA（图 5.30）相比，PO_4^{3-} 由 1091cm^{-1} 变为 1090cm^{-1}，并且 OH$^-$ 对应的 3572cm^{-1} 处吸收峰的波数升高了 8cm^{-1}；而单纯 BSA 其酰胺 I 带和酰胺 II 的谱带位于 1654cm^{-1} 和 1541cm^{-1}（图 5.31），COO$^-$ 基

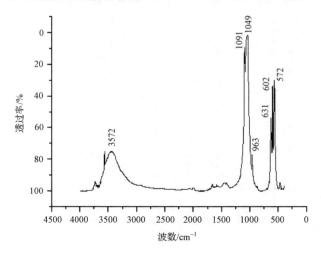

图 5.29　HAP 的红外光谱

团的吸收峰位于 2962cm^{-1},BSA 与 HAP 吸附后酰胺Ⅰ带和酰胺Ⅱ的谱带变为 1650cm^{-1}和 1538cm^{-1},而 COO$^-$基团的吸收峰消失,因此,从以上比较中我们可以看到,吸附后不仅 HAP 粒子的特征谱带发生了变化,BSA 的特征谱带也发生了很大的变化。首先,与纯 BSA 相比,作用后的 BSA 酰胺Ⅰ带和酰胺Ⅱ发生位移,同时,酰胺Ⅱ带分裂成双峰,酰胺Ⅰ带来自 N—H 面内弯曲振动(占 60％)和 C—N 的伸缩振动(占 40％),当 HAP 与 BSA 吸附时,原来 BSA 分子间羧基和氢形成的氢键受到破坏,而 C—N—H 则和材料的亲水部分发生氢键结合,引起酰胺峰的改变;其次,与纯 HAP 相比,吸附后的 HAP PO$_4^{3-}$ 区的特征谱带发生了位移,并且相

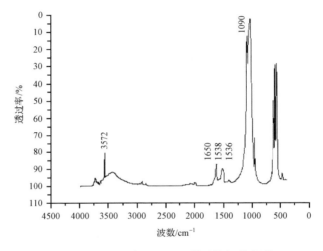

图 5.30　BSA 与 HAP 吸附后的红外光谱

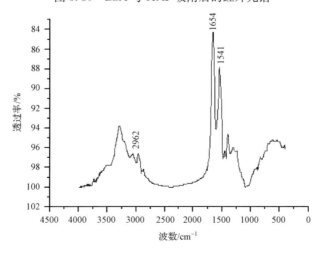

图 5.31　BSA 的红外光谱

对强度也发生了改变。上述结果表明,在吸附后的 BSA-HAP 复合物中,BSA 与 HAP 之间存在着强烈的相互作用,使相关的谱带位置和相对强度发生变化,BSA 与 HAP 的作用位点可能主要在 BSA 的酰胺Ⅰ带、酰胺Ⅱ带、COO⁻ 基团与 HAP 的 Ca^{2+}、OH^-、PO_4^{3-} 基团上,作用方式可能是多种形式的氢键或 BSA 与钙的络合作用。

由于 BSA 红外光谱中酰胺Ⅰ带为 C＝O 伸缩振动及其与 NH 弯曲振动、C—N 伸缩振动的偶合,因此认为酰胺Ⅰ带反映了蛋白质的二级结构,其中包含了 α 螺旋、β 折叠、转角结构和无规卷曲等有关蛋白质二级结构的信息[49],因此 BSA 与 HAP 之间的相互作用必然影响蛋白质的二级结构。

5.4　羟基磷灰石纳米粒子的遗传毒性试验

Ames 试验:HAP 纳米粒子溶胶对鼠伤寒沙门氏菌 TA97、TA98、TA100、TA102 四株试验菌株,在加与不加 S9 时,0.2mg/皿、0.5mg/皿、1.0mg/皿、2.5mg/皿、5.0mg/皿 5 个剂量组回变菌落数均未超过阴性对照菌落数 2 倍,也无剂量-反应关系,Ames 试验结果呈阴性。以下为检测报告:

(97)量认(鄂)字(SO424)号　　　(2001)检字第 20321 号

检验依据《食品安全性毒理学评价程序和方法》(GB 15193—94)。

(1) 试验目的。测定受试物在无组氨酸培养基中是否引起依赖于组氨酸菌株的基因突变。

(2) 材料和方法。①样品:HAP 纳米粒子溶胶为瓶装液体,来源于武汉理工大学生物材料与工程研究中心。②Ames 试验方法:采用经鉴定符合生物学要求的鼠伤寒沙门氏菌组氨酸缺陷型 TA97、TA98、TA100、TA102 四株菌株进行试验;采用多氯联苯(PCB)诱导的大鼠肝匀浆作为体外活化系统(＋S9)。受试物用蒸馏水配制成相应剂量后,0.103MPa 下灭菌处理 20min,分为五个剂量组,每皿加入量为 0.1mL,剂量分别为 0.2mg/皿、0.5mg/皿、1.0mg/皿、2.5mg/皿、5.0mg/皿。同时设置空白及阳性对照组。TA97、TA98、TA100:—S9 阳性对照物为敌克松,加入量为 50.0μg/皿,＋S9 阳性对照物为 2-AF,加入量为 10μg/皿;TA102:—S9 阳性对照物为 NaN_3,加入量为 2.5μg/皿,＋S9 阳性对照物为 1,8-二羟基蒽醌,加入量为 50μg/皿。采用平板掺入法记录二次重复的平行样品结果。

(3) Ames 试验结果。由表 5.8、表 5.9 可见,HAP 纳米粒子溶胶对鼠伤寒沙门氏菌 TA97、TA98、TA100、TA102 四株试验菌株,在加与不加 S9 时,0.2mg/皿、0.5mg/皿、1.0mg/皿、2.5mg/皿、5.0mg/皿 5 个剂量组回变菌落数均未超过阴性对照菌落数 2 倍,也无剂量-反应关系,Ames 试验结果呈阴性。

表 5.8　HAP 纳米粒子溶胶 Ames 试验第一次结果

	剂量 /(mg/皿)	TA97		TA98		TA100		TA102	
		−S9	+S9	−S9	+S9	−S9	+S9	−S9	+S9
受试物	0.2	143±3.6	163±3.6	35±2.6	33±3.1	165±4.9	171±3.2	250±4.9	258±3.1
	0.5	143±6.5	163±2.5	38±6.5	38±3.2	164±4.4	175±1.2	260±1.2	262±5.6
	1.0	150±4.2	165±1.0	40±4.0	40±3.1	170±4.4	175±1.2	260±1.2	262±5.6
	2.5	153±3.8	163±3.5	48±1.5	46±2.0	171±5.7	180±4.6	268±3.1	276±6.1
	5.0	161±5.5	170±4.2	52±7.5	46±2.5	175±4.0	185±2.6	273±3.1	281±2.0
阴性对照		157±4.0	157±1.5	30±1.5	31±3.5	162±6.2	165±4.9	238±3.2	236±3.1
自发回变		159±2.0	162±3.2	30±2.6	31±2.5	162±6.4	167±2.1	246±4.5	241±3.0
阳性对照物	敌克松 50.0	2363± 150.4	—	2130± 117.9	—	—	—	1090± 26.5	—
	2-AF 10.0	—	1227± 86.2	—	1833± 37.9	—	1907± 72.3	—	—
	NaN₃ 2.5	—	—	—	—	1593± 96.1	—	—	—
	1,8-二羟蒽醌 50.0	—	—	—	—	—	—	—	1457± 65.1

表 5.9　HAP 纳米粒子溶胶 Ames 试验第二次结果

	剂量 /(mg/皿)	TA97		TA98		TA100		TA102	
		−S9	+S9	−S9	+S9	−S9	+S9	−S9	+S9
受试物	0.2	150±4.9	163±5.7	36±1.5	35±1.5	162±2.3	173±6.7	252±3.6	259±3.8
	0.5	142±10.5	162±2.1	39±6.0	40±4.0	162±7.5	176±4.4	260±6.5	259±7.8
	1.0	154±2.1	162±2.5	44±4.9	42±4.5	171±2.1	177±2.0	265±4.0	272±4.2
	2.5	153±5.9	165±2.6	47±3.0	47±2.0	174±4.4	181±5.6	269±4.7	278±3.1
	5.0	161±3.6	173±4.5	51±2.6	45±3.1	173±3.1	185±3.5	274±5.0	281±3.1
阴性对照		155±5.3	158±3.1	31±3.5	31±4.6	160±3.1	167±3.6	241±2.5	234±2.0
自发回变		157±2.0	161±8.5	29±4.9	32±5.9	163±5.5	167±8.7	243±4.6	240±4.6
阳性对照物	敌克松 50.0	2477± 25.2	—	2270± 98.5	—	—	—	1057± 40.4	—
	2-AF 10.0	—	1150± 65.6	—	1857± 90.7	—	1917± 40.4	—	—
	NaN₃ 2.5	—	—	—	—	1697± 72.3	—	—	—
	1,8-二羟蒽醌 50.0	—	—	—	—	—	—	—	1507± 25.2

5.5　钙磷材料的体内降解与代谢

5.5.1　钙磷材料在体内的降解途径

各国学者对于钙磷材料的降解机理做了广泛探讨,但因材料的设计和制备工艺不同,尚未取得一致的认识,具有代表性的有荷兰的 Groot 教授、美国纽约大学的 LeGeros 教授和我国武汉理工大学李世普教授等。

de Groot 认为[50]:陶瓷从表面开始溶解、膨胀,使结构疏松,粒子被分散,使表面积迅速扩大;然后成纤维细胞、多核细胞、巨噬细胞聚集于陶瓷表面,吞噬材料粒子随着体液转送至体内各部分,进入体内钙库,参与循环;降解首先从骨髓腔附近开始,残留的材料颗粒较植入区少;降解的材料微粒会在巨噬细胞内引起血浆细胞的单核反应,对新生骨有激活能力。

LeGeros[51]将降解条件综合为三种因素:①物理因素。体液冲蚀、磨耗,致使材料碎裂或崩解,使材料粒子分散。②化学因素。溶解,局部 Ca^{2+} 浓度过饱和产生新晶相,或出现无定形物。③生物学因素。破骨细胞、吞噬细胞作用于材料会降低体液 pH,产生某些活性物质,增加材料降解速率。

多年来,李世普等研究开发了最具代表性的 β-TCP 生物降解陶瓷,并对其降解机理进行了深入探讨,取得了初步的进展,并提出了"无生命材料参与有生命组织的活动,成为有生命组织一部分"的学术观点。

钙磷材料在体内的降解途径如下所述。

材料植入后,打破了生命系统的单纯组成而引起一系列物理-化学-生物的反应,可分为体液溶解和细胞介导降解吸收两条途径。体外研究表明,β-TCP 降解陶瓷在模拟体液中的溶解量仅为 $1.52\mu g/(g \cdot 周)$,因此体液作用下的溶解不是材料降解的主导,而细胞参与 β-TCP 陶瓷等可降解钙磷材料的降解应该是主要因素。在体内参与降解吸收的细胞包括成纤维细胞、单核细胞、巨噬细胞、多核巨细胞、破骨细胞和成骨细胞等。材料溶解后的酸性环境刺激促进这些细胞的浸润、增殖和分化。单核细胞和成纤维细胞参与钙磷材料的溶解;破骨细胞和成骨细胞参与材料的吸收;巨噬细胞、单核细胞、多核巨细胞通过细胞外降解和细胞内吸收两种方式降解吸收钙磷材料。其中作用最明显的应该是巨噬细胞和破骨细胞。

巨噬细胞具有趋化性,在钙磷降解材料植入骨内后可向植入区聚集,因此巨噬细胞对钙磷材料的降解发挥重要作用。体外试验证明,巨噬细胞与 β-TCP 生物降解陶瓷混合培养后,培养液中的钙磷浓度明显高于单纯 β-TCP 陶瓷浸泡于培养液中的浓度。培养 72h,采用纳米电极测试技术检测不同条件下巨噬细胞内外 pH,发现在巨噬细胞与材料作用后,细胞内外由原来的中性变成了弱酸性。这都表明

巨噬细胞可促进 β-TCP 陶瓷的降解。SEM 观察发现巨噬细胞在 β-TCP 陶瓷的降解过程包括吞噬和细胞外降解两个方面。巨噬细胞一方面伸出小的突起将材料颗粒包裹并吞噬到细胞内形成吞噬体，在溶酶体的酸性环境下进一步降解。在细胞内降解后产生的钙、磷可被转运到细胞外。这种吞噬活动属于非免疫性吞噬，与钙磷材料颗粒表面的静电和疏水力有关。对于直径大于巨噬细胞的钙磷材料颗粒或颗粒团，巨噬细胞伸出细小突起覆盖其表面，紧密贴附，形成细胞-材料接触区，巨噬细胞胞浆内的溶酶体可向这些区域释放，同时，组织化学观察显示巨噬细胞内存在很高的碳酸酐酶活性。接触区的酸性环境使材料颗粒发生降解，并离解成 Ca^{2+} 和 PO_4^{3-}。在体内，巨噬细胞对钙磷材料的降解作用可受到皮质激素的抑制，同时它能分泌多种促进和抑制骨吸收细胞的因子，这可影响其他细胞对钙磷材料的降解[52]。

　　破骨细胞广泛存在于骨组织中，参与对骨组织的吸收。当骨组织长入材料与材料紧密接触后，破骨细胞可参与材料降解。体外研究发现[53]，破骨细胞与 β-TCP 陶瓷混合培养后，细胞表面伸出很多突起。材料表面有许多因破骨细胞吸收而出现的大小不等的凹陷，凹陷内表面可见有许多小的突起的破骨细胞，其与材料作用后形成空隙，细胞突起与材料晶粒紧密接触。同破骨细胞对正常骨基质的吸收一样，造成材料表面形成许多吸收凹陷。破骨细胞对 β-TCP 陶瓷的降解过程是首先黏附于骨表面形成一个封闭的吸收区，细胞内代谢产生的 CO_2 溶于水中形成 H_2CO_3 并电离成 H^+ 和 HCO_3^-，该过程有细胞内碳酸酐酶（CA）催化完成。细胞内的 H^+ 通过细胞膜上耗能质子泵（H^+-K^+-ATP 酶）转移至细胞外封闭的吸收区，形成局部的低 pH 环境，使接触区 β-TCP 陶瓷颗粒发生降解（图 5.32）。该封闭的微环境中释放的 Ca^{2+} 是调节钙磷材料吸收的重要因素。破骨细胞表面众多

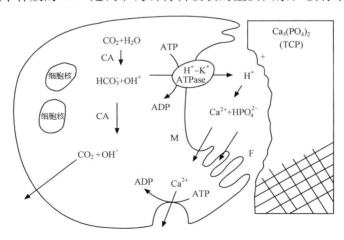

图 5.32　破骨细胞与钙磷材料作用的模式图

手指样突起形成的皱褶缘具有较强的吸收能力,使解离的钙磷成分迅速转移,而使化学平衡向磷酸钙溶解方向进行。体内研究发现[54],Ca^{2+}的增加可导致吸收相的停止,随之而来的是破骨细胞的迁徙,封闭的细胞外间隙开放,Ca^{2+}进入周围的环境中。迁徙的破骨细胞重新在材料表面附着形成新封闭的细胞外间隙,开始新一轮的溶解过程。由此可见,钙磷材料的溶解性和生物吸收率由破骨细胞的活动决定。

综上所述,钙磷材料的降解早期以理化过程和体液溶解占优,而后期以生物过程和细胞介导降解吸收为主(植入早期主要是巨噬细胞发挥作用,而植入后期则是破骨细胞起主导作用)。这些过程和途径又是相互联系和相互交叉的。

不同钙磷材料的降解吸收方式不尽相同,A-W 生物玻璃陶瓷则主要是溶解降解[55],BCP、HAP、cHAP 等与 β-TCP 陶瓷类似,早期主要是溶解途径,后期主要依靠细胞介导。

5.5.2　钙磷材料在体内的代谢过程

钙磷降解产物的代谢及其是否参与骨组织再生一直是生物材料领域的研究难点。Den Hollander 等[56]利用放射性 ^{45}Ca 标记的 HAP 和 β-TCP 陶瓷进行狗股骨内种植,检测到 ^{45}Ca 出现在临近骨和多孔材料内部的新骨中,局部淋巴结也发现少量 ^{45}Ca,在肾和血液中未检测到 ^{45}Ca。证实材料中的钙被机体重新利用,但认为钙磷材料的降解吸收是局部的反应过程,而非全身性的反应。

Li(李世普)等[57]将 ^{45}Ca 标记的 β-TCP 陶瓷植入兔的股骨近端,在肝、肾、脑、心、脾、胃、肺等脏器中均可检测到 ^{45}Ca 的放射性活度并随时间先升高后降低,组织学观察未见各脏器组织的钙化及结构受损,表明材料降解后产生的 Ca^{2+} 通过体液循环进入各脏器进行代谢,但未在这些脏器中积累。在股骨近端、尺骨干、颅骨组织中检测到放射性活度逐渐升高,并远远高于各脏器,尤以颅骨中的放射性活度最高,显示材料降解后的 Ca^{2+} 逐渐在骨组织中积累。血、尿、粪中的 Ca^{2+} 放射性活度检测显示,材料植入后第 3 天就有 Ca^{2+} 存在,并逐渐升高,三个月以后开始下降,说明钙的代谢不是一个累积量而只是一个过程。由此可知,β-TCP 陶瓷降解产生的 Ca^{2+} 少量通过血液循环分布到有关脏器组织中,并通过新陈代谢排出体外,部分储存于钙库中,另外绝大部分参与植入局部或植入远处新骨的钙化。因此,钙磷降解材料用作替代材料像一个仓库,可参与骨愈合过程中局部矿化过程和钙库循环,就像有生理机能的无机物一样。钙磷材料的降解吸收不是局部的反应过程,而是全身性的。这也意味着无生命的钙磷降解材料可通过降解参与有生命的组织活动——机体正常的生理代谢过程。

钙磷材料降解是其生物转化的基础,在生命过程中 Ca 始终为无机物,仅以游离 Ca^{2+} 和钙盐晶体沉积两种方式存在,无机磷酸则不同,由于磷原子结构上的多价态,易变价,且磷酰基积极参与各种生化过程,因此磷在生命化学中处于特殊位置。而无机磷酸的活化是降解材料参与生命过程的核心。由于磷的特殊性,降解后的无机磷酸能经生物转化参与生命过程。生命机体中钙盐是不能够在任意部位随机沉积的,如果机体不具备防止钙盐任意沉积的保护机制,就会发生钙化病。在无机磷参与生命活动的过程中,某些含磷的生物分子(如三磷酸腺苷、磷蛋白等)可以抑制 Ca、P 结晶,以防产生沉积。这也正是磷酸钙成分优于碳酸钙、硫酸钙及其他酸根钙盐如草酸钙、柠檬酸钙等作为人工骨之处。

5.5.3　钙磷材料在体内变化及参与生命过程

钙磷基生物陶瓷材料的化学组成与骨组织的无机成分相近,具有良好的生物相容性,无变异性,不会引起炎症,材料植入骨内可直接与骨组织接触,没有纤维包裹层,避免自体移植和异体移植的缺点[58~61]。因此,钙磷(Ca-P)生物活性陶瓷材料具有广泛的应用价值和发展潜力。目前对钙磷生物陶瓷材料的研究主要集中在四大热点:一是钙磷陶瓷的生物相容性和生物活性的研究;二是钙磷陶瓷在体内的降解机理和代谢过程的研究;三是研究钙磷陶瓷的骨诱导性,即是否能诱导骨生长;四是研究钙磷陶瓷生物体内的骨转化现象,即无生命向有生命的转化。前三者是研究无生命材料参与有生命过程的基础。钙磷生物陶瓷材料在体内能发生溶解和生物降解,释放出 Ca^{2+}、PO_4^{3-},参与钙磷代谢,并在植入部位附近参与骨沉积和重建。钙磷材料发生降解是无生命材料向有生命转化的必要条件[62]。目前对钙磷生物陶瓷材料降解机理的研究还需进一步深化,钙磷在体内的代谢途径及产物的研究取得了初步的进展,但还没有得到具体量化的结果,钙磷生物陶瓷材料在体内参与有生命组织过程的条件及机制的研究尚属空白[63,64]。这些问题的存在使钙磷陶瓷生物材料的临床应用具有盲目性,妨碍了钙磷材料的研究开发及其在骨缺损修复等医学领域的应用。

钙磷材料中 β-磷酸三钙(β-TCP)陶瓷的生物降解性能显著。研究表明,单一的 β-TCP 陶瓷的烧成温度较高,降解速率太慢与骨生长速率不匹配[65]。为了进一步增加材料在体内的溶解度,采用钙磷系低熔点水解玻璃为黏结剂,降低了烧成温度而保持了 β-TCP 的活性。本研究将根据仿生设计制备的多孔 β-TCP 陶瓷植入体内,观察材料在体内的超微结构变化及材料于细胞的相互作用,以探讨无生命材料参与有生命组织过程。

1. 材料制备

以高纯超微 β-TCP 粉为原料,加入以 CaO 和 P_2O_5 为主要成分的高温玻璃黏合剂,采用发泡法成型,经 850℃ 保温 2h 得到 β-TCP 多孔陶瓷。材料体积密度为 $1.2g/cm^3$,气孔率为 50%,孔径为 $240\sim510\mu m$,抗压强度 15MPa。材料内部大孔与微孔连通,颗粒间为颈部连接,结构与松质骨相似。材料的主晶相为

$\beta\text{-Ca}_3(\text{PO}_4)_2$,还存在少量其他磷酸钙晶相[如 NaCaPO_4、$\text{Ca}_2\text{P}_2\text{O}_7$ 和 $\text{Ca}_4(\text{PO}_4)_2\text{O}$ 等]与非晶相(玻璃相)。

2. 细胞培养

将近交系 $C_{57}\text{BL}/6$ 小鼠腹腔收集的巨噬细胞纯化后,以无血清 RPMI-1640 培养液将巨噬细胞稀释到 2×10^6 个/mL,与 β-TCP 陶瓷粉末制成的混悬液混合培养,并以材料与培养液及单纯的培养液为两对照组。培养 72h 后,在显微操作系统中用纳米电极检测各组培养皿内细胞内及细胞膜外微区 pH;培养第 7 天,检测培养液 Ca^{2+} 与 PO_4^{3-} 的离子浓度;取巨噬细胞与 TCP 陶瓷混合培养的玻片标本,经 2.5% 戊二醛和 1% 锇酸双固定,逐级乙醇脱水,临界点干燥,表面喷金,通过日本 SX-40 型扫描电镜观察巨噬细胞与材料的作用。

3. 骨内植入试验

新西兰白兔 16 只,重 2~2.5kg。按无菌原则作双膝内侧纵切口,在踝间凹中心各钻一直径 5mm、深 8mm 的骨腔洞,用生理盐水冲洗净骨屑。将高压蒸汽消毒后的圆柱状 β-TCP 陶瓷(直径 5mm、长 8mm)植入兔子双侧股骨孔内,使试样尾俯于骨皮质,分层缝合切口。手术后每月定期处死 2 只动物,将植入材料连同周围组织完整取出,经 4℃ 下 2.5% 的戊二醛缓冲溶液前固定,乙醇逐级脱水,真空干燥,1% 的锇酸后固定,树脂 812 包埋,沿垂直植入材料长轴方向用超薄切片机 Leica Ultracut R 做切片(75nm 厚),上铜网,乙酸铀、柠檬酸铅双重染色,用透射电镜(Philips CM20)对植入材料及所得切片进行观察分析。

β-TCP 陶瓷植入骨内后,巨噬细胞可向植入区聚集。因此巨噬细胞对陶瓷的降解发挥重要作用。体外试验证明,巨噬细胞与 β-TCP 陶瓷混合培养后,培养液中的钙磷浓度明显高于单纯 β-TCP 陶瓷浸泡于培养液中浓度,统计学处理有差异显著性($p<0.01$)。培养 72h,用纳米电极测出 β-TCP/培养液和巨噬细胞/培养液两个对照组中,溶液及细胞内外的 pH 与单纯培养液中的 pH 一致,均为弱碱性(pH=8.30),而 β-TCP 陶瓷/巨噬细胞/培养液组中,细胞内及细胞膜外微区变成弱酸性(pH=6.10)。SEM 观察发现,巨噬细胞一方面伸出小的突起将材料颗粒包裹并吞噬到细胞内,进而与溶酶体融合在多种水解酶作用下进行细胞内降解,在细胞内降解后产生的钙、磷可被转运到细胞外(图 5.33)。这种吞噬活动属

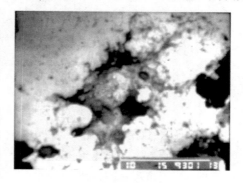

图 5.33　巨噬细胞吞进材料颗粒

于非免疫性吞噬,与钙磷材料颗粒表面的静电和疏水力有关[66,67]。对于直径大于巨噬细胞的钙磷材料颗粒或颗粒团,巨噬细胞伸出细小突起覆盖其表面,紧密贴附,形成一封闭的细胞-材料接触区,巨噬细胞胞质内的溶酶体可向这些区域释放,同时,组织化学观察显示,巨噬细胞内存在很高的碳酸酐酶活性。巨噬细胞的 CO_2 和 H_2O 可在碳酸酐酶的作用下合成 H_2CO_3,然后离解成 HCO_3^- 和 H^+。在细胞膜质子泵的作用下,H^+ 可被分泌到细胞-材料颗粒接触区,造成局部高酸性环境,使接触区 β-TCP 颗粒发生降解。这样,向接触区释放溶酶体和向接触区分泌 H^+ 就构成巨噬细胞对钙磷材料的细胞内降解(吞噬)和细胞外降解两个方向。

　　β-TCP 陶瓷的降解机理主要是通过体液的浸蚀发生溶解,另一方面是由于细胞的吞噬与传递。将 β-TCP 陶瓷材料植入大耳白兔的股骨内 4 周后的结果发现,材料的晶相颗粒呈分离状,彼此被骨组织或纤维组织分开。材料降解从玻璃连接相开始突破,晶体呈无规则形状,连接晶粒的玻璃相在体液下发生水解,从而伴随晶相颗粒的分离[62]。

　　TEM 显示 β-TCP 材料植入体内 1 个月后,材料分散并被新生骨组织包裹,材料周围的胶原纤维逐渐矿化,材料颗粒与骨组织直接紧密相连,并在界面沿骨组织平行排列。在材料与骨组织交界处,发现材料表面被溶解、浸蚀。在界面细胞外基质中材料界面析出针状 HAP 晶体,发生了结构的改变(图 5.34)。材料植入 2 个月后,材料分散并被新生骨组织包裹,材料周围的胶原纤维逐渐矿化,出现了类骨质—编织骨—板层骨的过渡,材料颗粒与骨组织直接紧密相连,并在界面沿骨组织平行排列(图 5.35)。这种成骨方式表现为典型的膜内成骨。植入 5 个月时材料界面部分呈现解理趋势,出现片状结构,长轴垂直(012)面,宽的方向垂直(210)面,

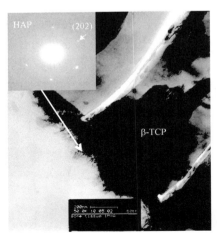

图 5.34　植入 1 个月后界面出现
针状晶体(TEM,×50 000)

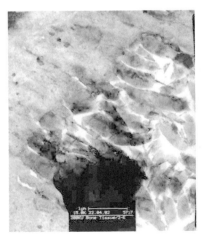

图 5.35　植入 2 个月后材料沿骨组织
平行排列(TEM,×15 000)

晶面簇{110}的面间距为 0.52nm。这表明 β-TCP 材料沿(001)面发生解理,形成
片状晶体(图 5.36),这种结构是热力学不稳定的,有利于材料降解。由于 β-TCP
属于三方晶系,其 c 轴($c=3.609$nm)的长度是 a 轴($a=1.032$nm)的三倍,结合能
相对较弱,可能沿 c 轴方向解理,而黏结剂中 Na^+ 的渗入晶格及特定的工艺过程也
可能造成 β-TCP 的晶体缺陷而导致一种不稳定的结构;另外,在体液及细胞等的
作用下,烧成的多孔陶瓷中 β-TCP 晶体间的玻璃相和 $NaCaPO_4$ 首先溶解,可以使
材料发生解理,形成片状晶体。

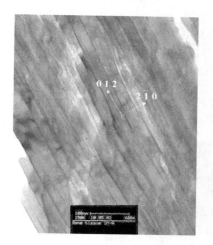

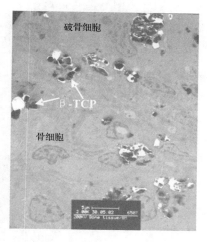

图 5.36　植入 5 个月后材料解理
成片状晶体(TEM,×150 000)

图 5.37　植入 8 个月后材料呈颗粒
状分散在新骨中(TEM,×2000)

　　材料植入 8 个月后,材料颗粒与骨组织完全交织在一起,互相包围连成一片,
部分材料以纳米级颗粒存在于新骨组织中参与成骨,胶原纤维逐渐矿化、成熟。界
面处可见的圆柱形成骨细胞成群排列,成骨现象明显。新骨组织中可见破骨细胞,
体积大,具多核、表面有突起、呈叶状。材料相邻的组织区还可观察到巨噬细胞,体
积大,形状不规则,带伪足或突起,正在吞噬材料颗粒(图 5.37)。材料与骨组织之
间基本不存在界面,并在界面处有不稳定的磷酸二氢钙(dicalcium phosphate di-
hydrate,DCPD)沉积(图 5.38)。而在骨组织与材料解理成片状晶体的界面处出
现磷酸八钙(octacalcium phosphate,OCP)晶体沉积。在新骨组织中,材料颗粒以
OCP 的形式存在,参与新骨的形成(图 5.39)。材料植入 15 个月后,胶原纤维呈交
织状平行排列,材料以针状晶体存在于骨胶原纤维中,结晶的 HAP 和缺钙磷灰石
DOHA 同时存在,骨纤维完全矿化(图 5.40),形成新骨,材料与组织已组成一个
有机的生命体,表明材料已参与成骨。

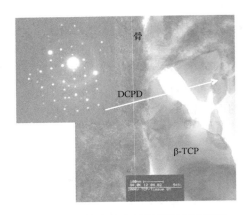

图 5.38　植入 8 个月后界面有 DCPD
晶体沉积(TEM,×88 000)

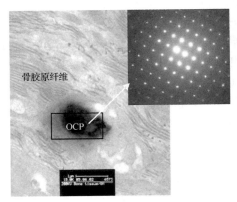

图 5.39　植入 8 个月后 OCP 晶体
存在新骨中(TEM,×15 000)

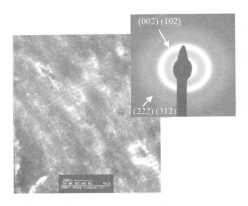

图 5.40　植入 15 个月后胶原纤维矿化、成熟(TEM,×38 000)

　　材料降解是无机材料参与有生命组织过程的基础,前已述及,材料降解有两种
途径,一是通过体液降解,二是通过巨噬细胞的吞噬以及破骨细胞的细胞外降解。
从以上结果可见巨噬细胞伸出伪足吞噬材料颗粒,并在细胞内与溶酶体融合,在多
种生物酶的作用下进行细胞内降解,也可伸出突起与材料表面接触,使材料发生细
胞外降解和吸收。而降解产物一部分通过血液循环分布到各脏器组织中,另一部
分则储存于钙库中,并被利用参与植入局部或植入远处新骨的钙化。材料不断降
解的同时,新骨不断形成,并逐渐发育完整。材料的生物降解和新骨生成过程同时
进行,是既相互联系又相互制约的复杂而缓慢的生物转化过程。
　　在植入初期,由于体液渗入材料,材料表面发生持续缓慢的溶解,β-TCP 离解
为 Ca^{2+} 和 PO_4^{3-} 进入体液,植入区局部由于部分细胞和生物酶的作用导致弱酸性

环境也将加速材料降解,使界面 Ca^{2+}、PO_4^{3-} 浓度升高,导致材料与骨界面处出现局部的 Ca、P 的富集层。在骨组织与材料的界面处形成的这种微酸性环境促使 DCPD 沉积。但在中性的体液环境中(pH=7.4),这种酸性微区的存在是短暂的。DCPD 会在很短的时间内通过溶解再沉积转化为更稳定的 OCP,因此新骨的矿化相可能先以 OCP 存在。由于体内为中性环境,HAP 热力学最稳定。局部过高的钙、磷浓度,pH 的变化及有机骨基质中蛋白质的作用等因素又可使材料作为晶核,形成针状晶体及导致骨盐沉积,并使 OCP 向 HAP 转化。因此骨成熟后矿物相最终以 DOHA、HAP 等形式存在。

　　钙磷材料不仅可作为骨生长的支架,而且能逐渐吸收降解,引导新骨生成并参与宿主骨的生命过程。钙磷材料通过体液的浸蚀和细胞的作用,逐渐降解,产生的钙、磷参与体内钙循环和骨组织的再生;降解中材料颗粒在界面处呈平行排列,沿(001)面逐渐解理,成为片状结构,有利于材料的进一步降解,并由微米级转为纳米级材料,分散在新骨组织中,与骨组织交织在一起,最终以 OCP、DOHA、HAP 的形式存在于骨胶原纤维中,与其他有机质一起构成新骨。试验结果阐明了 β-TCP 材料的生物降解和新骨形成过程,为可降解钙磷材料的生物降解和骨生成机理提供了直接证据。材料生物降解和新骨生成过程同时进行,是既相互联系又相互制约的复杂而缓慢的生物转化过程。钙磷生物陶瓷通过生物降解发生溶解沉积和生物转化成为有生命的骨组织的一部分,实现无生命材料参与有生命的组织活动。

参 考 文 献

[1] ISO. Biological evaluation of dental materials. Technical Report, 1984, 5:2~93

[2] 美国材料试验协会(ASTM). 医用装置标准. 成都:成都科技大学出版社, 1990:325~330

[3] Mohandas N, Chasis J A. Red blood cell deformability, membrane material properties and shaperegulation by transmembrane skeletal and cytosolic proteins and lipids. Semin Hematol, 1993, 30:171~192

[4] Singer S J, Nicolson G L. The fluid mosaic model of the structure of cell membranes. Science, 1972, 175:720~731

[5] Tien H T, Ottova A L. The lipid bilayer concept and its experimental realization: from soap bubbles, kitchen sink, to bilayer lipid membranes. J Membrane Sci, 2001, 189: 83~117

[6] Hansen J C, Skalak R, Chien S, et al. Spectrin properties and the elasticity of red blood cell membrane skeleton. Biorheology, 1997, 34:327~348

[7] Viel A, Branton D. Spectrin: on the path from structure to function. Curr Opin Cell Biol, 1996, 8: 49~55

[8] Condon M R, Kim J E, Deitch E A, et al. Appearance of an erythrocyte population with decreased deformability and hemoglobin content following sepsis. J Am Physiol, 2003, 284(6):H2177~H2184

[9] Wandersee N J, Olson S C, Holzhauer S L, et al. Increased erythrocyte adhesion in mice and humans with hereditary spherocytosis and hereditary elliptocytosis. Blood, 2004, 103:710~716

[10] Telen M J, Chasis J A. Relationship of the human erythrocyte Wrb antigen to an interaction between glycophorin A and band 3. Blood, 1990, 76:842~848

[11] Groves J D，Tanner M J. Glycophorin-A facilitates the expression of human band 3-mediated anion transport in Xenopus oocytes. J Biol Chem，1992，267：22163～22170

[12] Groves J D，Tanner M J. The effects of glycophorin-A on the expression of the human red cell anion transporter（band 3）in Xenopus oocytes. J Membr Biol，1994，140：81～88

[13] Che A，Cherry R J. Loss of rotational mobility of band-3 proteins in human erythrocyte membranes induced by antibodies to glycophorin-A. Biophysical J，1995，68(5)：1881～1887

[14] Young M T，Tanner M J. Distinct regions of human Glycophorin-A enhance human red cell anion exchanger（Band 3；AE1）transport function and surface trafficking. J Biol Chem，2003，278（35）：32954～32961

[15] Demehin A A，Abugo O O，Jayakumar R，et al. Binding of hemoglobin to red cell membranes with eosin-5-maleimide-labeled band 3：Analysis of centrifugation and fluorescence lifetime data. Biochemistry，2002，41(27)：8630～8637

[16] Nakao M. New insights into regulation of erythrocyte shape. Curr Opin Hematol，2002，9（2）：127～132

[17] Rendell M S，Finnegan M F，Healy J C，et al. The relationship of Laser-Doppler skin blood flow mea surements to the cutaneous microvascular anatomy. Microvas Ras，1998，55(1)：3～13

[18] Chandra R，Joshi P C，Bajpai V K，et al. Membrane phospholipid organization in calcium-loaded human erythrocytes. Biochem Biochim Biophys Acta，1987，902(2)：253～262

[19] Croll D E，Morrow J S，DeMartino G N. Limited proteolysis of the erythrocyte membrane skeleton by calcium-dependent proteinases. Biochem Biophys Acta，1986，16，882(3)：287～296

[20] Anderson R A，Lovrien R E. Erythrocyte membrane sideness in lectin control of the Ca^{2+}-A23187-mediated discocyte-echinocyte conversion. Nature，1981，292(5819)：158～161

[21] Shiga T，Sekiya M，Maeda N，et al. Cell age-dependent changes in deformability and calcium accumulation of human erythrocytes. Biochem Biophys Acta，1985，814(2)：289～299

[22] Ciapetti G，Cenni E，Pratelli L，et al. *In vitro* evaluation of cell/biomaterials interaction by MTT assay. Biomaterials，1993，14(5)：359

[23] 成惠林. 检测细胞活性的 MTT 方法. 江苏医药，1996，22(5)：330～331

[24] 张彩霞，孙皎英. 紫外分光光度仪测定不同含铜量银汞合金细胞毒性的新方法. 中华口腔医学杂志，1990，25：216～218

[25] 曹献英，齐志涛，贺建华等. 羟基磷灰石纳米粒子的体外致突变作用研究. 中国公共卫生，2003，19（6）：704

[26] 徐红，刘绍璞，罗红群. 结晶紫分光光度法测定肝素. 西南师范大学学报（自然科学版），2002，27(5)：735～738

[27] Diana T，Hughes W，Graham E. Adsorption of chondroitin-4-sulphate and heparin onto hydroxyapatite-effect of bovine serum albumin. Biomaterials，1997，18(14)：1001～1007

[28] 秦德安，钮晓达，陈跃春. 用 Bialsche 试剂直接测定红细胞膜上唾液酸量. 生物化学与生物物理进展，1987，14(4)：63～65

[29] 汪家政，范明. 蛋白质技术手册. 北京：科学出版社，2000

[30] Brinkhous K M，Smith H P，Warner E D，et al. The inhibition of blood clotting：an unidentified substance which acts in conjunction with heparin to prevent the conversion of prothrombin into thrombin. Am J Physiol，1939，125：6837

［31］Hirsh J. Heparin. N Engl J Med，1991，324：1565～1574

［32］Lane D A. Heparin and Related Polysaccharides. New York：Plenum Press，1992

［33］高宁国，程秀兰，杨敬等. 肝素结构与功能的研究进展. 生物工程进展，1999，19(5)：4～13

［34］Blix G，Lindberg E，Odin L，et al. Sialic acids. Nature，1955，175(4451)：340～341

［35］Gottschalk A. N-substituted isoglucosamine released from mucoproteins by the influenza virus enzyme. Nature，1951，167(4256)：845～847

［36］Jochims J C，Taigel G，Seeliger A，et al. Stereospecific long-range couplings of hydroxyl protons of pyranoses. Tetrahedron Lett，1967，44：4363～4369

［37］Slimane T A，Lenoir C，Sapin C，et al. Apical secretion and sialylation of soluble dipeptidyl peptidase IV are two related events. Exp Cell Res，2000，258(1)：184～194

［38］Kemp R B. Effect of neuraminidase (3-2-1-18) on aggregation of cells dissociated from embryonic chick muscle tissue. J Cell Sci，1970，6 (3)：751

［39］李涤生. 临床检验基础. 北京：人民卫生出版社，1989. 35

［40］陈效，冯凌云，彭仁琇等. 羟基磷灰石和二氧化钛纳米粒子溶胶的血液相容性. 卫生研究，2002，31(3)：197～199

［41］Feng L Y，Li S P，Yan Y H，et al. Inhibition of HAP nanopartics on W-256 sarcoma of rat s in vivo. Chin Biomed Engin，2001，302～304

［42］Li S P，Yan Y H，Feng L Y，et al. Effects of hydroxyapatite ultrafine powder on colony formation and cytoskeletons of MGc2803 cell. Bioceramics，1996，4：225～227

［43］李世普，冯凌云，曹献英等. 无机纳米粒子抑制癌细胞的机理. 稀有金属材料与工程，2001，30(增刊)：702～705

［44］曹献英，戴红莲，贾莉等. 羟基磷灰石纳米粒子体外抗肝癌的实验研究. 肿瘤学杂志，2002，8(5)：274～276

［45］沈卫，顾燕芳，刘昌胜等. 羟基磷灰石的表面特性. 硅酸盐通报，1996，1：45～52

［46］Uirich K H. Molecular aspect of ligand binding to serum albumin. Am Soc Pharmacol Exp Ther，1981，33(1)：17～53

［47］张群，沈玉华，谢安建等. 羟基磷灰石-碳酸钙-BSA 水溶性复合物中蛋白质微观结构的研究. 光谱学与光谱分析，2002，22 (2)：267～269

［48］Barroug A，Lemaitre J，Rouxhet P G. Lysozyme on apatites：a model of protein adsorption controlled by electrostatic interactions. Colloids Surf，1989，37：339～355

［49］Jackson M，Haris P I，Chapman D. Transform infrared spectroscopic studies of lipids polypeptides and proteins. J Mol Struct，1989，214：329～355

［50］de Groot K. Eeffet of porosity and physicochemical properties on the stability，resorption，and strength of calcium phosphate ceramics. In：Duchyene P，Lemons J. Bioceramics：Material Characteristics Versus in Vivo Behavior. Annals of NY Acad Sci，1988，523：268～272

［51］LeGeros R Z. Biodegradation and bioresorption of calcium phosphate ceramics. Clin Mater，1993，14：65～88

［52］Li S P，Dai H L，Yan Y H，et al. Effect of macrophage on degradation of β-TCP ceramics. Key Eng Mater，2005，288～289：549～552

［53］Zheng Q X，Du J Y，Li S P，et al. Biodegradation of tricalcium phosphate ceramics by osetoelaste. J Tongji Med Univ，1998，18(4)：257～261

[54] Blokhuis T J, Temraat M F, den Boer F C, et al. Properties of calcium phosphate ceramics in relation to their *in vivo* behavior. J Trauma, 2000, 48(1):179~186

[55] Neo M, Kotani S, Fujita Y, et al. Differences in ceramic-bone interface between surface-active ceramics and resorbable ceramics: a study by scanning and transmission electron microscopy. J Biomed Mater Res, 1992, 26:255~267

[56] Den Hollander W, Patka P, Klein C P, et al. Macroporous calcium phosphate ceramics for bone substitution: a tracer study on biodegradation with ^{45}Ca tracer. Biomaterials, 1991, 12:569~573

[57] Li S P, Dai H L, Yan Y H, et al. Study on the tracing process of β-TCP ceramics in vivo with ^{45}Ca. T Nonferr Metal Soc, 2004, 14(1):20~24

[58] Begley C T, Doherty M J, Mollanr A B, et al. Comparative study of the bioceramic, coral and processed bone graft substitutes. Biomaterials, 1995, 16:1181~1185

[59] Gao T J, Lindholm T S, Kommonen B, et al. Microscopic evaluation of bone-implant contact between hydroxyapatite, bioactive glass and tricalcium phosphate implanted in sheep diaphyseal defects. Biomaterials, 1995, 16:1175~1179

[60] Basle M F, Rebel A, Grizon F, et al. Cellular response to calcium phosphate ceramics implanted in rabbit bone. J Mater Sci, 1993:273~280

[61] Lu J X, Michel D, Jacques D, et al. The biodegration mechanism of calcium phosphate biomaterials in bone. J Biomed Mater Res, 63:408~412

[62] Dai H L, Li S P, Yan Y H, et al. The osteogenesis process of tricalcium phosphate ceramics *in vivo*. T Nonferr Metal Soc, 2003, 13(1):65~68

[63] Malard O, Bouler J M, Guicheux J, et al. Influence of biphasic calcium phosphate granulometry on bone ingrowth, ceramic resorption, and inflammatory reactions: preliminary *in vitro* and *in vivo* study. J Biomed Mater Res, 1999, 46:103~111

[64] Schwartz Z, Boyan B D. Underlying mechanisms at the bone-biomaterial interface. J Cell Biochem, 1994, 56:340~347

[65] LeGeros R Z. Properties of osteoconductive biomaterials: calcium phosphates. Clin Orthopaed and Relat Res, 2002, 395:81~89

[66] Rifkin B R. An ultrastructural study of macrophage mediated resorption of calcified tissue. Cell Tissue Res, 1979, 202:125~132

[67] Kalervo V H, Liu Y K, Lehenkari P, et al. How do osteoclasts resorb bone. Mater Sci Eng C, 1998, 6:205~209

附录 缩略语(英汉对照)

10%Sr-HAP	strontium-containing hydroxyapatite,掺锶磷灰石,锶钙磷灰石,含锶磷灰石,$Ca_9Sr(PO_4)_6(OH)_2$
ACP	amorphous calcium phosphate,无定形磷灰石,$Ca_{10}(HPO_4)(PO_4)_6$
ADCC	antibody dependent cell mediated cytotoxicity,抗体依赖细胞介导的细胞毒作用
AES	Auger electron spectrum,俄歇电子能谱
AFM	atomic force microscope,原子力显微镜
AgNOR	argyrophilic nucleolar organizer region proteins,核仁组成区嗜银蛋白
AIT	adoptive immunotherapy,过继性免疫治疗
AO	acridine orange,吖啶橙
AOT	aerosol OT,双(2-乙基己基)琥珀酰磺酸钠
AP	apatite,磷灰石
ATP	adenosine-triphosphate,三磷酸腺苷
Bel-7402	human liver cancer cell line,人肝癌细胞系
BEPC	Beijing electron positron collider,北京正负电子对撞机
BSA	bovine serum albumin,牛血清白蛋白
BSRF	Beijing synchrotron radiation facility,北京同步辐射装置
caspase	cysteinyl aspartate specific proteinase,半胱氨酸天冬氨酸蛋白酶
CDAB	cetyl dimethyl benzyl ammonium bromide,十六烷基二甲基苯甲基溴化铵
CDC	complement-dependent cytotoxicity,补体依赖性细胞毒性反应
ClAP	chlorapatite,氯磷灰石,$Ca_{10}(PO_4)_6Cl_2$
CMC	critical micelle concentration,临界胶束浓度
CTAB	cetyl trimethyl ammonium bromide,十六烷基三甲基溴化铵
CTL	cytotoxicity t lymphocyte,细胞毒性 t 淋巴细胞
CT	computed tomography,计算机辅助断层扫描
DAPI	4′,6-diamidino-2-phenylindole, dihydrochloride,4′,6-二脒-2-苯基吲哚二氢氯化物
DDAB	didodecyl dimethyl ammonium bromide,双十二烷基二甲基溴化铵

DDSA　　　　　　　dodecenyl succinic anhydride，十二烷基琥珀酸酐

DiOC$_6$(3)　　　　　3，3′-dihexyloxacaebocyanine iodide，碘代二己氧基羰花青

DLS　　　　　　　　dynamic laser scattering，动态激光散射

DMP-30　　　　　　2，4，6-tridimethyl aminomethylphenol，2，4，6-三（二甲氨基甲基）苯酚

DMSO　　　　　　　dimethyl sulfoxide，二甲基亚砜

DOLPA　　　　　　dioctadecyl ammonium polyacrylic acid，双十八烷基磷酸

DP-6　　　　　　　dodecyl phenyl polyoxyethylene(6) ether，十二烷基酚聚氧乙烯醚(6)

EB　　　　　　　　ethidium bromide，溴化乙锭

ED　　　　　　　　electronic diffraction，电子衍射

EDS　　　　　　　energy dispersive spectrometer，能谱仪

EDTA　　　　　　　ethylenediamine tetraacetic acid，乙二胺四乙酸

Epon　　　　　　　epoxide resin，环氧树脂

ER　　　　　　　　endoplasmic reticulum，内质网

FAP　　　　　　　fluorapatite，氟磷灰石，$Ca_{10}(PO_4)_6F_2$

FBS　　　　　　　fetus bull serum，胎牛血清

FCM　　　　　　　flow cytometry，流式细胞仪

FESEM　　　　　　field emission scanning electron microscope，场发射扫描电镜

FHA　　　　　　　fluorine-hydroxyapatite，含氟磷灰石，$Ca_{10}(PO_4)_6(F,OH)_2$

FT-IR　　　　　　Fourier transform intra-red spectrum，傅里叶变换红外光谱

HACE　　　　　　hepatic arterial chemoembolization，肝动脉化疗栓塞

HAI　　　　　　　hepatic arterial infusion，肝动脉灌注化疗

HAP　　　　　　　hydroxyapatite，羟基磷灰石，$Ca_{10}(PO_4)_6(OH)_2$

HCC　　　　　　　hepatocellular carcinoma，肝细胞癌

HLA　　　　　　　human leucocyte antigen，人类白细胞抗原

HLB　　　　　　　hydrophile-lipophile balance，亲水亲油平衡值

HRP　　　　　　　horse radish peroxidase，辣根过氧化物酶

ILP　　　　　　　interstitial laser photocoagulation，激光凝固治疗

JCPDS　　　　　　The Joint Committee on Powder Diffraction Standards，粉末衍射标准联合委员会

L-02　　　　　　　normal human liver cell line，人正常肝细胞系

LAK　　　　　　　lymphokine-activated killer cells，淋巴因子激活的杀伤细胞

LC　　　　　　　　liquid crystalline，液晶相

LS　　　　　　　　light scattering，光散射（用于测定临界胶束浓度）法

LSCM	laser scanning confocal microscope,激光扫描共聚焦显微镜
MCPM	monocalcium phosphate monohydrate,磷酸二氢钙,$Ca(H_2PO_4)_2 \cdot H_2O$
MDR	multidrug resistance,多药耐药性
MFH	magnetic fluid hyperthermia,磁流体热疗技术
MFM	magnetic force microscope,磁力显微镜
MMP	matrix metalloproteinases,间质金属蛋白酶
MNA	methyl nadic anhydride,甲基内次甲基邻苯二甲酸酐
MPS	mononuclear phagocyte system,单核巨噬细胞系统
MRI	magnetic resonance imaging,磁共振成像
MTT	methyl thiazoyl tetrazolium,四唑氮蓝
NCS	newborn calf serum,新生牛血清
n-HAP	nano hydroxyapatite,羟基磷灰石纳米粒子
NMDP	nimodipine,尼莫地平
NMR	nuclear magnetic resonance,核磁共振
O	oil,油相
O/W	oil in water,正常微乳液(或油在水中微乳液)
OCP	octacalcium phosphate,磷酸八钙,$Ca_8H_2(PO_4)_6$
OCT	optical coherence tomography,光学相干层析技术
OD	optical density,光密度
OD_{570nm}	570nm 处光密度
Os-732	骨肉瘤细胞
PAA-Na	polyacrylate sodium,聚丙烯酸钠
PAI	percutaneous acetic acid injection,经皮乙酸注入疗法
PCNA	proliferating cell nuclear antigen,增殖细胞核抗原
PCS	photon correlation spectroscopy,光子相关光谱
PDF	the powder diffraction file,粉末衍射卡片
PDGF	platelet-derived growth factor,血小板来源的生长因子
PDLLA	poly(D,L-)lactic acid,外消旋聚乳酸
PDT	photodynamic therapy,光动力疗法
PEI	percutaneous ethanol injection,经皮无水乙醇注射疗法
PI	propidium iodide,碘化丙锭
PLA	poly lactic acid,聚乳酸
PMCT	percutaneous microwave coagulation therapy,微波凝固治疗
PSI	percutaneous hot saline injection,经皮高温生理盐水注入疗法

RFA	radio frequency ablation,射频消融疗法	
RNase	ribonuclease,核糖核酸酶	
RPMI-1640	Gibco 公司的一种细胞培养基	
SA	sialic acid,唾液酸	
SANS	small angle neutron scattering,小角度中子散射	
SAXS	small angle X-ray scattering,小角度 X 射线散射	
SCA	sodium cantharidinate,斑蝥酸钠	
SDS	sodium dodecyl sulphonate,十二烷基磺酸钠	
SECM	scanning electrochemical microscope,扫描电化学显微镜	
SNOM	scanning near-field optical microscope,扫描近场光学显微镜	
Sol-gel	溶胶-凝胶	
Span 80	失水山梨醇单油酸酯	
SPM	scanning probe microscopy,扫描探针显微技术	
Sr-HAP	strontium apatite,锶磷灰石	
SR-XRF	synchrotron radiation X-ray fluorescence microprobe analysis, 同步辐射 X 射线荧光微探针分析	
STM	scanning tunneling microscope,扫描隧道显微镜	
TC	tetracycline,四环素	
TEM	transmission electron microscope,透射电子显微镜	
TEOS	tetraethyl orthosilicate,硅酸四乙酯	
TGF	tumor growth factor,肿瘤生长因子	
TIL	tumor infiltrating lymphocyte,肿瘤浸润淋巴细胞	
TMS	tetramethylsilane,四甲基硅烷	
TRAP	telomeric repeat amplification protocol,端粒重复扩增法	
TRF	terminal restriction fragment,末端限制片段	
Tris	tris(hydroxymethyl) aminomethane,三(羟甲基)氨基甲烷	
Triton X-100	TX-100,辛基酚聚氧乙烯（9～10）醚	
TTEO	tetraethyl titanate,钛酸四乙酯	
TUNEL	TdT mediated dUTP nick ending labelling,脱氧核苷酸末端转移酶(terminal deoxynucleotidyl transferase,TDT)介导的核苷酸缺口末端标记法	
UC	ultracentrifugation,超速离心分离(用于测定临界胶束浓度)法	
VEGF	vascular endothelial growth factor,血管内皮生长因子	
VIS	viscosity,黏度(用于测定临界胶束浓度)法	

VPO	vapor-pressure osmometry,蒸气渗透压(用于测定临界胶束浓度)法
W	water,水含量,即水与表面活性剂的物质的量浓度比
W/O	water in oil,反相微乳液(或水在油中微乳液)
XRD	X-ray diffraction,X 射线衍射
XRF	X-ray fluorescence,X 射线荧光光谱
α-TCP	α-tricalcium phosphate,α 型磷酸三钙,α- $Ca_3(PO_4)_2$
β-TCP	β-tricalcium phosphate,β 型磷酸三钙,β- $Ca_3(PO_4)_2$

索　引

C

超微结构　62

D

代谢过程　263
端粒酶　123

F

复合骨钉　156

G

肝素　246

H

红细胞溶血　229
红细胞渗透脆性　230

J

激光扫描共聚焦显微镜　18
集落形成率　14
降解途径　261

K

孔结构　189
孔隙率　191

L

流式细胞仪　55

N

牛血清白蛋白　252

Q

琼脂糖凝胶电泳　55

R

人肝癌裸鼠移植瘤模型　135

S

生长曲线　13
四环素双标记　171
四环素荧光标记示踪法　171
四唑盐比色　2

T

同步辐射 X 射线荧光微探针分析　108
唾液酸　247

X

细胞 Ec-109　84
细胞 HCT　93
细胞 Help-2　84
细胞 KB　93
细胞 MGc　93
细胞 Os-732　85
细胞凋亡　48
细胞骨架　99
细胞内质网　18
细胞微管　99
细胞相容性　194
细胞形态　16
细胞增殖周期　101
细胞支架材料　182
相分离/糖球沥滤复合法　184

血细胞毒性　　241

Y

亚细胞器　　108
液相吸附复合法　　157

Z

肿瘤模型　　134

其他

Ames 试验　　259
Bel-7402 肝癌细胞　　13
K562 细胞　　68
L-02 细胞　　111
MTT 比色法　　11